精神科护理评估技术手册
——思路与实践

Psychiatric Nursing Assessment Technical Manual：Ideas and Practices

主　　编　马　莉　柳学华
副 主 编　王　涌　张海娟
学术秘书　姚红萍
编者名单　（按姓名汉语拼音排序）

陈红莉（北京大学第六医院）

耿淑霞（北京大学第六医院）

李　霞（北京大学第六医院）

李江华（北京大学第六医院）

柳学华（北京大学第六医院）

骆　蕾（北京大学第六医院）

马　莉（北京大学第六医院）

邱彦红（北京大学第六医院）

王　涌（北京大学第六医院）

姚红萍（北京大学第六医院）

张海娟（北京大学第六医院）

JINGSHENKE HULI PINGGU JISHU SHOUCE SILU YU SHIJIAN

图书在版编目（CIP）数据

精神科护理评估技术手册：思路与实践/马莉，柳
学华主编. —北京：北京大学医学出版社，2017.7（2023.11重印）
ISBN 978-7-5659-1629-8

Ⅰ. ①精… Ⅱ. ①马… ②柳… Ⅲ. ①精神病－护理
－评估－手册 Ⅳ. ①R473.74-62

中国版本图书馆 CIP 数据核字（2017）第 142681 号

精神科护理评估技术手册——思路与实践

主　　编：马　莉　柳学华
出版发行：北京大学医学出版社
地　　址：(100191) 北京市海淀区学院路 38 号　北京大学医学部院内
电　　话：发行部 010-82802230；图书邮购 010-82802495
网　　址：http://www.pumpress.com.cn
E - mail：booksale@bjmu.edu.cn
印　　刷：北京信彩瑞禾印刷厂
经　　销：新华书店
责任编辑：靳新强　刘陶陶　　责任校对：金彤文　　责任印制：李　啸
开　　本：880 mm×1230 mm　1/32　　印张：10.75　　字数：308 千字
版　　次：2017 年 7 月第 1 版　　2023 年 11 月第 2 次印刷
书　　号：ISBN 978-7-5659-1629-8
定　　价：39.00 元
版权所有，违者必究
（凡属质量问题请与本社发行部联系退换）

本书由
北京大学医学科学出版基金
资助出版

主编简介

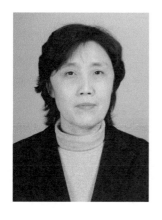

马莉，护理学本科，主任护师，现任北京大学第六医院护理专家，担任国家卫计委医院管理研究所医院护理评审专家、中华护理学会精神科护理专业委员会副主任委员、中国心理卫生协会护理心理专业委员会副主任委员、北京护理学会第九届、第十届精神卫生专业委员会主任委员、中国老年保健协会老年痴呆及相关疾病专业委员会委员、《中华护理杂志》编委、《中国护理管理》杂志编委等。她从事精神科护理工作40多年，近10年来在国内精神科护理领域率先开创和规范精神科护理风险评估技术，使患者受益。

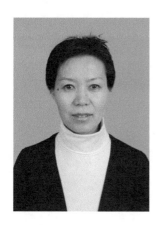

柳学华，护理学本科，副主任护师。现任北京大学第六医院护理部副主任兼临床心理科护士长；担任北京护理学会第十一届精神科护理专业委员会副主任委员、北京大学第六医院伦理委员会委员；从事精神科临床护理工作30多年，精通精神科常见疾病的临床护理及开放病房的管理；参与《精神病学》（第5版）《强迫症》《精神障碍护理学》等书籍的编写。

副主编简介

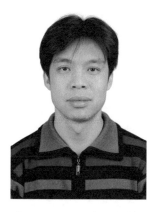

王涌，本科，主管护师，现任北京大学第六医院护理部主任；担任北京护理学会第十一届精神专业委员会秘书；长期从事精神疾病患者的康复护理、个案管理、社区精神卫生等康复服务工作；参与北京市科技计划课题"精神分裂症临床个案管理技术疗效"、首都医学发展基金"精神分裂症患者社交技能训练的社区试验研究"、哈佛大学"精神分裂症患者家属病耻感干预研究"等多项科研项目；参编《重性精神疾病个案管理》《悟菲手册》《破茧成蝶——精神康复故事集》等书籍。在核心期刊发表论文数篇。

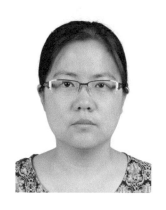

张海娟，护理学硕士研究生，主管护师，现任北京大学第六医院综合二科护士长，自毕业以来一直从事精神科临床护理工作；担任中华护理学会精神科护理专业委员会青年学组组长；曾参与多项课题，在核心期刊发表论文数篇。

前　言

随着医学模式的转变及护理学的迅速发展，"以患者为中心，以护理程序为基础"的优质护理理念引领着专业的发展。在精神疾病护理领域，随着《中华人民共和国精神卫生法》的颁布，精神科护理的理念发生了根本的转变。精神疾病的护理目标从控制症状转变为——治疗症状的同时，最大限度地促进患者社会功能的康复及保持。

精神疾病患者在精神病性症状的支配下出现自杀、攻击及外走等行为，是危及患者生命安全的问题。如何具有预见性思维，准确而全面地收集患者的问题是风险评估的关键一步。因此，精神科护士掌握护理风险评估技术，对临床患者进行风险识别、判断，是保证护理质量的关键。

本实践手册共3篇10章，包括理论、评估步骤、案例分析及评估量表。本书的编委全部来自北京大学第六医院。他们是精神科资深的临床护理专家，是精神科护理风险评估的创建者和实践者。全体编写人员努力追求全书的科学性和实用性，字里行间渗透着大家多年积累的临床护理评估和实践经验。

我们由衷地期待本书对精神科护理人员，在临床护理评估中有实效性的指导价值和帮助。在此对参加编写工作的所有护理专家表示诚挚的感谢。

由于编写时间较仓促，书中如有错误和疏漏之处，诚恳希望护理同仁及读者批评指正。

马莉　柳学华

目　　录

第一篇　总论

第二篇　常见精神障碍护理评估技术

第三篇　护理评估案例分析

第一篇　总　论

第1章　精神病学与精神科护理学发展简史

第一节　精神病学概念及发展简史

一、精神病学的基本概念

精神病学（psychiatry）是临床医学的一个分支学科。精神病学是研究各种精神障碍的病因、发病机制、临床表现、预防、治疗以及康复的一门临床学科。

精神病学主要的研究对象是精神疾病（mental illness），一般称为精神障碍（mental disorder），是对所有病理性精神活动的总称。精神障碍是以临床显著的个体认知、情感和行为紊乱为特征的一种综合征。它反映了个体心理、生理、发育过程中相关的精神功能障碍。精神障碍常与社会、工作或其他重要活动中的重大困扰或功能损害密切相关。对于那些因为各种压力或丧失亲人（如家人亡故）而产生的、可以预见的、在文化认知中所理解的反应，并不属于精神障碍。从以上描述可以看到，精神障碍是个体精神活动各个方面出现了功能严重紊乱的一种综合征。精神障碍是人在各种致病因素影响下大脑功能活动异常，导致认知、情感、行为等精神活动偏离正常范围。

精神障碍中某些严重的综合征则称为精神病或重性精神病，主要是指以思维障碍和感知觉障碍为主，又称为阳性症状的症状群，如幻觉、妄想、逻辑障碍、自知力损害等，常指精神分裂症、偏执性精神障碍、双相障碍等精神障碍。对一般人来讲，精神病是一个令人恐惧而又充满神秘色彩的名词，常使人联想到一个满身泥污、言行古怪、时哭时笑、呆滞冷漠或暴躁凶残的人。实际上在 157 种精神障碍中，有这些表现的严重精神障碍患者在整个精神障碍人群中所占比例很少。尤其在非精神科临床工作中，更常见到的是外表正常或接近正常而内心痛苦的精神障碍患者。

二、精神病学的发展简史

精神病学发展史跟整个医学的发展一样，受历史背景和当时社会生产力水平、社会政治经济状况、基础科学水平、哲学思潮及宗教的影响，就医学的一个科目来说，精神病学的发展远远落后于其他医学科目。我国医学有着悠久的历史，几千年来在不断同各种疾病的斗争中，积累了丰富的经验，为中华民族繁荣昌盛做出了巨大的贡献，是我国古代文化的重要组成部分。

公元前 11 世纪我国已有"狂"的病名，如最早的有关精神疾病现象的文字记载见于《尚书·微子》："我其发出狂"。在《内经》中就将人的精神活动归结于"心神"活动的功能，并对情志与精神障碍进行了更为系统的论述。秦汉时期的医书中对诸多精神症状做了较为详细的描述。如将精神症状归类为"狂""躁""谵妄""癫""痴""痫"等，并以其独特的理论与实践对这些精神障碍的病因、发病原理与症状进行了论述。在金元时期，精神疾病的分类更为细致，在治疗方面也有大量尝试。

19 世纪末开始，现代精神医学随着外国传教士的传教活动进入我国，在各地建立了精神病患者的收容机构或精神医学的教学机构。新中国成立以后我国精神病学进入了一个新的发展期，在各省建立了精神病院及康复医院，主要收治精神病患者。改革开放以来，精神卫生事业取得了长足的进步，精神卫生服务防治网络已得到推广，国内外精神卫生专业交流越来越多，新型抗精神病药与治疗方法、理论的引进丰富了国内精神医学的临床与研究，促进了国内精神卫生服务的发展。20世纪80年代末，我国社会经济和医药卫生事业有了较为迅速的发展，精神病学的临床、教学、研究工作也开始繁荣起来。与国际精神病学界也有了较多的交流，逐步走向世界。1994年，中华医学会神经精神病学分会正式分开为中华医学会神经病学分会和中华医学会精神病学分会；《中华精神科杂志》也正式单独发行。各地精神病学的学术交流、临床研究、人才培养都有了迅速的发展。21世纪以来，我国在精神病学的基础建设与临床研究，以及人才培养方面的投入急速增长，尤其是2013年5月1日《中华人民共和国精神卫生法》的实施，不但为广大的精神障碍患者提供了重要的法律保护，也为精神病学的临床研究与医学服务提供了有利的法律保障，揭开了中国精神病学依法发展的重要一页。

目前，精神病学的服务对象与研究对象已有明显的变化，重点已从传统的重型精神病（如精神分裂症）逐渐向轻型精神障碍（如神经症、适应不良行为）转变；同时，护理服务模式也从绝对的封闭式管理转向开放式或半开放式管理，由于新的精神科药物的陆续出现、人们对康复及复发预防的重视，精神障碍患者的预后已逐步改善。因此当代精神病学的概念已远远超越传统的精神病学所覆盖的范围。多数学者认为，应将"精神病学"改称为"精神医学"。目前我国的精神医学在临床、教学、研究、预防等方面向更前沿的方向发展。

第二节　精神科护理学概念及发展史

一、精神科护理学的基本概念

精神科护理学是研究对精神障碍患者实施特殊护理的一门学

科,是精神医学的一个重要组成部分,是建立在一般护理学基础上的专科护理学。它以精神障碍患者为服务对象,为精神障碍患者的护理提供理论依据和实践指南,最终使精神障碍患者达到心理和社会功能的全面康复。

精神障碍患者相对于其他疾病患者有其明显的特殊性,当代生物医学研究进展提示,越来越多的精神障碍患者具有相应的神经生物学或者遗传学基础,颠覆了人们传统的认识,即认为精神障碍缺乏明确的器质性基础,是一种脑功能性障碍。精神障碍所致的家庭和社会的疾病负担远比想象中要高。精神障碍对个人和家庭精神生活的影响更大。绝大多数精神障碍患者和家庭背负着疾病自身及其社会耻辱感的双重精神痛苦与压力。

在我国精神科护理学的发展相对较晚,国外有关精神科护理学的文字记载源于1814年希契(Hitch)在精神病疗养院使用受过专门训练的女护士从事专门的看护工作。继之,南丁格尔在《人口卫生与卫生管理原则》一书中强调注意患者的睡眠,以及对患者的态度,防止精神障碍患者伤人、自伤。从此开始,临床各学科人员被要求在工作中对精神问题加强关注。1873年理查兹提出了要以对待内科疾病患者同等水平来护理精神障碍患者,重视对患者躯体方面的护理与对患者生活环境方面的改善,从此确立了精神科护理的基础模式。因理查兹对精神科护理事业产生了重要影响和贡献,她被称为美国精神科护理工作的先驱者。

20世纪中叶,随着科技的迅猛发展,精神科护理职能拓宽到协助医生观察患者精神症状、运用基础护理技术协助对精神障碍患者进行治疗等。1954年苏联专家出版《精神病护理》一书,详细阐释了精神障碍患者的症状护理与基础护理,强调对患者应保持亲切、体贴、爱护、尊重的态度,并强调废除约束,组织患者进行工娱治疗。1977年随着恩格尔生物-心理-社会三方面的整体护理模式的提出,现代精神科护理模式逐渐从责任制护理模式发展到生物-心理-社会三方面的整体护理模式。当代临床护理路径模式的出现不仅满足了患者的高效优质护理服务需要,并被迅速应用于精神障碍护理服务之中。20世纪90年代以来,精神科护理教育的发展在不同层次得到了体现，护理教育课程中都设置了精神科护理学课程，同时编写了精神科护理学教学大纲及教材。1990年中华护理学会精神科护理专业委员会的正式成立促进了精神科护理的专业学术交流。1995年中国心理卫生学会护理心理专业委员会也相继成立，一起促进精神科护理学科的发展。

二、精神障碍护理学的定义

美国护士协会（ANA）的精神障碍护理委员会所发表的精神障碍护理定义中，提出："精神障碍护理是一门有目标地研究人类行为理论的科学，同时也是一门艺术。目的是预防及治疗精神方面的障碍，以提升社会、社区及个人的精神心理状态，使其达到最佳的境界。"

我国某些护理学者认为精神障碍护理学是："从生物-心理-社会三方面研究和帮助精神障碍患者恢复健康，研究和帮助健康人群与预防疾病、保持心理健康的护理学科"。这句话同时体现了五个观点：①强调了人是生物-心理-社会三方面整体的人，人的疾病和健康受生理、心理、社会因素的影响。②强调了重视环境与健康之间的关系，包括自然环境和社会环境因素。③护理的职能不是护士单方面照顾患者，而是"研究和帮助患者恢复健康"。其中一层含义是"研究"，即评估——了解患者的情况，确立诊断、制订护理计划的过程；另一层含义是"帮助"，则是护士与患者互动的过程，即护士要教育和指导患者，矫正其病态行为，更重要的是让患者领悟并主动参与。④精神障碍护理工作应扩展到社区，工作的任务是对健康人群进行教育和指导，以达到预防疾病、保持心理健康的目的。⑤为达到最佳的护理目标，不仅要靠护理工作者，同时也需要医生和心理工作者、社会工作者的协助，共同提高精神障碍患者和健康人群的生活质量。

三、精神障碍护理目标

护理是以帮助人类维护健康、预防疾病、恢复功能为根本目标。精神障碍护理除具有本身的特殊性外，更加重视和强调将人际关系中的沟通技巧运用到护患之间的交流过程中，从而达到治疗性目标，通过护理活动，帮助精神障碍患者树立信心，建立良好的行为模式，为精神障碍患者回归社会和正常生活创造有利条件。

第三节　精神科护理学的学科任务

精神病学是临床医学的一个分支。它是以研究各种精神疾病的病因、发病机制、临床症状、疾病的发展规律，以及治疗和预防为目的的一门科学。由于精神疾病本身的特点及其复杂性，精神病学又往往涉及很多其他方面的问题，如社会文化，近一二十年来发展起来的社会精神病学和跨文化的精神病学，以及涉及的司法问题，也即司法精神病学，还有因老年和儿童具有独特的生理、心理特点，老年精神病学和儿童精神病学也得到了相应的发展。随着科学的发展和社会的需要，精神病学的研究范畴日益扩大。精神卫生这一术语从 20 世纪 70 年代就在国际和国内广泛应用。广义的精神卫生的含义较精神病学更为广泛，即不仅研究各类精神疾病的防治，同时也探讨保障人群的心理健康，以减少和预防各种心理或行为问题的发生。

一、精神科护理工作的任务

1. 研究和培养精神科护理人员应具备的职业素质（业务素质和心理素质）。

2. 研究和实施对精神障碍患者科学管理的方法和制度，为患者提供安全、舒适、温馨的治疗环境。

3. 研究和实施与精神障碍患者的接触、交流的技巧；观察和了解病情的临床技能；探索患者心理状态，找出相关的护理问题，建立良好的护患沟通关系。

4. 研究和实施对各类精神障碍患者的治疗护理、基础护理、安全护理、药物护理、心理护理、康复护理，并确保护理质量和医疗任务的顺利完成。

5. 维护患者的利益和尊严，在患者心理健康问题中，护士应发挥作用，让患者获得与正常人一样的待遇，防止一切不利因素给患者带来精神与身体上的痛苦。

6. 帮助精神障碍患者恢复生活功能和社会功能的康复护理，以达到早日回归社会的目的。

7. 研究与医疗、心理、社会工作者，工娱治疗人员，以及家属之间如何协调关系，发挥团队工作精神。

8. 研究和参加社区精神卫生预防保健的护理工作。

二、精神障碍护理工作范围

精神障碍护理工作范围包括保健性、治疗性、康复性以及健康教育工作，即由面向精神障碍扩展到涵盖社区心理卫生。

1. 保健性工作　心理卫生工作是预防和治疗人们的心理问题，促进心理健康活动。随着心理问题的不同，治疗与预防的工作也有所不同，可划分为一般性的心理卫生工作与特殊性的心理卫生工作两种，其服务对象、机构、工作人员角色、理论依据、治疗方面及预防目的也各不相同。例如社区心理卫生工作的推行，是针对社区居民的特点、社区的需求，利用精神医学、心理学、社会学及公共卫生等知识，提供社区居民预防、治疗、康复和健康教育等服务，以协助患者适应环境，增进心理健康，提高护理质量。

2. 治疗性工作　主要是在医院中进行，提供给患者一个治疗性的环境，根据不同病种、不同年龄段、不同性别，以及疾病的急、慢性期把患者安置在不同的病房。原则是缩短病程、减轻痛苦、回归社会。

3. 康复性工作　可概括为院内康复和院外康复两种。院内康复机构一般是指有一定床位的康复区，收治对象是从前期治疗病房转至慢性恢复期的患者；精神障碍患者的康复训练主要包括环境适应、生活行为技能、学习行为技能、劳动职业行为技能、社会交往技能、面对压力等技能训练。

4. 健康教育工作　精神障碍护理的工作范围除上述工作外，对患者及家属等社会人群的健康教育也极为重要，而且应时时刻刻贯穿于整个护理过程中。例如在以下方面对患者及其家属进行指导：有关身心健康的常识，对疾病的认识，对药物不良反应的了解和认识，对压力舒缓的指导，对社区资源的认识与利用，社区活动指南，人际关系互动的重要性以及个案处理与咨询等，均起到有助于患者的康复和适应社会的作用。

第四节　精神科护理人员具备的能力与职业素质

精神科护理对象是患有各类精神障碍的患者，由于受到疾病的影响，他们的思维活动异常、行为紊乱、生活自理能力和人际交往能力均受到了不同影响，另外精神障碍患者大多数不承认有病，其精神症状与患者的文化背景、个人经历、社会因素、职业因素等相关，给护理工作带来了很大的难度。因此，作为一名合格的精神科护士须具备良好的心理素质、高尚的职业道德、扎实的理论知识、娴熟的护理技术、熟练的沟通技巧、严谨的工作态度，并应用心理护理技能更好地为广大精神病患者服务，保证护理工作的顺利开展。

一、具备高尚的职业道德素质

精神科护理人员应具备严谨的工作态度，熟练的沟通技巧；工作中尊重患者的人格和权利；贯彻以人为本的精髓，保护患者的隐私；以高度的责任感和深切的同理心，从各方面维护患者的利益。

二、具备扎实的专业素质

精神科护理人员要具备扎实的医学理论、护理理论、精神科专业理论知识及娴熟的护理技能，并具有良好的文化素养。不断掌握新的理论知识和新的技术，掌握护理程序，以适应护理工作的发展和需求；具备护理教育和护理科研的能力，不断开拓创新。

三、具备良好的心理素质

精神科护理对象是各类精神障碍患者，因此护理人员应具有良好的心理素质，要有宽容豁达的胸怀，对待工作要细心、耐心、有责任心和爱心；还应具备一定的忍耐力、自我调控情绪的能力，能够正确处理患者的异常行为，做好患者的心理疏导。

四、具备规范的行为素质

精神科护士仪表要求端庄大方、稳重、言语行为规范、着装整齐，爱岗敬业，以饱满的精神状态投入工作。

五、具备健康的身体素质

护理工作具有连续性的特点，工作压力大，作为一名合格的护士应保护好身体，养成合理膳食的习惯，平时加强身体锻炼，培养兴趣爱好，保持充沛的精力，以饱满的热情为患者提供优质的护理服务。

（姚红萍）

第2章 精神科护理评估概论

第一节 精神科护理评估的概念及目的

一、精神科护理评估概述

由于健康观念的转变，人们对健康服务需求不断提高，并且我国护理学科迅速发展，为护理对象提供高质量的护理服务，实施以患者为中心，以护理程序为基础的整体护理已成为当今的护理理念。

护理程序是一个由评估、诊断、计划、实施和评价五个步骤组成的循序渐进的动态过程，其中第一步护理评估是五个过程中重要且关键的一步，它既是执行护理程序的基础，又贯穿于整个护理过程中。护理评估是一门收集护理对象的主、客观资料，以确定其健康状况及护理需要的基本理论、基本知识、基本技能和培养临床思维能力的临床学科。护理评估是以学生已掌握的医学基础知识、护理基本理论、护理程序的基本概念为基础，对护理对象的生理，心理，社会的主、客观资料进行评估，并学习对资料整理、综合、分析、判断的能力，以做出正确的护理诊断，为制定护理措施提供依据。

精神科护理评估，是精神科护士通过与患者及家属沟通交流，评估患者的认知、情感及意志行为等精神活动，结合身体检查及实验室检查对患者的精神活动进行全面了解，评估出患者现存的及潜在的护理问题，为及时准确地制定护理措施提供依据，实现护理措施的前瞻性及个性化。

在大多数临床医学分支学科中，评估在很大程度上是基于患者的病史，同时体格检查和其他临床实验室检查也有重要的作用；而在精神科，体格检查和临床实验室检查很少有诊断价值，护理评估基本上依靠临床护士与患者及其家属的晤谈，一定程度上也可依靠病史。护士收集资料的能力主要体现在两个方面：一是临床沟通能力，二是资料收集的基本步骤和技巧。通过与患者及其家属进行有效的沟通而建立相互信任的合作关系，是保证客观而准确收集资料的前提。在资料的收集过程中遵循基本的步骤，目的是保证资料收集的有序性和完整性。明确指导操作的资料收集步骤对于临床来说是非常必要的，尤其对于年轻护士，因此护士临床沟通技能是准确评估患者护理问题的关键核心技能之一。培训护士的沟通技能、规范评估的内容是精神科护理基础且重要的内容之一。

二、精神科护理评估目的

（一）护理评估最核心的目的是首先与患者建立良好、信赖的护患关系

只有建立相互信任、共同合作的良好护患关系才能确保护理活动顺利进行。对于良好护患关系的建立，护士的沟通技巧尤为重要。对于精神科患者，由于疾病的特点，部分患者在疾病的影响下，缺乏对疾病的自知力，而精神科的诊断目前主要是依据对患者的精神检查，只有护士具备了良好的沟通技巧才能做好全面、准确的护理评估。有关精神科患者的沟通技巧，首先根据不同患者、不同疾病期的临床特点及主要临床表现，采用开放式与封闭式相结合的沟通方式对患者进行护理评估。对于合作的患者在交谈的开始尽量采用开放式的沟通方式，这种方式可以收集到患者更多的信息。对于不合作的患者或缺乏自知力的患者，最好采用封闭式提问，这种方式可以及时准确地收集到患者的关键信息。其次在与精神疾病患者交谈过程中尤其要重视非语言行为的使用，使用好非语言行为对于一些患者的焦虑、抑郁情绪，甚至某些冲动的情绪都有一定的安抚作用，相反一些不恰当的非语言行为会导致患者的一些负面情绪的产生或者加重。

（二）提升护士将所学医学基础知识运用到临床护理实践中的能力

护理评估是护士从医学基础课程过渡到临床护理工作的重要连接课程，可以将护理程序较好地运用到临床护理实践中。临床护理工作是一门实践性的科学，护士在临床工作中需要不断地将所学知识准确全面地与临床实践相结合。护理评估是做好临床护理工作最关键的前提。通过临床护理评估的实践可以有效地提高护士观察问题及解决问题的能力，例如：具有丰富临床经验的护士在开始和患者交流的几分钟内，从患者的着装、语言及与护士交流过程中的态度等外显行为，就能初步体察到患者的情况，可能患的是哪种精神疾病，可能会存在哪些护理问题等。这样的印象是很有用的，它会引导护士的评估方向，甚至成为整个护理评估过程中主要的方向，但是对于没有临床经验的护士就很难有这样的经验及判断。所以对于年轻护士在开始接触患者的各种资料，包括表情、穿着、外观、言行等信息时要细心观察与体会，不断地在护理评估的实践中验证自己的初步判断正确与否，在实践中不断地提高自己的护理评估水平。

护理评估的学习与提升与基础课有很大的不同，除了评估技能的讲授以外，最突出的不同是学习实践的对象是患有不同精神疾病、性格不同、年龄不同的各种患者。在护理评估中要体现以患者为中心的护理理念，将对患者的关心、体贴贯穿于护理评估过程中。在实践护理评估过程中除要认真学习收集患者的主、客观资料的基本理论和基本知识外，还应该对患者的人格特点、家庭支持系统等心理社会因素进行搜集和全面的评估。

（三）通过护理评估准确判断患者目前和潜在的护理问题及护理风险

护士最终需根据所收集的主、客观资料准确评估和判断患者目前现存和潜在护理问题和风险。护理问题和风险的评估与判断，需要护士结合患者的症状特点、严重程度、心理社会因素及性格特点等多方面，进行综合思考，按照首优、中优、次优的原则依次判断患者的护理问题、风险及其严重程度；从而有针对性地对患者的护理问题及风险制定出切实可行的护理措施。

作为护士如何做到准确判断患者的护理问题及护理风险，护士除需具备丰富的临床护理经验外，更需要掌握精神疾病方面的知识要点，良好的沟通技巧，敏锐的观察力、洞察力，相关的法律法规、伦理原则，以及评判性思维等多方面的技能，另外应具备社会人文方面的素养，这样才能更好地理解患者，做出准确的护理问题及护理风险的判断。

三、精神科护理评估的理念及原则

（一）精神科护理评估理念

我国精神科无论医生和护士都习惯首先向患者家属或其他知情人收集病史，有些教科书明确指出采集病史时患者不应在场，以免家属有所顾虑而言不尽意。这种情况有其历史原因：多年来我国非自愿住院患者占精神科住院患者的绝大多数，患者因不愿意住院而对精神病院和医护人员采取抵触态度，这就促使医护人员首先向家属或知情人了解病史。随着我国精神卫生事业的发展、精神卫生知识的普及、精神卫生法的出台和在临床的实施，以及非自愿住院患者的比例正在逐步下降、开放病房管理模式的增多，原本理由充分的习惯做法正面临新的挑战，需要我们认真反思并做出适应性的变革。

护理评估时资料收集的理念也日益受到伦理和法律的影响，精神病学比其他临床学科更多地涉及医学伦理问题。我国在相当长一段时期的精神病护理教学、培训以及临床实践中，广泛存在着对医学伦理学的忽视，目前这个问题已经受到重视。但是传统观念的影响并非很快能够消除，在护理评估收集资料这个环节表现为忽视患者本人对于提供病史的态度和要求，过分依赖家属及其知情人的讲述。这些情况随着对精神科伦理教育的重视，目前已开始发生明显的变化。越来越多的护士认为应当在资料收集阶段遵循伦理准则：尊重患者的自我决定、保密、不伤害、有利、公平。这些准则要求护士在做护理评估资料收集时要时刻尊重患者对谈话的要求，无论患者罹患的是哪种精神障碍，只要患者认为护士应该首先和他本人谈话，护士就不能以任何理由拒绝，同时护士应当时刻注意保护患者的权力，主动征求患者本人对于谈话的要求，如"您是愿意自己先和护士谈还是愿意家属先和护士交谈？"如果患者愿意护士先和家属谈，我们也应当尊重他的决定。

（二）精神科护理评估原则

1. 除非患者病情严重到不能讲述病史，或病情紧急到需要先询问家属，或患者拒绝交谈，或患者主动要求家属先说，否则应先与患者交谈。

2. 当与患者交谈后仍需要向其他人收集资料时，应尽可能征得患者同意。

3. 决定首先和家属交谈时，应明确法定监护人、近亲属、其他亲属关系，尽可能选择法定监护人。

4. 如果法定监护人不了解病史（如家在外地的学生）则向有关知情人了解病史，但应将病史情况及了解过程在恰当的时候告知患者的法定监护人。同时要注意在评估过程中就患者信息的保密问题与知情人达成共识。

5. 护士在实施护理评估的过程中应遵循医学伦理学三原则，切实做到护理评估过程中"①无损于患者身心健康；②不违背患者的主观意愿；③不泄露患者的个人隐私"的伦理原则。

四、护理评估与医疗精神检查的主要区别

护士对患者的护理评估与医生对患者的医疗精神检查在主要内容方面是一致的，但各自的目的不同：医疗精神检查的主要目的是为患者做出正确的诊断及准确的用药；护理评估的主要目的是关注患者存在哪些主要精神症状的同时，更要关注患者对症状的应对方式。不同的患者对精神症状有着不同的应对方式，患者不同的应对方式将产生不同的护理风险，应对方式取决于多方面

的因素，如患者的病前性格特点若是具有冲动性，在精神病症状的支配下冲动伤人的风险就会增加；若患者的性格自卑、内向，则出现自杀、自伤的风险就会增加；若患者对疾病缺乏自知力，则出现外走的风险就会明显增加．

第二节　精神科护理评估的维度

精神科护理评估时一般从以下几个维度进行评估：

一、精神病性症状维度

在评估患者的精神病性症状这个维度时，护士除需要具备良好的沟通技巧以外，掌握和熟悉精神疾病相关的基础理论知识及临床表现是必不可少的。疾病相关知识越丰富，收集到的信息条理越清晰、越系统、越全面。精神症状的评估是精神科护士最重要的"从理论到实践"的平台。

首先应全面评估患者的精神病性症状，并对患者所患疾病的精神病性症状进行针对性评估，评估患者存在哪些精神病性症状，症状的严重程度如何。在评估患者精神病性症状的同时，作为护理评估的重点则是评估患者对症状的应对方式，患者对精神病性症状的应对方式的不同，则护理风险不同。由精神病性症状的不同应对方式导致的常见护理风险包括外走、冲动伤人、自杀等。

二、躯体症状及神经系统维度

患者的躯体及生理状况是护士必须加以重视的评估内容之一，护士往往凭借主观臆断来评估患者是否存在生理方面的风险，如患者年轻，护士就认为患者身体是健康的，没有躯体方面的问题，不再做这方面的风险评估。躯体疾病也是精神科治疗护理过程中最大的风险来源之一。部分患者住院期间突然发生心脏骤停、脑血管意外、肠梗阻、噎食等严重威胁患者生命的紧急情况，与患者长期合并相关躯体疾病有密切关系。所以进行认真细致的躯体疾病评估是防范这些风险发生的首要屏障。《牛津临床精神病学手册》中列出了一些需要注意的情况来说明躯体和神经系统评估的重要性：①酒依赖、进食障碍、严重抑郁和精神分裂症患者的躯体情况经常被忽视；②精神科药物可导致躯体上的副作用，如抗精神病药物可引起的锥体外系反应，锂盐引起的甲状腺功能减退、戒断综合征等；③躯体疾病可引起或恶化精神症状；④住院之前可能隐藏某些躯体疾病；⑤入院当初的躯体和神经系统的评估可以作为基础资料，在以后可能发生的法律纠纷中，或患者出现躯体症状时，用来证明或区分躯体疾病发生的时间，以及与精神科治疗的关系。

三、社会功能维度

精神障碍的严重程度不同，导致患者的社会功能或个人功能受到的损害程度不同，社会功能的损害也是患者风险发生与否的重要决定因素之一。人的社会功能包含以下四方面的内容：①工作（包括家务）、学习的能力——例如继发于"强迫怀疑"而反复进行强迫检查或强迫洗涤的强迫症患者，不能按时去上班（或上学），极其严重的患者怕脏不敢去卫生间，因此不吃不喝，造成电解质紊乱；②人际交往与沟通能力——一部分缓慢起病的精神分裂症患者逐渐变得孤僻、爱独处、与同事或同学交往很少，更谈不上互相沟通；③遵守社会规则的能力——其中以风俗、道德、行政和法律这四种社会规则特别明显，患者在精神症状的影响下常常出现一些"怪"的言行不能被社会认同和理解，如某中学生在住院的前半年开始，经常迟到、早退、旷课、生活懒散、学习成绩下降，这些在精神障碍早期社会功能受损的表现，常常未引起家属和老师的重视；④生活自理能力——患者的自理能力是否有变化要和患者病前进行比较，严重精神障碍的患者生活不能自理，日常的起居、进食、大小便均需要他人协助料理。

四、心理社会因素维度

心理因素主要指个体的性格、认知与价值观，对外界食物的情感态度，个体的行为方式及社会、家庭支持系统等。社会因素指社会制度、社会生活条件、医疗水平、经济状况等。作为精神刺激的心理因素和社会因素密切结合在一起的。

按精神刺激的强度和持续时间，可将心理社会因素分为两大类：一类是强烈的、突然产生的创伤性生活事件，即所谓"天灾人祸"，如洪水、地震、空难、海难、车祸、战争；另一类是个人的特殊遭遇，如患癌症、经济破产、被强暴、拘捕等，人际关系、就业升学、退职退休、遭受社会歧视等可促发神经症、心因性精神障碍或诱发抑郁、物质滥用等精神障碍。

心理社会因素是精神障碍的诱发因素，对患者的治疗、康复起着很大的阻碍作用，对患者的日常生活也造成很大的困惑。而心理社会因素恰恰也是医疗手段无法帮助患者解决的。如果患者的发病存在着很强的心理社会因素，护士在进行风险评估时应十分注意，评估心理社会因素对患者疾病康复及正常生活的影响及影响程度，如果患者在精神症状的影响下出现自杀、自伤、伤人等暴力意念时，应将心理社会因素作为这些风险发生的促发因素评估在内。增加风险等级，加强心理护理，减少心理社会因素对患者的影响，必要时加强专业的心理治疗，促进疾病的康复。

第三节　精神科护理评估的主要内容及步骤

一、护理三级评估制度

为确保患者的安全，风险评估根据临床实践分为三级，一级护理评估为接诊护士，主要收集患者的一般资料，初步评估患者的风险；二级护理评估为责任护士组长（多为高年资主管护师），主要对患者进行进一步的评估，进一步确定患者的风险，是否需要紧急处理；三级护理评估为病区护士长，对一级和二级护理评估的问题进行进一步确定，对没有评估到的方面进行补充，最后确定患者的风险及风险等级，制定有效的护理措施，并督促指导措施的有效落实。

二、护理评估时间

护理评估是护理程序的第一步，护理风险的评估是精神科护理评估中的重要一部分。评估时间的选择应遵循动态、持续性地贯穿于整个护理工作之中的原则。但在临床工作中应根据患者的病情及治疗阶段进行有侧重点的风险评估。一般患者入院当日的三级护理风险评估应在 8 h 之内完成，对于急危重症患者应在入院时立刻对患者入院后的风险进行全面评估，以便及时采取紧急的护理干预措施。每日护士长应对病房的新患者、危重患者、病情波动的患者进行三级护理评估，对于一般患者每日由责任护士对患者进行评估，每天下午固定时间全体护士向主班护士交接主管患者的风险，每周医护分别从医疗角度及护理角度评估交接所主管患者的风险，另外在护士三班轮流值班的交接班时间对病房新患者及重患者进行重点评估交接。

三、护理评估主要内容

1. 首先与患者建立良好的护患关系。

2. 评估患者的住院的依从性。

3. 评估患者存在哪些精神症状，患者对精神病性症状的应对方式，以此评估患者是否会在精神病性症状的支配下出现自杀、自伤、冲动、伤人等暴力行为的风险。

4. 评估患者在精神病性症状的支配下对生活自理（进食、饮水及大小便）的影响。

5. 评估患者有无躯体合并症，是否存在摔伤、猝死等意外的风险。

6. 评估患者心理社会方面与疾病相关的影响因素，如患者的经济状况、婚姻状况、人际关系、性格特点等方面，心理社会因素直接或间接影响患者对疾病症状的应对方式，因此是风险促发或减弱因素。

四、住院患者三个阶段风险评估内容

根据患者住院治疗阶段，将护理评估分为三个阶段，每阶段风险评估的主要内容各有侧重点：

（一）第一阶段：入院第 1 周（新入院阶段）

对于新入院的患者，与患者建立良好的护患关系是非常重要的，患者对护士的第一印象即"首因效应"，对护患关系的建立起着至关重要的作用，护士在与患者初次接触时应具备良好的职业形象，亲切、温和、同理及接纳的态度，以及掌控自己情绪和影响他人情绪的能力。精湛的专业技能更能在护患关系中增加患者对护士的信任。

在建立护患关系时，一般护士首先向患者介绍自己及主管医生、其他相关人员及住院的环境，使患者减轻由于新环境造成的恐惧心理。

第 1 周的护理评估在整个护理评估中起着至关重要的作用。首先是对患者的风险进行全面的评估，其次是在众多护理风险中要分析出首优、中优及次优的护理风险。前三天的风险评估主要围绕以下方面进行：患者住院依从性，服药治疗的依从性，在精神症状的支配下有无自杀、自伤、冲动、伤人等暴力行为等风险。其次对患者是否合并存在躯体疾病，躯体疾病的严重程度，是否出现猝死、摔伤，以及出现其他风险的可能性进行评估。除此之外，护士还应对症状是否影响到患者的一般生活自理能力如吃饭、睡眠、如厕、洗漱等进行评估。

1. 住院依从性　对于所有患者都要对住院依从性进行评估，一般患者可以采取直接询问的方法：

护士："您这次住院是您自己要求来的吗？"

患者甲："是自己要求来的，主要是来治疗……"

患者乙："不是自己要求来的，医生、家属建议自己住院看看，自己也不反对。"

患者丙："不是自己要求来的，家里骗来的，自己没有病，不住院。"

患者丁，情绪激动，非常气愤，被家人或警察等强迫下入院。

对于患者甲和乙来说住院的依从性是完全依从和劝说下依从，不存在外走的风险。对于患者丙需要进行进一步评估以判断其住院依从性，是否能在劝说下依从。对于患者丁的情况应高度重视，首先评估为不依从，并应即刻采取相应的护理干预措施，以保证患者的安全。但对于患者丙和丁均需持续评估住院依从性。

2.治疗依从性　对于治疗依从性和住院依从性一样，每个患者都要进行评估，切忌主观认为只有精神分裂症患者在缺乏自知力的情况下进行治疗，服药依从性才存在问题。部分情感障碍的患者甚至神经症的患者，由于对疾病及药物不良反应的过分担心，也会出现服药治疗的依从性问题

护士："您对服药及治疗有顾虑吗？"

患者甲："没顾虑，很相信医生护士。"

患者乙："没顾虑，护士医生给我什么我就吃什么，我不关心我的治疗。"

患者丙："有些顾虑，担心吃药后会有副作用，影响肝肾功能等，担心长期吃药会成瘾，会影响生育……"

患者丁："我不吃药，我没有病，为什么要吃药？"

对于患者甲和乙服药依从性虽然比较好，但治疗的自主参与性较差，同样不利于长期的服药依从性，护士应鼓励患者参与到治疗康复中，告知患者用药及疾病知识，让患者了解有关药物及治疗。

对于患者丙和丁存在服药依从性的问题，但是护理干预措施是不同的，患者丙可以对其讲解治疗疾病及治疗药物等相关知识，与患者达成治疗协议，从而提高患者治疗的依从性。对于患

者丁，由于精神症状支配及对疾病没有自制力，护士应采取相应的干预措施，确保患者的治疗及服药。

3. 主要精神病性症状及患者的应对方式　此部分主要评估患者的暴力行为，主要包括自杀、自伤、冲动、伤人等暴力行为。

患者的暴力行为都来自患者在症状支配下的应对方式。相同的症状，不同患者的应对方式不同则风险不同。如患者同样存在被害妄想的症状，部分患者的应对方式是采取回避求助家人或公安机关的方法，部分患者则采取静观其变的态度——即"人不犯我，我不犯人"的应对方式，但还有部分患者则采取自杀或伤人的方式来应对妄想的内容。所以风险的产生源于患者对精神病性症状不同的应对方式，而患者的应对方式受很多因素的影响，如患者精神病性症状的内容和严重程度，以及患者的性格特点、受教育程度、成长环境等诸多因素。下面主要详述自杀和冲动、伤人的护理评估内容。

（1）自杀的护理评估：自杀是精神科风险中最严重、可危及患者生命的风险，对所有住院患者都应高度重视，特别是抑郁症、精神分裂症、物质依赖的患者（诊断为抑郁症的个体的自杀风险比未诊断为抑郁症的个体高近 20 倍，但在评估时用词不能太直接）。

大部分自杀是在精神症状的影响下产生的。例如，精神分裂症的患者是在命令性幻听的支配下出现的冲动性自杀行为，这种自杀具有不可预测性、突然性、盲目性的特点；抑郁症患者由于情绪低落时生不如死的情绪体验而产生自杀意念、自杀计划甚至自杀行为，抑郁症患者的自杀行为，大部分是经过深思熟虑的思考，并且计划比较缜密，不易被发现；部分物质依赖患者，在停用物质后出现精神病性症状或抑郁情绪时，自杀行为的发生率远高于其他患者，这对于自杀的预防是一个复杂的全球性挑战，评估应当先于预防和采取措施。

对于自杀的评估，护士在如何询问方面常常存在疑虑，总是担心询问后增加患者的自杀风险，似乎是不询问，患者就没有自杀观念，一旦开始询问，患者的自杀观念随之产生。文献及临床经验告诉我们直接询问不会增加患者的自杀行为，部分患者尤其是抑郁症患者通过向医护人员倾诉，以及经过医护人员有关疾病的指导反而减轻了自杀意念，建立起治疗的信心。那么护士应该如何自然地进行询问呢？针对不同疾病的患者询问方法也不同，但是在询问患者自杀的风险时一般都将症状转移到对患者的情绪影响上，在情绪层面进行询问就简单很多。

护士："这次住院想要我们帮助您解决哪些问题？"

患者甲（抑郁症患者）："主要解决情绪问题，每天总是高兴不起来，哪怕中了 500 万大奖，我都懒得去领。做事也不像以前，干什么都没有兴趣，感觉拖累家人，活着没有意思，不如死了算了。"

患者乙（以躯体为主要主诉的抑郁焦虑患者）："主要是躯体不舒服，浑身疼痛，吃东西也不香，但是到医院检查也没查出有什么问题。"

患者丙（强迫症患者）："主要是治疗强迫的问题，脑子里反复出现黄色的画面，挥之不去，不是外界强加的而是自己的想法，让我觉得自己很脏，为此每天不停地洗手、换衣服。明知没必要，但是越想控制越控制不住，十分痛苦。"

患者丁（精神分裂症患者）："我没什么问题，家里人让我来我就来了，隔壁邻居故意每天在楼上搞动作，监视我的一举一动，弄得我很无奈，我就到派出所告他们，结果我父母把我送到医院来，非说我有问题，我有什么问题？简直没地方说理去！"

对于患者甲已经谈到"活着没有意思，不如死了算了"，说到自杀观念，那么护士就应进一步询问，如自杀观念是否强烈，有没有具体计划，如果有具体计划，具体计划的内容是什么；是否已经实施过自杀行为，如果实施过自杀行为，是否后悔，后悔什么，是后悔不应该有这种行为，还是后悔被家人发现没有实施成功。

对于患者乙和丙，护士可以进一步了解患者的相关症状，然后进一步询问这些症状是否影响到患者的情绪，影响到什么程度；是否存在活着没意思甚至不想活的想法，如果存在，继续深入询问。

对于患者丁，虽然是精神分裂症患者，但是也要关注患者自杀的问题，首先要询问患者及家属妄想内容，更应关注的是患者是否存在命令性幻听的内容，内容是否存在危及患者生命。比如，幻听到让患者去死、去跳楼等内容。其次询问存在被害妄想患者的应对方式，这些被害妄想的内容是否影响到患者的心情，影响到什么程度，有没有活着很艰难，不如死了算了的想法。如果有此种想法护士应进一步询问自杀的风险，以判断自杀风险等级。

对于自杀的评估除了询问外，临床上还可以使用相关自杀量表，但是在使用量表时护士不能拿着量表去询问患者，而是应把量表的内容熟练地融入到与患者的沟通过程中。现临床上常用自杀量表分为三类危险因素：

表 2.1 自杀风险高危因素

一类危险因素（26 分）	自杀观念：强烈 自杀企图：有计划、下决心 自我评价：自责、自罪 自杀方式：方法易得、易施、隐秘不易救治 无望、无助、无用 酒药滥用
二类危险因素（8 分）	年龄：>45 性别：男性 婚姻状况：离异或丧偶 职业：失业 健康状况：患多种疾病（未影响功能） 患多种疾病（严重影响功能）
三类危险因素（7 分）	人际交往不良 家庭支持不良 人际交往少 自知力差 性格：自卑、冲动 事业成就：一事无成 应激事件：存在

对于此量表应提醒的是：护士一定要关注存在二类和三类危险因素的患者，因为这两类因素是自杀的促发因素，并且是患者现存的心理社会因素，并非疾病症状，通过治疗是无法改变的。

（2）冲动、伤人的护理评估：冲动、伤人的风险主要是在精神病性症状（幻觉、妄想）的支配下产生的风险。

1）特点：突发性、伤害周围环境及人，伤害严重程度不可预测，严重者可致伤、致残。

2）评估要点：对于存在精神病性症状患者，护士除了关注患者的自杀风险意外，也要关注患者在精神病性症状的影响下是否存在伤人、冲动的风险。在评估过程中重点询问患者既往是否有过冲动、伤人行为，使用的方法，是否对周围人及环境造成伤害，伤害的严重程度，以判断患者的冲动、伤人的风险等级。若患者既往有过冲动、伤人的行为，此次再次出现此种暴力行为的风险较高。

住院患者应评估患者对住院的其他患者及环境有无妄想的内容，具体有无指向，具体想法如何，有无针对医护人员的妄想的内容，如果存在以上相关因素，冲动、伤人风险应视为高风险等级。

4. 评估患者是否存在躯体疾病　患者的躯体疾病在治疗中的风险虽然没有外走、自杀、冲动的风险给患者及周围环境带来的损害大，但是护士对新入院的患者也应该进行全面的了解评估，认真细致的躯体疾病的评估是防范这些风险发生的首要屏障。护士对于有躯体疾病的患者，首先评估患者的患病种类、严重程度，其次一定要评估躯体疾病对患者的自理能力有无影响，躯体疾病是否会影响患者的精神疾病的治疗，在精神疾病的治疗过程中躯体疾病可能出现何种风险。护士应有针对性地进行观察、评估并采取相应的护理干预措施，防范风险隐患。另外入院首次评估时对患者的常规躯体的检查也是非常必要的，重点包括患者的血压、脉搏、呼吸、甲状腺功能、是否有自主神经功能紊乱症状、躯体外伤瘢痕（特别关注自杀、自伤的痕迹）、肢体水肿体征等。对于怀疑神经系统病变的老年患者，更要仔细检查，必要时请神经科会诊并加以评估。

5. 评估患者在精神病性症状影响下生活自理受到哪些影响 患者的生活自理包括进食、如厕、洗漱、能否自由行走等方面，部分患者在精神病性症状的影响下，自理能力会受到不同程度的影响。如精神分裂症患者可能在被害妄想的症状支配下，坚信有人向其食物和水中下毒谋害自己，患者为此不吃医院的饭，不喝医院里的水，甚至不敢洗澡。抑郁症患者呈木僵或亚木僵状态时，如厕、进食、洗漱部分或全部生活自理能力都会受到影响。在精神病性症状影响下的生活自理能力缺陷会使患者出现电解质紊乱、尿潴留、皮肤完整性受损等护理问题。

6. 评估患者是否存在心理社会因素 心理社会因素的评估在风险评估中非常重要，它包括患者的文化水平、性格、人格特征、家庭支持系统、婚姻状态、工作经济水平。心理社会因素虽然不会直接导致风险的发生，但它是患者自杀、冲动、伤人、外走等精神科风险的促发因素。

（二）第二阶段：（入院第 2～3 周）患者主要药物治疗
　　　　阶段

入院第 2～3 周，患者对住院的环境已经比较适应，治疗已经开始见效，患者的精神症状已经有部分改善，此时患者的用药大部分已经达到治疗的剂量甚至是治疗的高剂量，此阶段护理评估的重点包括以下两个方面：

1. 根据患者所患疾病特点评估精神症状是否改善 如精神分裂症患者的幻觉、妄想等阳性症状是否消失或减少，若症状还存在，那么频率是否减少，幻听的声音的音量、出现的次数是否减少；抑郁症患者的低落情绪是否改善，改善的程度如何，精力、体力、睡眠、进食等其他方面是否改善，目前还存在哪些精神症状，从而评估患者在精神病性症状影响下相应的住院依从性，以及自杀、冲动、伤人等风险是否还存在，若存在风险，风险的等级是否降低。根据评估的风险等级给予相应的护理干预措施。

2. 评估患者服药依从性及服药后药物不良反应　在患者入院的第 2～3 周继续评估患者的服药依从性，有关治疗阶段的服药依从性应从以下几方面进行评估：

（1）部分患者由于服药后出现了一些头晕、困倦、恶心等不良反应，从而对服药出现顾虑，担心自己吃药后会变傻、吃药会成瘾、会造成身体各个脏器的损害等，从而出现藏药、扔药等行为。

（2）部分患者服用药物虽然在治疗剂量范围内，但是也可能出现一些常见的轻微药物不良反应，即使患者主诉对服药没有顾虑，但是作为临床护士也应高度注意患者的服药依从性。因为这部分患者绝大部分为精神分裂症的患者，在对疾病没有自知力时常常出现此类情况。

（3）对药物不良反应的评估：由于新型精神药物在临床的广泛运用，原来传统抗精神疾病药物的严重不良反应在临床已非常少见，但由于患者身体的差异性及年龄等因素，临床护士对于患者服用精神科药物后的不良反应的评估仍需要高度重视，特别对年龄小于 16 岁的儿童、青少年及年龄大于 60 岁以上的老年人、合并有躯体疾病及从未服用过精神科药物的患者应更加重视。一般护士在评估患者服用药物后的不良反应时，首先开放式提问患者："您了解您服用的药物吗？""服药后您有什么不舒服吗？"然后护士应向患者讲解所服的药物及药物对疾病的治疗作用，若患者服药后出现一些躯体上的不适，护士应详细评估这些症状的程度，以及出现的时间与服药的相关性，若判断为属于药物的不良反应，应进一步评估严重程度，是否存在噎食、尿潴留、摔伤等危及患者安全甚至生命的风险。若出现以上严重的不良反应，护士应及时报告医生进行药物的调整，同时积极给予相应的护理干预措施，防止意外的发生。

（4）对于轻微常见的不良反应，如患者存在困倦、头晕、轻微的手抖、小便轻微延迟等，护士应持续给予评估，尤其对自我保护能力较差的精神分裂症患者，以及合并躯体疾病、年龄小及年龄较大的患者。

（三）第三阶段：（第 3～4 周）患者出院前

经过 3 周急性期的治疗，患者主要的精神症状消失或减轻，处于疾病康复阶段，为出院做准备。此时护理风险评估的要点如下：

1. 首先，评估患者经过治疗后精神症状是否完全缓解，还存在哪些症状，出院后这些症状是否对患者自身的安全及周围环境仍存在潜在的风险，若存在潜在的风险，护士应向患者监护人告知，防止出院后意外的发生。

2. 其次，若患者治疗效果欠佳或对治疗护理存在不满情绪，此时应评估患者是否存在发生纠纷的风险，主要是在治疗费用方面的纠纷风险，由于医疗保险和社会信用体系的不健全，医院在治病和收费方面经常陷入两难境地。但是有些纠纷不是由于收费制度的问题，而是发生在治疗护理方案的制定过程中，由于治疗方案单方面地从治疗出发，而疏忽了患者的经济承受能力，并没有充分与患者及其家属进行有效的沟通。对于出院时出现纠纷的风险，如果没有得到评估或处理不及时，可能会出现冲动、伤医等严重的风险。

第四节　精神科护理评估目前存在的问题

一、护理风险评估中注意事项

1. 临床护理评估时实施三级评估，三级评估人员包括当班护士、责任护士、护士长。实施三级护理的目的是首先通过不同级别的评估能更全面地收集患者资料，其次不同层次的护理评估是护士临床教学不可缺少的一部分。

2. 护理风险评估是动态、连续贯穿于每个护理行为之中的。重要的是护士要具有护理风险评估意识，并将这种意识融入到日常护理行为中。

3. 评估要有整体性、全面性，要有护理的侧重点、疾病治疗的侧重点，不同时间的侧重点不同。

4. 护理评估时一般采用开放式提问与封闭式提问相结合的方式。开放式提问不提示可能的回答，如"您能告诉我您的感觉如何吗？"封闭式提问希望得到范围限定的回答，如"您的心境是高还是低，好还是坏？"评估一般总是以开放式提问来开始，逐渐地转向封闭式提问，以澄清细节或具体事实点。如果患者情绪不佳或明确表示不愿谈下去，则不应勉强患者，接纳患者当时的状态。

5. 尊重、理解、接纳患者的精神病性症状和性格特点。患者无论是怎样的性格特点，护士都不能有拒绝、厌恶、嫌弃或不耐烦的态度，承认每个人有其独特的和相当稳定的个性——不要企图改变、更不能把意见强加于别人。

6. 交谈中的技巧很重要。语气、语调、表情、姿势、提问的方式都应表示护理人员愿意倾听，让患者感觉是在帮助自己。

7. 评估结束时有不可忽视的环节。护理评估结束阶段的重要性很容易被忽视，部分护士常在没有任何铺垫的情况下以"今天就这样吧，你回房间吧"或者"时间到了，今天就这样吧"的方式结束，这让患者的感觉很不好，像是审问结束。前面和患者建立起来的良好的护患关系可能顷刻间就消失殆尽。

8. 评估中沟通技术的注意要点包括在与患者交谈结束时一定要了解患者的需求；根据患者的困惑给予必要的解释、告知和鼓励，提供支持。

二、目前护理风险评估中存在的问题

1. 缺乏风险评估意识　护士在临床工作中往往以没时间、患者住院已经过严格的安全检查、即使有风险也是安全的为由，或是过分依赖医生的信息而忽略风险评估。

2. 护士往往凭自己的主观意识进行风险评估　护士未详细收集资料、未通过详细的护理评估而判断风险。例如患者步行入院，护士就认为患者四肢没问题；抑郁症患者入院，护士就认为自杀风险极高；神经症患者入院，护士就认为完全不存在任何风险，精神分裂症患者入院，护士就认为患者一定会冲动伤人。

3. 临床护士沟通交流技巧不熟练　护士不知如何问诊，缺乏精神检查的基本知识和技巧，简单地按照评估表询问、打钩，使患者感觉不被尊重，从而影响和谐护患关系的建立。评估应该首先是和患者沟通，其次才是收集症状。

4. 风险评估重点不突出　护士往往在护理风险评估时没有突出症状的应对方式，反而纠缠于症状的类型。另外对不同疾病的不同治疗阶段，护士评估风险的内容也不明确。

（柳学华）

第**3**章 精神障碍患者临床常见危机状态及护理

危机状态是指突然发生的，个体无法自控的，可能危及自身、他人或物体的一种状态。精神障碍（精神疾病）患者常常由于受精神病性症状的影响而出现危机状态，如表现为暴力行为、自伤自杀行为、外走、噎食、跌倒等。这种状态不仅危害患者自身的健康和生命，对他人和环境也是严重的威胁。因此，对精神疾病患者危机状态的防范和护理是精神科护理中非常重要的一部分。

第一节　暴力行为的防范与护理

暴力行为是指一种强烈的攻击行为，可能是身体的、言语的或象征性的攻击行为。暴力行为具有极强的爆发性和破坏性，会对攻击对象造成不同程度的伤害，甚至威胁生命。精神疾病患者的暴力行为发生率很高，多发生在精神疾病的急性期，这不仅严重影响了患者自身的健康和安全，对他人和环境也是一个严重的威胁因素，而且这种危机的发生常常不受患者意识支配，具有多变性、突发性的特点，可以发生在家中、社区或医院。精神科的暴力行为多见于精神分裂症、情感性精神障碍、人格障碍、药物依赖及酒精中毒、脑器质性精神障碍等患者，是精神科常见的危机状态。

一、暴力行为发生的危险因素

（一）精神病性症状

幻觉、妄想、意识障碍等精神病性症状与暴力行为的发生多有直接或间接的关系。如患者受命令性幻听的支配攻击他人；受妄想的影响误认为某人在监视自己或正在陷害自己，于是先发制人伤害对方；或意识障碍下出现冲动性的暴力行为，这类行为最难以预防，因为意识障碍患者的行为往往为突发性的，缺少明确目的。

（二）个性特征

个体受到挫折或精神病性症状控制时，是采用暴力攻击还是以其他方式来应付（如退缩、压抑、否认等），与个体的性格、心理应对方式、行为反应方式等有关；同时与患者的性别、家庭地位、家庭环境特点、人际交往和社会活动等有关。有研究表明，既往有暴力史是最重要的暴力行为预测因素之一；男性，体格健壮，生活在频发的暴力环境，习惯以暴力行为来应对挫折的个体最易发生暴力行为。

（三）自知力缺失

因否认有病往往被强制住院，刚入院被隔离和严格的防范环境，使患者内心产生恐惧而出现暴力行为。

（四）诱发因素

许多因素都可能诱发暴力行为，如药物副作用使患者难以耐受，医务人员态度粗暴激惹患者，患者的需求没有得到满足等都可能诱发暴力行为。

二、暴力行为发生的征兆

当患者有下列反应时，常是即将要发生暴力行为的征兆。

1. 精神病性症状突然加重或波动，拒绝接受治疗、拒绝执行院规。

2. 患者突然激动、情绪不安、高声大叫、言谈具有威胁性、固执强求等。

3. 全身肌肉紧张度增加，尤其是脸部与手臂的肌肉。

4. 活动量较平时增加，来回走动，可有甩门、捶打物体等行为。

5. 挑剔、抗议、不合理要求增多，或随意指责病友或工作人员。

6. 对周围人或特定人员持敌对态度，并以杀（伤）人相威胁。

7. 必要时采用攻击危险性量表评估，对预测暴力行为的危险性有一定效果。

三、护理措施

（一）预防暴力行为发生的措施

暴力行为的防范和护理，重在预防暴力行为的发生，对有多次暴力行为史或现在具有某些暴力行为征兆的患者，应采取预防措施减少暴力行为的发生。

1. 减少诱发因素，及时评估环境，去除噪音、强光刺激，减少其他环境的刺激作用；应满足患者的合理需求，如吸烟、打电话、会客；提前或推迟一些可能造成患者不安的治疗或护理项目，如留取检验标本、物理治疗等。

2. 去除环境中的安全隐患，定期检查随时去除各种安全隐患，如刀、棍、锐器、绳索、破玻璃、火柴、打火机等。

3. 提高患者的自控能力，鼓励患者以语言等适当方式表达和宣泄情绪，告知患者求助方法等。

4. 加强对精神症状的控制，对于患者的暴力倾向应及时评估与医生沟通，以便做出及时有效的医学处理。临床实践表明长期有效的抗精神病药物治疗，可控制和减少由于精神障碍引起的暴力行为。

（二）发生暴力行为时的处理

发生暴力行为时紧急处理方法有多种，在确保安全的情况下一般多采用言语安抚、身体约束和应用药物三种方法，并视患者具体情况而定。

1. 保证安全　处理暴力行为应遵循的原则是：安全第一，将危害降到最低限度。首先应考虑人员安全，医护人员在接近有暴力行为的患者时做好评估，保持一个手臂的距离，并且预留可以很快离开的出口。医护人员需确定身上没有被患者当做武器的物品，取下首饰、笔及其他尖锐物品等，站在患者一侧，不要面对患者。医护人员需保证其他患者的安全，应尽快疏散围观人群，转移被攻击对象。移开现场可能被患者作为武器的物品，在确保不激惹患者的情况下，清理患者手中、身上可能的危险物品。

2. 保证现场有足够的人力　保证人力控制患者的暴力行为，必要时请求外援，在人力优势的情况下促使患者安静，尽可能不采取强制手段。应按照危机处理预案，选派有经验的医护人员参与，以减少或避免医护人员受到患者的伤害。

3. 语言安抚　通过对话劝说患者停止暴力行为。由于精神疾病患者发生暴力行为的原因及诱因各异，言语安抚效果有限，通过劝慰患者，尽量满足患者提出的合理要求，一方面尽可能稳住患者，另一方面赢得充足时间，以寻求专业人员的帮助。医护人员可用直接、简单、清楚的语言提醒患者暴力行为的后果。由患者信任的亲属、医护人员出面劝说有一定的效果。

4. 身体约束　如言语劝说无效，可采用适当的形式隔离或约束患者。身体约束常用方法是以约束带将四肢限制于床上。其目的是通过具体的身体约束来保护患者，避免更大的伤害，并希望患者在保护期间能尽快恢复自我内在的控制。在执行身体保护时，应由工作人员帮助患者仰卧在床上给予保护。约束后以缓和的口气告知患者执行约束的目的、时间，同时做好保护性约束后的护理，严密观察，定时松解约束带，做好心理疏导。在应用保护措施过程中要注意知情同意及可能涉及的相关法律条款。严格执行《中华人民共和国精神卫生法》中关于保护性约束的案例。

5. 药物治疗　有效的药物治疗也可用来代替约束或隔离患者或与约束隔离同用，适用药物有氟哌啶醇、地西泮（安定）。一般采用肌内注射给药，以氟哌啶醇最为常用。用药后应注意观察患者生命体征、症状消长情况及用药反应等。

（三）暴力行为发生后的措施

暴力行为被控制后，应帮助患者建立新的行为方式，宣教如何应付挫折、如何控制自己的情绪、如何做出自己的决定、如何正确地评估自己的行为等，使患者重建起正常行为方式，同时做好详细记录。

第二节　自杀风险的防范与护理

世界卫生组织对自杀定义为"一个人有意识地企图伤害自己的身体，以达到结束自己生命的行为。"按其结果不同，可将自杀分为三类：自杀死亡、自杀未遂、自杀意念。自杀死亡指有充分依据可以断定死亡系故意采取自我致死的行为。自杀未遂指有自杀动机和可能导致死亡的行为，但未造成死亡的结局。自杀意念又称准自杀或类自杀，可以是一种呼救行为或威胁行为，试图以此摆脱困境。精神疾病患者的自杀率高于普通人群数十倍。因此，防止自杀是精神科护理的一个重要任务。

一、自杀行为发生的危险因素

自杀原因很复杂，是社会心理因素、生物学因素共同作用的结果，其中精神疾病是自杀常见原因之一。

（一）精神疾病

自杀与精神疾病密切相关，所有精神疾病因受症状的影响都会增加自杀的危险性。自杀率较高的精神疾病包括抑郁症（单相或双相）、精神分裂症、酒精和药物依赖，以及人格障碍，抑郁症是自杀的一个最常见原因。与自杀有关的一些精神症状包括抑郁、妄想、幻觉、睡眠障碍等。

（二）生物学与社会心理学因素

1. 遗传因素　研究表明自杀行为有一定遗传学基础，家庭中有自杀行为者的精神障碍患者发生自杀的风险较高。

2. 个性特征　不良的心理素质和个性特征与自杀有一定的关系。一般说来具有多疑、敌意，自卑、不自信，固执、以偏概全，情绪不稳定、易冲动等心理特征者，在精神应激状态下自杀的可能性比较大。

3. 社会心理因素　如失恋、离婚、家庭不和、人际冲突、经济问题等，当患者缺少社会支持时容易自杀。

二、自杀危险性的预测

自杀行为的发生并非完全是突然的和不可预测的，大多数自杀行为的发生存在一定的征兆，可以通过对相关因素的分析，提高对自杀行为的预测和防范。出现下列情况要高度警惕患者近期内可能出现自杀行为。

（一）自杀企图

目前有自杀企图或自杀计划者、自杀态度坚决、留有遗嘱、已暗中准备好自杀用品者，独处、有他人来不及干预的时间段者的危险性更高。近期内有过自我伤害或自杀未遂的行为，其自杀死亡的可能性比没有类似情况的患者高十倍或几十倍，这表明自杀行为是该患者的一种行为应付方式。如果导致患者采取自杀行为的原因没有解决或重视，患者有可能还会采取自杀行为。

（二）有家庭精神病史或自杀史

无论是从生物学角度，还是从社会心理学的角度分析，家庭成员间行为模式都会相互影响。

（三）存在严重的精神症状

如严重的抑郁情绪、影响行为的命令性幻觉、妄想等。

1. 抑郁　严重的抑郁情绪是导致自杀最常见的精神症状。精神运动性迟钝明显者采取自杀行为者较少，当抑制解除后自杀危险性增加。抑郁发作患者的自杀，往往事先计划周密、行动隐蔽，甚至伪装病情改善以降低医护人员的警惕性。多数抑郁患者自杀前都向周围人如医生、家属、朋友等流露出一些言语或非言语的呼救信号，如及时给予恰当的处理，可以避免。急性抑郁发作的自杀危险性较高，要特别仔细地评估有无自杀的意念和付诸行动的可能。

2. 妄想 妄想也是导致精神障碍患者自杀的常见原因之一。如被害妄想的患者，感到周围有强大的力量在迫害他，走投无路而自杀；罪恶妄想的患者，觉得自己犯了不可饶恕的罪行，只能以死赎罪；疑病妄想的患者，觉得自己身患不治之症，病入膏肓，无法医治，只有死路一条等。

3. 幻觉 幻觉中与自杀关系最大的是命令性幻听，患者在"命令"的支配下付诸自杀行为。其他幻觉如议论性幻听、某些恐怖的幻视可能成为自杀的原因。

（四）药物

许多药物可引发不同程度的抑郁，如抗精神病药、抗高血压药等可以使患者发生药源性抑郁，引起严重的焦虑、静坐不能而导致自杀。既往有情感性疾病史者容易发病。

（五）应对无效

有些精神障碍患者因病使其社会功能受损，如遇到自己无法应付的事件，如离婚、改变职业、社会隔离或人际交往减少等，使患者感到自己社会角色的失败。而且在疾病缓解后，患者对发病时的表现感到自卑，或对长期的病程难以接受，常常感到绝望而选择以死解脱。

（六）社会支持系统缺乏

家人及亲友是患者重要的社会支持系统，也是患者处理危机的生命线，社会支持系统的缺乏使自杀的危险性大大增加。

（七）行为改变

日常行为方式突然改变，异常配合，整理物品向他人馈赠，过分关注、收集与自杀有关的信息，购买工具、药物，甚至表露过自杀意愿等。

三、护理措施

（一）安全护理

1. 严格执行病区安全管理与检查制度。

2. 对自杀企图明显的患者应严加防范，提供安全的环境防止患者接触到可用于自杀的物品，如刀、剪、绳、玻璃、药物等。日常生活设施应确保安全，以免成为自杀工具。

3. 保证患者遵医嘱服药，确保治疗顺利进行。注意防止患者藏药，以防患者积存药物用于自杀。

（二）观察病情

1. 加强监护，将患者置于医护人员的视线之内，对高度自杀危险者应专人护理。

2. 掌握患者病情变化，连续评估自杀危险，了解既往自杀行为的形式、程度等，掌握患者自杀发生的规律。如抑郁症患者在抑郁情绪开始减轻时，通过观察患者的情感变化、行为、语言和书写的内容等，早期辨认自杀的意图及可能采取的方式，及时采取有效的阻止措施。

掌握精神分裂症患者幻觉、妄想的症状表现、患者应对方式，判断是否有可能发生自杀行为。

（三）心理护理

1. 建立良好的治疗性关系，运用尊重、接纳、倾听等心理护理方法，给患者提供心理支持。经常陪伴患者了解其感受，敢于针对其自杀自伤问题，鼓励和引导患者倾诉内心感受，表达其不良心境、自杀自伤的冲动和想法。

2. 关心和同理，引导和帮助患者诉说引起焦虑、抑郁、愤怒的原因和内心感受。在病情稳定时，帮助患者认识自己的病情，以缓解抑郁、愤怒、恐惧等不安情绪及增进自控能力。

3. 帮助患者建立正向的感知和自信，同时要鼓励患者参加集体活动，而不是单纯限制其活动环境，让患者感受到被关心及被尊重。

4. 在建立良好护患关系基础上与患者签订安全契约，要求患者同意在住院期间不采取自杀行为，当有自杀冲动时与工作人员联系寻求帮助。

（四）家庭社会支持

充分动员和利用社会支持系统，动员家属和社会支持力量帮助、陪伴患者，培养患者家庭生活和社会交往技能，建立生活信心。

第三节　外走行为的防范和护理

外走行为是指没有准备或没有告诉亲属突然离家外出。对精神疾病患者而言，外走行为是指患者在住院期间，未经医生批准，擅自离开医院的行为。由于精神疾病患者自我防护能力较差，外走可能会给患者或他人造成严重后果。护理人员应掌握患者外走行为的防范和护理，严防外走行为的发生。

一、外走行为发生的因素

（一）精神症状

1. 自知力丧失　患者否认有精神病，因拒绝接受治疗而出走。

2. 妄想和幻觉　患者认为住院是对其迫害，或受听幻觉的支配而逃离医院，或为实现某种病态心理而脱离医院，如上访、告状、复仇等。

3. 自杀意念　因医院防范严密，有自杀意念的患者达不到目的而寻找机会离开医院。

4. 意识障碍　处于朦胧状态或意识不清楚的患者，也可能受到错觉和幻觉的影响为躲避恐怖或迫害而外走。

5. 智能障碍　如严重精神发育迟滞和严重痴呆患者，外走后找不到回家的路。

（二）心理因素

精神专科封闭管理的住院环境不符合患者的要求，有些患者被强制住院后既不愿接受治疗，也担心住在精神病院，以后会受到社会的歧视，影响自己的名誉与前途；住院生活使患者感到单调、受拘束和限制；有的患者可能牵挂家庭，想念孩子、老人；对治疗手段感到恐惧亦可导致患者外走。

（三）其他因素

工作人员工作方法简单、态度生硬等也是造成患者出走的原因；病房设施有漏洞或损坏未及时修补；患者借外出做检查和活动机会出走。

二、外走患者的表现

患者外走前，多数都有一些异常表现，通过仔细观察，采取相应的护理措施，可避免患者外走行为的发生。

1. 意识清楚的患者，多采用隐蔽的方法，寻找外走的机会，如常在门口附近活动，趁门前人员杂乱或工作人员不备时外走。有些患者事先计划好，在会客时通过非监护人适当更改装束回避工作人员监护达到外走目的。

2. 意识不清楚的患者，通常不知避讳，会旁若无人地从工作人员身边走出，外走无目的、无计划，一旦外走，寻找困难，且危险性较大。

3. 部分患者外走前表现为不安心住院，焦虑、坐卧不宁、睡眠障碍，关注周围环境和人员的变化，寻找外走的途径等。

三、护理措施

（一）病情观察

动态观察病情，对不安心住院有外走可能的患者，加强沟通取得患者信任，介绍医院的环境和周围的人员，帮助患者适应医院环境，消除不适感；精神发育迟滞、痴呆患者及伴有意识障碍患者需做重点监护，必要时专人看护。

（二）安全管理

1. 严格执行病区安全管理制度，评估门锁的完好性。日常做好环境安全检查，确保环境安全。

2. 做好风险识别，住院患者佩戴腕带。评估患者的外走风险，明确防范标志和重点监护的患者。

3. 外走行为风险高的患者，活动范围应在工作人员视线范围内，班班交接。

4. 重点环节的安全管理，患者外出活动或做检查要专人陪伴，探视时做好家属的安全宣教。

（三）保证治疗

保证治疗的有效执行，缓解患者外走意念。

（四）丰富患者的住院生活

鼓励患者参加集体活动，根据他们的个性特点安排感兴趣的活动，转移其外走的意念。

（五）心理护理

护理人员以耐心、热情、接纳的态度，建立良好的护患关系。运用心理护理技巧，了解患者的内心想法，满足患者的合理需求。对不安心住院者，多与其接触，了解其想法和原因，给予安慰和解释，力求消除患者外走的想法。

（六）家庭支持

加强与患者家属的沟通，鼓励家属按时探视，减轻患者的孤独感。家庭中重大事件需告知患者时，应与医护人员共同协商后决定。

（七）外走处理

患者外走发生时，应镇定处置，立即报告病区领导并与患者家属联系，并由院方尽快组织力量寻找，必要时请公安部门或其他人员予以协助。

第四节　噎食的防范与护理

噎食是指食物堵塞咽喉部或卡在食管的狭窄处，甚至误入气管，引起窒息。精神疾病患者发生噎食者较多，其原因主要是服用抗精神病药物后，发生锥体外系反应，出现吞咽肌群运动不协调所致。噎食窒息是一种十分紧急的情况，需立即处理。

一、噎食发生的原因

1. 精神疾病患者因服用抗精神病药物出现锥体外系反应，出现吞咽肌肉运动不协调，而使食物误入气管。

2. 因精神病性症状出现抢食、急骤进食而发生噎食。

3. 脑器质性疾病患者，吞咽反射迟钝，进食快而发生噎食；癫痫患者进食时如抽搐发作也可能造成噎食。

4. 电抽搐治疗（电休克治疗）后患者意识模糊状态下进食也可引起噎食窒息。

二、噎食发生的临床表现

噎食是精神科临床急症之一。往往是进食时突然发生不能说话或严重呛咳，出现痛苦的表现，并用手指口腔或咽部，重者喘鸣，出现海姆利希（Heimlich）征象：手不由自主以 V 字状放到喉部，嘴唇面色青紫，双手乱抓或痉挛，双眼发直。重者意识丧失，全身瘫软，大小便失禁，呼吸停止，心率快而弱进而停止。如抢救不及时或措施不当，死亡率较高。

三、护理措施

（一）预防噎食窒息的发生

1. 病情观察　观察患者病情及抗精神药物的副作用，如锥体外系反应（主要表现为痉挛性斜颈、眼动危象、运动不能、肌张力增高以及静坐不能、烦躁不安等）。对有锥体外系反应的患者，按医嘱给予拮抗药物。

2. 饮食管理　集体用餐，看护下进食，不得将食物带回房间。根据患者的病情特点调整饮食结构，避免带刺食物及黏性食物如鱼、年糕等，老年、儿童患者可将煮鸡蛋改为蛋羹。同时观察患者中有无抢食、暴食、进食过急者，以便及时发现并给予处理。

3. 饮食护理　生活自理差的患者需现场看护，帮助患者把一些粗大食物分细切碎，指导患者每口进食量要少，细嚼慢咽；有呛咳或吞咽困难者,应根据患者情况给予碎食、半流质或流质饮食;对抢食及暴饮暴食者,应限量分次进食,适当控制其进食量,逐步改进不良的进食习惯;对重度精神发育迟滞和自理能力低下的老年痴呆患者,给予喂饭,速度不要过快,每口的量适宜;电休克治疗后应待患者完全清醒 2 h 后方可进半流质饮食 200～300 ml。

(二)噎食的紧急救护

按窒息患者急救原则处理:就地抢救,分秒必争,畅通呼吸道,防止并发症,预防再次发生噎食窒息。

1. 清除口咽部食物,就地抢救,疏通呼吸道。患者采用侧卧位或俯卧位,并解开领口,迅速用手掏出患者口中食物,如患者牙关紧闭,可用筷子或汤匙等撬开口腔掏出食物。亦可刺激患者咽喉部催吐,拍击胸背部,促其吐出食物。

2. 海姆利希手法　具体操作方法为:意识尚清醒的患者可采用立位或坐位,抢救者站在患者背后,双臂环抱患者,一手握拳,使拇指掌关节突出点顶住患者的腹部正中线脐上部分,另一只手的手掌压在拳头上,连续快速向内、向上推压冲击 6～10 次(注意不要伤及肋骨)。对昏迷倒地的患者采用仰卧位,抢救者骑跨在患者髋部,按上述方法推压冲击脐上部位。如果无效,隔几秒钟,可重复操作一次,连续操作 5～6 次。

3. 环甲膜穿刺　如果噎食部位较深或已窒息,应将患者就地平卧,肩胛下方垫高,头后仰,摸清甲状软骨下缘和环状软骨上缘的中间部位即环甲韧带(在喉结下),用粗针头(12～18号)稳准地刺入气管内,可暂缓缺氧状态,以便争取抢救时间。

4. 气管插管或切开　必要时行气管插管或切开进行吸引,使呼吸道堵塞物得到彻底清除,并做好气管切开的护理。

5. 胸外心脏按压(按摩)　如心脏停搏,立即进行胸外心脏按摩,同时给予对症抢救处理,如给予中枢兴奋剂、氧气、输液等。专人守护直到患者完全恢复。

6. 预防并发症的发生　常见的并发症为吸入性肺炎。

第五节 吞食异物的防范与护理

吞食异物是指患者吞下了食物以外的其他物品。患者所吞食的异物多为身边容易得到的，种类各异，大小不一，如钱币、钥匙、骨头、纽扣、义齿、饭勺、筷子、牙刷、体温表、塑料、布片或棉絮等。吞食的异物可进入消化道各个部位，其中以十二指肠以上多见。异物在消化道内的停留时间不等，可以是数小时或十几小时，亦可能停留数天以上。吞食异物可能导致口腔、消化道的损伤、炎症或感染，以及出血等意外，甚至有可能造成患者的死亡。

一、吞食异物的原因

精神疾病患者吞食异物较常见，可因各类精神病性症状引起。精神分裂症患者吞食异物的原因可能是由于患者的思维障碍所致，也可能是一种冲动行为或者想以此作为自杀的方法；抑郁症和人格障碍患者也可采用吞食异物作为一种自伤、自杀手段；痴呆及精神发育迟滞患者由于缺乏对事物的分辨能力，不知道吞食异物的危害性而吞食；也有些患者，为达到不住院的目的，威胁家人或工作人员而吞食。

二、吞食异物的表现

吞食异物的表现与异物的性质相关。表面光滑的异物如钱币、纽扣等，对消化道刺激小，短期内不会造成严重并发症；锋利的金属或玻璃可损伤重要器官或血管，引起明显的炎症反应，甚至造成胃肠穿孔或大出血；吞食塑料等可引起中毒；吞下较多的纤维织物可引起肠梗阻、内出血，甚至休克。

如果患者已经吞食了异物，应立即评估患者所吞食异物的种类及时间，从而判断危险程度并观察临床表现。食管异物可有颈部疼痛、吞咽困难、口咽及舌咽唾液积存；胃肠道异物，可表现为恶心，呕吐物可能带血，可伴胸痛、胸闷、腹痛、腹胀、腹泻等，并有腹部压痛和肠鸣音亢进等体征。

三、护理措施

（一）吞食异物的预防

1. 密切观察患者病情，对不同原因导致吞食异物的患者采取不同的护理措施。对有吞食异物倾向的患者要了解原因，并帮助患者改变行为方式。

2. 加强对各类物品尤其是危险物品的管理，患者如果需使用针线、指甲刀等，应该在精神科护理人员的视野内进行；特殊患者的物品要简单。

3. 确保环境安全，避免患者寻找到可吞食的危险物品。

（二）吞食异物后的处理

1. 发现患者吞食异物后，劝慰患者争取合作，了解吞食异物的种类和数量，身体有何不适，有无腹痛等。

2. 已确定患者吞食异物者，应根据异物性质或大小，采取不同的处理措施。较小表面光滑的异物多可自行从肠道排出，可尽快给患者进食含较多纤维的食物，如韭菜、芹菜等；也可给予口服缓泻剂，以利于异物的排出，每次排出大便后，认真检查便中是否有异物。金属类异物，应首先进行X线检查，以确定异物所在位置，胃肠道黏膜是否受伤，异物能否自行排出，并反复进行追踪复查异物运行情况及所在部位。

3. 严密观察病情变化，尤其要注意患者腹部情况和血压，当发现患者出现急腹症或内出血时，应立即手术取出异物。

4. 在异物取出或排出后，注意观察有无出血、感染等并发症，给予相应的处理。

第六节　外伤的防范与护理

精神科临床较常见的外伤有撞击伤、坠跌伤、水烫伤、割伤，可引起颅脑损伤、内出血、骨折、失血性休克、感染等，应积极予以抢救处置。

一、外伤发生的原因

（一）坠跌伤

情绪低落的患者跳楼自杀；亦可见有逃跑企图的患者从卫生间、洗漱间、浴室等处拉开窗档，从高处跳下时跌伤；也有的患者受精神病性症状的支配，在爬树、攀高时跌伤；有些患者使用抗精神病药物后出现药物不良反应，以及老年患者行动不便导致跌伤；其他还有步态不稳和痴呆患者。

（二）撞击伤

抑郁情绪严重，用头撞墙企图自杀，临床上常有自责自罪的患者以头撞击硬物而造成撞击伤。

（三）割伤、水烫伤

受幻觉妄想的支配，极度兴奋、行为紊乱患者，或因认知障碍或躲避危险的能力缺失而发生烫伤事件。

二、护理措施

（一）预防外伤的发生

及时评估患者病情变化，避免有发生外伤可能的患者单独活动；加强病房管理，保证环境设施的安全与完善，做好饮用水、饮食温度的控制。

（二）紧急状况的救护

1. 坠跌伤　发生坠跌事件，采取有效的方法抢救患者生命、保护患肢，安全而迅速地运送患者，使其尽快获得妥善的治疗。护理人员应立即检查伤情，观察患者的意识、瞳孔、血压等，判断有无颅脑损伤、内出血、骨折等。同时要保护患者，避免再次受伤；若为开放性创口多有出血，用绷带压迫包扎即可止血；有大血管出血时，可用止血带止血，应记录开始的时间和所用的压力。发生骨折应妥善固定，脊柱损伤患者应稳定脊柱，并仰卧于硬板床上，防止损伤脊髓。

2. 撞击伤　当发现患者用头或身体其他部位撞击坚硬物时，立即抱住患者，阻止其行为或缓解撞击力度。必要时给予保护性约束。立即检查伤情，有无开放性伤口及出血等，做相应处理。重点检查有无内出血的征兆，观察其意识、呼吸、血压、脉搏、瞳孔等。必要时转外科治疗。

3. 烫伤　发生烫伤后立即用自来水冲洗烫伤部位，或将伤处浸在凉水中，或用毛巾包好，在毛巾上浇凉水进行"冷却治疗"。伤处已经起泡并破溃的烫伤，不可冲泡以免感染。保护小水泡不被弄破，大水泡可用无菌注射器抽出泡液，并保持创面清洁，遵医嘱做进一步处理。烫伤严重者，应用干净布包住创面，切不可在创面上涂紫药水或膏类药物，影响病情观察与处理。

4. 割裂伤　发现立即抢救止血。一般止血法即在小伤口上覆盖消毒敷料后用绷带加压止血；手指压迫止血法则用手指压迫伤口近心端的动脉，阻断动脉血运，从而达到快速止血的目的；加压包扎止血法则直接在伤口上施压止血；止血带止血法是将止血带系扎在出血部位的上方以达到止血的目的，同时应记录使用止血带的时间，做到每隔 40～50 min 要放松 3～5 min。必要时建立静脉通道，快速补充血容量。密切观察生命体征及伤口情况，给予对症处理。

（李江华）

第**4**章 精神科护理观察技巧及预见性思维

第一节 精神科临床护理观察技巧

一、概述

观察是以视觉为主，融合其他感觉为一体的综合感知，是知觉的一种高级形式。观察中包含着积极的思维活动，人们也把它称为思维的知觉。观察力即观察能力，是指能够迅速准确地看出典型但并不很显著的特征和重要细节的能力。临床护理观察是护士在护理工作中应用感觉器官及辅助工具，有计划、有目的地观察患者生理、病理变化和心理反应，以及某种现象或事物的知觉过程。护理观察的目的是做出护理诊断、收集资料，以及对患者病情变化程度做出评估，以便恰当地制订护理计划及保证计划的实施。临床工作之中做好护理观察，可以为治疗和护理提供依据，也可以为抢救赢得时间，更可以预见或及时发现病情变化。

精神疾病患者大多对所患疾病无正确的认识，患者的行为表现具有突发性以及不确定性，患者不能主动向工作人员表述症状；临床工作中又缺少识别患者风险的客观指标等，就更加凸显出护理观察在精神科护理工作中的重要性，密切观察病情，及时掌握病情变化是精神科护理工作的重要环节。观察力是精神科护士应该具备的最重要的基本职业技能之一。

二、观察的方法

1. 直接观察法　一般适用于意识清晰能够合作的患者。护理人员通过视、听、触、嗅等感觉器官或者与患者直接接触，面对面地进行交流或者体格检查来了解患者的情况，也可通过直观患者的言语、表情及行为等，从而获悉患者的精神病性症状、躯体状况以及心理需求等。如在晨查房时通过与新入院患者交流，倾听其诉说，并观察患者的面色、表情、情绪变化以便了解其心理、情绪、饮食、大小便及生命体征，还要观察患者对住院环境、医护人员的熟悉情况等。在工作过程中，护理人员还可观察患者独处时的表情、行为，或者从患者与家属、病友接触的态度以及谈话内容中了解其病情变化。

2. 间接观察法　是通过观察患者与周围事物的接触或与人交往时的精神活动，来了解患者的病情变化，也可通过患者的书信、日记、诗歌等书写物品，间接了解患者的思维内容。这可以通过有目的地给患者安排适当的文娱活动，然后注意观察患者在活动过程中的表现。这种方法多适用于不合作或思维内容不暴露的患者。

三、观察的要求

1. 客观性　观察的客观性是科学观察的首要原则和基本要求。这个原则要求护士必须采取实事求是的科学态度，对事物进行周密、系统、全面的观察，如实地反映所观察的现象。观察过程中要求护理人员避免先入为主的干扰，要有详细和切实的记录，勿随意加入猜测，防止记录的随意性，减少对其他医护人员的误导。

2. 计划性　依工作忙闲，有意识地安排时间执行护理操作也是很好的观察时机。新入院及未确诊者要从一般情况、精神症状、心理状况、躯体情况等进行全面观察；开始治疗的患者重点观察治疗效果和不良反应；疾病发展期患者重点观察精神病性症状和心理状态；恢复期患者重点观察症状消失情况、自知力恢复程度及对出院的态度。

3. 整体性　护理人员要对患者住院期间各方面的表现进行全面的观察，无论是病态的还是正常的行为表现，同时对病区内所有患者进行全面观察，掌握每个患者的主要疾病特点。

4. 善于分析　护理人员在临床工作观察过程中要善于进行细致的分析，例如消极患者情绪突然好转，恢复期患者情绪突然低落，平时的活动积极分子突然对活动态度冷淡，平时爱说话者突然变得沉默，交谈中出现消极言语，或书信中出现消极内容语句等，这些都是患者病情变化的征兆。

5. 技巧性　护理人员要学会在不知不觉中去观察，比如让患者轻松地谈心、活动等可以得到比较真实的情况。

四、精神科护理观察的内容

1. 整体外貌的观察　从患者表情、衣着服饰、个人卫生状况等对患者进行初步的病情判断。

2. 精神症状的观察　主要观察患者的言语、表情、动作、行为等，结合自身掌握的知识进行细致分析，加以判断。首先要注意患者是否有意识障碍，幻觉、错觉（感知觉障碍），思维障碍（中断、破裂、妄想）等精神病性症状，以及可能出现的应对方式，同时注意观察症状有无周期性变化。另外需要注意的是对患者可能出现的自杀、自伤、伤人、外走企图等风险的识别。同时，通过与患者的初步沟通判断患者的自知力及对治疗的依从性。在此基础之上更要识别现存症状及潜在症状以及动态发展和转归过程。

3. 躯体状况的观察　精神疾病患者由于认知的改变，不能清楚地识别自身的身体状况，缺少主诉。在患者的日常住院生活中，护理人员要仔细观察，通过对患者各项生命体征、皮肤，营养状况、身体活动情况，以及各种化验指标等进行记录与分析，以正确地识别各种躯体疾病。

4. 心理状态的观察　主要观察患者的心理负担是什么，心理问题相关因素是什么，有什么心理需求，目前急需解决的问题是什么，心理治疗以及心理护理效果如何等。

5. 用药的观察　重点观察患者对服药的合作程度，有无藏药行为，以及可能出现的噎食、锥体外系反应、心率异常、皮疹等严重药物不良反应，同时还要注重了解患者对用药的顾虑和对疾病治疗的信心等。

6. 环境的观察 护理人员在日常工作过程中要随时注意观察周围的环境有无安全隐患，譬如各种门窗的完整性，锁具的好坏，地面的湿滑情况，饮水、膳食的温度等各种可能造成患者受到伤害的因素。

总之，精神疾病患者的临床表现是变化无常、多种多样的，护理人员应具有系统的专业理论知识和精湛的护理技能，应用这些理论和技能的前提是对每个患者的病情都有详尽的了解，而这些信息均来源于仔细观察。护士在工作中训练自己拥有一双科学、敏锐的临床观察慧眼，应用扎实的理论基础、丰富的经验以及敏锐的洞察力、准确的综合分析判断力等，来提高患者的生命质量，这是护理人员义不容辞的责任。

第二节 预见性思维的应用

一、概述

预见性思维是决策者根据事物的发展特点、方向、趋势所进行的预测、推理的一种思维能力，是思维能动性的表现。

精神科中的预见性护理则是指护理人员通过对患者进行全面综合的分析与判断，从言语、表情、行为中前瞻性地预测到患者可能出现的病情变化，提前预知存在的风险，从而及时采取有效护理干预措施，减少伤害的发生。

二、预见性思维的特点

与其他诸如逻辑思维、形象思维、创造性思维、发散思维等思维形式相比，预见性思维有它独特之处，具有如下特点：

1. 可能性 预见性思维的指向是未来，是对未来的思考与分析，是一种在立足于现实的规律性基础上，对未来的各种可能性进行分析的思维过程。在临床护理工作中，护理人员针对精神疾病患者的病情表现以及一些突发的不确定因素，对患者的病情变化要有预见性判断，如发生各种风险的可能性、有无潜在不安全因素，以便进行针对性预防，降低护理工作的风险。

2. 模糊性　预见性思维是对患者未来病情变化的各种可能性的预测，所以它具有模糊性；未来对于现实来说还只是一种可能和发展的趋势，没有成为现实的事物，因此具有不确定性。预见性思维的模糊性表明这种思维的不完全性，护理人员可以将其作为思考问题、处理问题的一种手段，而不能用来取代其他思维的形式。在临床护理工作过程中，护理人员可以通过积极收集各方面的信息并加以应用，以达到明确患者可能出现的风险，及时采取相应护理措施的目的。这就要求护理人员应具备扎实的理论知识，对风险能够准确预测，真正做到防患于未然。

3. 随机性　预见性是对未来可能出现的某种风险趋势的预测与假定，这种预测和假定能否按照护理人员的预测而成为现实，尚依赖于一些客观因素。在进行护理决策的时候，虽然决策者对患者的病情变化做出了预见性、前瞻性思考，但由于患者的症状以及行为都是在不断的发展中，可能无法完全按照预测的内容发生，而只是以另一种形式表现出来，或者只是部分地表现出来，这即为护理人员对未来事件预测表现的随机性。护理人员必须有敏锐的观察能力，保持清醒的头脑，通过评估患者动态的病情变化来决定处理程序，确保护理工作的针对性、准确性。

4. 灵活性　决策者的预见性思维一旦对未来的发展可能进行了设想，就会对正在进行的行为起到指导、调节作用。但这种预测并不是固定不变的，它随着对现实指导所引起的改变而进行自我调整，因此预见性思维具有能动性，以不断提高对未来预见的准确性和科学性。灵活性在护理工作中起调节作用，具有较强的能动性，这也要求护理人员随时评估对患者实施的护理措施是否有效，及时观察患者的病情变化，及时调整护理措施。

三、预见性思维的预测技术

(一)定性预测——整体预见

定性预测是指护理人员依靠熟练的业务知识、丰富的工作经验和综合分析能力,根据已掌握的资料,运用个人的经验和分析判断能力,对患者的风险在性质和程度上做出判断。定性预测的特点在于凭借个人的经验以及分析能力,对事物发展的性质、趋势、方向和重大转折点进行重点预测。面对众多住院患者,护士首先运用定性预测的方法,从宏观上预见性辨别病情,对风险高的患者加强监护,及时采取有效的医疗护理措施。工作过程中护理人员区分出轻重缓急,如当既有自杀、外逃、冲动的患者,又有伴发严重药物不良反应或躯体疾病的患者时,护士在病情观察时应预见性地将不同风险的患者区分开来,同时按疾病发生特点区分出最有可能发生风险的患者。

(二)定量预测——症状、体征预见性识别及推理

定量预测是指护理人员对症状体征进行预见性的合理分析和判断,在精神科多用于有严重躯体疾病或出现严重药物不良反应的患者。护士与患者的接触最为密切,因此护士往往是现象的第一发现者。护士对现象的识别和推理,决定着他们对该患者的重视程度。如呛咳是日常生活中常见的表现,当1名服用大剂量抗精神病药物的患者出现轻微的呛咳表现时,定量预测要求护士警惕并识别与呛咳相关的因素,判断是进食速度过快还是严重药物不良反应的前驱表现,并及时报告医生,采取相应的处理措施;而不能想当然地认为呛咳是无意中出现的,从而导致噎食的发生。如肌张力高、斜颈患者在进食中出现呛咳,首先要考虑的就是药物不良反应导致的噎食发生。

四、预见性思维的应用

在精神科护理工作中合理地应用预见性思维,可以提前预知最可能出现的病情变化,或可能发生的各种常见风险。高度重视

并观察其预警征象，以便及时采取预见性护理及医疗防范措施，从而有效减少精神疾病患者各种意外的发生，因此，预见性思维在精神科护理工作中就显得尤为重要。在临床护理实践中，护理人员应充分利用自身专业理论知识和综合分析问题的能力，启发并提高自身的临床思维，增强护理问题的预见性，提高独立思考、分析病情的能力，在工作中逐步建立起全面评估和护理患者的思维和行为模式。

（王涌）

第**5**章 护患沟通技术

第一节 护患沟通的概念与基本原则

护患沟通是指与护理工作发生直接联系的人与人之间的关系，其中包括护士与患者之间的关系，护士与家属之间的关系，护士与医生、护士与护士之间的关系，还有护士与其他工作人群之间的关系。随着医学模式的转变、社会的不断进步和法治制度的完善，护理工作的范围也越来越宽广，护理工作之间的人际沟通在医院内渐渐不能得到完全满足，患者对健康的需求与服务越来越高，在临床护理工作中如何与患者进行有效的交流沟通，不断提高护士人际沟通的水平，与患者建立良好的护患关系，提高患者的满意度，已经成为人们普遍重视的问题。随着现代科学技术的快速发展，临床医学模式正在"从生物、医学、社会"模式向"生物-心理-社会"医学模式转变。这就要求临床护士不仅要具有精湛的专业技术，还要有真诚、热情、周到的服务态度，积极与患者沟通，使患者达到主动配合诊疗和护理的最佳状态，和谐医患、护患关系的构建是实现以患者为中心，减轻疾病痛苦，达到身心健康状态的需要，也是促进医患、护患之间理解与支持，提高治疗护理质量的需要。

护患关系是护士在临床护理过程中与患者及其相关人员相互交往而形成的一种双向人际关系，护患之间积极有效的沟通是建立良好护患关系的重要手段和方式。随着社会的进步和法治制度的不断完善，人们就医时的自我保护意识逐步增强。患者对医疗护理质量的期望与医护人员的惯性思维和滞后的服务意识成为一对矛盾的统一体，往往会出现护患纠纷，其中 70% 与护患沟通不佳直接有关。有效的沟通可以避免和减少纠纷的发生，或化解已经发生的纠纷。所以，护理人员必须不断提高自身的沟通能力，掌握沟通的技巧和艺术，通过与患者建立良好的人际关系，促使患者早日康复，回归正常的工作、学习和生活。

一、护患沟通对护士的基本要求

（一）良好的职业道德素质

在临床护理工作中，要以人为本，接纳和尊重患者。在护理过程中，护士对待患者要做到一视同仁，不歧视患者；要做到有热心、耐心、爱心、细心、责任心，设身处地地为患者着想，做到有问必答、有叫必应，与患者进行充分的互动。

（二）精湛的业务技能水平

护士只有不断掌握新知识、开展新技术，不断总结临床经验，进行前瞻性的护理学科探讨，才能不断充实自身的科学技术知识，更好地为患者服务。良好的技术和渊博的知识是护患沟通的前提，熟练的技术能使患者产生信任感，赢得患者对护理工作的理解和支持，了解护患沟通的重要性与必要性，掌握护患沟通方法和技巧，巧妙运用语言与非语言沟通的技巧是建立和谐护患关系的关键，也是提高护理质量的重要环节。

（三）良好信任的护患关系

良好的沟通技巧在护患关系中的应用，能增加患者对护士的信任，构建融洽的护患关系，为医院树立良好形象，使护士的专业价值得到充分的体现，临床数据统计显示 14.63％的患者认为影响护患沟通的主要因素是护士缺乏沟通技巧，没有有效沟通。患者最不满意的是遭遇护士的冷言冷语，这是导致护患冲突和护患纠纷因素之一，因此，加强护士沟通技巧的培训十分重要，让每个护士掌握并学会运用护患沟通技巧进行有效沟通。在与患者的交流过程中，做到充分考虑患者的感受，根据患者的年龄、职业、文化、性格特点的不同，采用不同的沟通方式。对患者的提问要耐心倾听并回答，用简洁明了的语言安慰患者让其切实感受到温暖。

（四）细致周到的护理服务

护理工作要一切为患者着想，尊重并理解患者出现的合理和不合理的患病体验和感受，主动与患者进行交流，切实为患者合理解决实际困难。从患者出现的不同表情、眼神、动作等肢体语言中读懂其护理需求并予以针对性心理护理，使之以良好的心态接受并最大限度地配合治疗与护理工作，树立战胜疾病的信心和勇气。在护理工作中，随时随地向患者提供健康教育，使患者了解和掌握相关健康信息，促使其尽快恢复健康。

二、护患沟通技术的发展与现状

有关护患关系现状的认识，79.27％的患者认为护患关系不紧张，仅有3.66％的患者认为护患关系非常紧张，60.98％的患者认为在与护士交往中很受尊重，70.73％的患者认为对于患者的提问医务人员应该重视并详细回答，57.32％的患者认为护患互动的有效性取决于护患间的沟通能力，28.05％的患者认为护患互动的有效性取决于医务人员的服务态度，34.15％的患者认为护患关系紧张主要在于护方责任，20.73％的患者认为护患关系紧张主要在于患方责任，76.83％的患者认为护患关系类型是指导合作型，仍有14.63％的患者认为护患关系的类型是服从型。

护患关系紧张在护理方面所担负的主要责任是患者对护士的服务态度不满意和护患沟通不到位，均占30.49％；护患关系紧张在患者方面所担负的主要责任是相关医学知识缺乏，检查治疗依从性差，占31.71％；30.49％的患者认为影响护患沟通的因素为护理人员工作繁忙、工作量大；60.98％的患者希望通过双方协商解决护理风险。因此，适当增加护理人员编制、减少工作负荷、加强沟通技巧培训、提高专业技术水平、加强职业道德教育，以及重视和加强患者的参与度等工作是建立良好护患关系的有效途径。

第二节　护患沟通的类型与方法

一、语言沟通

语言沟通是指沟通者以语言或文字的形式将信息发送给接收者的过程。美国心理学家曾经提出公式：信心的全部表达＝7％的语调＋38％的声音＋55％的表情。说明信息在传递交流过程中，沟通方式由语言沟通和非语言沟通共同完成。语言作为人们表达意思、交流感情、传递信息的工具，在护患沟通中有着不可替代的作用。语言沟通是指以语词符号为载体而实现的沟通，主要包括口头沟通、书面沟通和电子沟通等。在护患沟通中语言沟通占首要地位。

1. 语言沟通是患者的一种强烈愿望和要求。

2. 从沟通内容看，它不同于普通人际交往沟通，是围绕对疾病的感受、征兆以及诊疗、护理来进行的，在绝大多数情况下，这些内容不可能用动作、姿态、表情和行为方式来进行完整、准确和科学的传达与沟通，而作为人类思维的工具和结果，语言是最佳方式，因而语言在护患沟通中具有独特的作用。

3. 语言在护理中的独特作用还表现在安慰、启发和调整患者自身的抗病能力。

二、护患语言沟通的基本类型

护理人员与患者的语言沟通具有一般性语言沟通的特征，但更主要的是具有明确的目的性，即为服务对象解决健康问题，促进治疗和康复，减轻痛苦或预防疾病。护理人员的语言沟通内容非常广泛，涉及生理、心理、社会、经济、文化等各方面。但这些内容都与健康和疾病有关，根据语言沟通的目的，可将护理专业性语言沟通分为评估性语言沟通和治疗性语言沟通。

1. 评估性语言沟通　是护理人员收集患者健康信息的过程，

包括患者既往的健康问题和目前的健康状况，患者的遗传史、家族史，精神与心理状况，住院的主要原因，护理需求及日常生活行为方式、自理能力等。这些信息可以为确定护理诊断、制订护理计划提供主要依据，护理人员在语言沟通中也可以向患者提供信息，比如自我介绍以及介绍医院环境和规章制度等。

2. 治疗性语言沟通　主要帮助患者了解自身的健康问题，从而达到减轻痛苦，促进身体、心理康复的目的。治疗性语言沟通的两种形式即指导性语言沟通和非指导性语言沟通。

指导性语言沟通是指由护理人员向患者指出问题发生的原因，针对患者存在的问题，提出解决问题的方法，让患者执行。指导性语言沟通的特点是可以充分发挥护理人员的专业知识水平。由于语言沟通时，用于磋商和协调的时间较少，因此，其优点是进程较快，比较节省时间，缺点是患者主动参与的内容较少，只能处于被支配的地位。如果护理人员提出的建议和方法不符合患者的实际情况，或与患者的观点、习惯、文化传统等相矛盾，便会增加患者的心理压力，甚至造成伤害。

非指导性语言沟通是一种商讨性的语言沟通，其基本观点是承认患者认识和解决自己健康问题的潜能，鼓励患者积极参与治疗和护理过程，主动改变过去对自身健康不利的行为方式。在非指导性语言沟通中，患者与护理人员处于平等的地位。评估性语言沟通与治疗性语言沟通不是互不相关、截然分开的，而是相互渗透、密不可分的。

随着新型医学模式的需要，护士在服务理念上有了相对明显的转变，她们充分运用护理专业知识为患者提供必要的护理指导，以满足患者的需求。

3. 解释性语言　是指当患者提出问题时，护士采用的语言表达方式。患者在患病后因为心理和生理上的改变，常常出现情感脆弱、情绪低落、焦虑、恐惧、紧张等负面情绪，他们希望从医院及医护人员处获取与疾病相关的健康教育知识，以减轻疾病带来的身心压力。在此阶段如果护士能够及时了解情况，给予恰当的解释，在疾病知识方面给予患者正确的指导，会使患者放下思想包袱积极配合治疗。例如一位因炎症导致白细胞升高的患者，把自己的病与白血病相混淆而导致极度恐惧，从而产生了自杀念头。因为临床护士经过及时询问了解，及时纠正了患者的错误想法，使患者放弃了轻生念头，积极配合治疗，避免了护患纠纷的发生。

4. 劝说性语言　是当患者出现不当言行时，护士使用的一种语言表达方式。对于那些对疾病没有正确认识，甚至做出错误决定的患者，可以运用劝说性语言劝导患者以科学的态度对待疾病，认识疾病，理智地做出正确选择。

5. 鼓励性语言　为患者提供必要的心理支持，鼓励患者战胜疾病。

6. 安慰性语言　可以减轻患者惴惴不安、焦虑、恐惧的心理，让患者体会到温暖，拉近彼此距离。

三、非语言沟通

语言是人类最重要、最便捷的沟通媒介，但不是唯一的沟通媒介，非语言符号是人类社会沟通的另一重要手段。它可以伴随着语言性沟通而发生。非语言沟通是指不使用语言、文字，而是通过身体运动、面部表情，利用空间、声音和触觉传递信息，非语言沟通是伴随着沟通而发生的一些非语言性的表达方式和行为沟通形式。恰当地运用非语言沟通技巧对提高沟通效果具有重要的意义。非语言沟通时人们表达情绪的手段是无意识的。在沟通过程中，护士要全神贯注、护患双方的距离以能够看清对方表情、说话不费力、能够听清楚为度。要使用能够表达信息的动作，如点头微笑、目光接触等。非语言行为能够更准确地表达说话者的真实情感。非语言表达有时比语言表达的信息更接近事实，可收到良好效果，加深护患之间的相互理解

1. 姿势　人的身体姿势表示一定的态度，传达了一定的信息。护士在与患者交流的过程中，要保持合适的距离。根据患者具体情况选择不同身体姿势。

2.目光接触　艾默生说有许多隐藏在心中的秘密都可以通过眼睛泄露出来，而不是通过嘴巴。眼睛可接收外界的信息，又可传递自身内部的信息，眼睛是透露人的内心世界最直接的窗口，所以目光接触是最重要的非语言沟通方式。护士应做到目光专一、柔和、友善，平视患者双眼和口之间，交流中目光对视患者，应给患者被尊重的感觉，同时向患者传递同情、温暖和关爱。

3.面部表情　即情绪活动所伴随的面部肌肉活动，是人类情绪表达的主要方式之一。面部表情是交流沟通中最丰富的源泉，更容易被人们所察觉，是沟通双方判断对方态度、情绪的主要线索。专心于非语言研究的美国心理学家艾克迈，指出了人类基本情绪包括快乐、悲伤、愤怒、厌恶、惊讶和恐惧的面部表情动作要领。当我们快乐时，通常额头平展，眼睛闪光微亮，嘴角后拉，上翘如新月，即面露笑容。微笑能打动人心，微笑可以激发自信，并帮助看到微笑的人建立自信，可以把自我接纳和接纳他人的态度传给对方。当护士面容亲切、真诚地和患者交流时还可以消除他们的陌生感，比较容易获得他们的信任和好感。护士应善于控制自己的感情，善于运用面部表情，不要将不愉快的表情流露到脸上而影响患者的情绪。

4.身体接触　也是一种非语言沟通，可以产生关怀、同情、期待、鼓励、相互安慰、相互理解的作用，同时身体接触也是身体检查的主要手段。临床护理工作中，经常会发生这种接触，如搀扶老人、轻轻抚摸即将做手术的患者的手，这样能在患者焦虑、害怕时给予鼓励与支持；还可以在为卧床患者进行护理的同时为其按摩，这样可以使患者感到愉快、舒适，减轻心理压力。

第三节　护患沟通的基本技巧

一、倾听的技巧

倾听的目的——倾听并不是只听对方所说的词句，还应注意其说话的音调、流畅程度、选择用词、面部表情、身体姿势和动作等各种非语言性行为。倾听时要整体地和全面地理解对方所表达的全部信息，否则会引起误解。倾听是不容易做到的，据估计只有10％的人能在沟通过程中认真倾听。一个有效的倾听者应做到：

1. 目的明确，倾听对方的话。

2. 集中注意力，控制干扰。

3. 不随意打断对方的谈话。

4. 不急于做判断，全面了解情况。

5. 注意非语言性沟通行为。

6. 综合各种信息，仔细体会"弦外音"，以了解对方的真实想法。

二、交谈中的沟通技巧

（一）交谈原则

交谈是有目的、有针对性的，不是随便聊天、漫无边际的闲谈；在交谈时，应注意运用沟通的基本原则，交流者之间应有良好的人际关系。

（二）交谈类型

根据交谈的目的，一般可分为：问题式交谈，主要是收集资料，以寻找可能存在的问题；解决问题式交谈，集中在已确定的问题上，提供解决问题的方法。

（三）交谈技巧

1. 开场技巧　有利于给患者留下良好的第一印象，建立信任关系，使患者坦率表达自己的思想情感，使交谈顺利进行。例如："您今天感觉怎么样?""夜里睡得好吗?""天气不好，多加点衣服。"等。

2. 提问技巧　提问是收集、核对信息的主要方式，也是使交谈能够围绕一个主题进行的主要方法。这是使护士获取患者的信息更多、更准确的方法。提问的方式包括开放式提问和闭合式提问两种方法。

3. 解释技巧 运用解释技巧为患者提供有关疾病的知识，使患者在相应的时间内了解相关信息，消除陌生感、恐惧感。例如护士在注射前应明确告知患者注射的目的，药物的作用、不良反应及注意事项。

4. 结束技巧 谈话结束时应掌握合适的时间，利用恰当语言和非语言告诉对方，不要突然中止谈话。

三、交谈中的其他技巧

1. "共情"   是指设身处地站在对方的角度，通过认真的倾听和交谈提问，准确理解对方的感受，做出恰当的反应。

不要认为沟通必须依赖说话，而在沉默时感到不舒服，有时沉默可给对方思考的时间，反而令人感到舒适与温暖，尤其是在对方焦虑时，或对方有些问题不愿答复时，若能保持一段时间的沉默，对方会感到你很能体会他的心情，真心听取他的意见，自己的愿望受到了尊重。

2. 触摸 在不宜用语言表示关怀的情况下可用轻轻的抚摸来代替。抚摸可使不安的人平静下来，对听力或视力不佳者，抚摸可使对方引起注意，起加强沟通的作用。

3. 反馈 在交谈过程中，护士的反应非常重要，它是沟通达到目的的关键因素。

4. "移情"   护士在与患者交流过程中往往会站在自己的角度去考虑问题，这是护士与患者交流中的禁忌。站在患者的角度看问题是建立和谐护患关系的基础。移情即设身处地站在对方的位置，并通过认真的倾听和提问，确切地理解对方的感受。"移情"是沟通人们内心世界的情感纽带，从别人的角度观察世界。如果一个人不能很好地理解别人，体验别人的真实情感，就无法使自己的交往行为具有合理性和对应性。

四、特殊情况下的沟通技巧

护患沟通过程中经常会遇到很多不可预知的问题，患者由于受到疾病的影响，表现出各种不同的心态和行为方式，有时还会带来一些意想不到的特殊情况。对于这些特殊情况护士都应善于运用沟通技巧尽最大可能帮助患者，安抚患者情绪；尽可能满足患者的合理要求。

（一）与愤怒患者的沟通

愤怒是一种情绪，在临床护理工作中，经常会遇到因为不能接受自己患病，拒绝接受治疗、不配合检查的患者，护士要真诚地与患者进行沟通，及时有效地对待患者提出的合理意见与要求，这样既能缓解患者的情绪，又可以为患者创造安静的环境。

（二）与情绪低落患者的沟通

患者往往反应较慢、说话慢、不主动与人交流、护士在与患者交流时要放慢语速、认真倾听患者的诉说，鼓励他们说出心中所想，对患者的反应给予认真的回应。

（三）与哭闹患者的沟通

护士要安抚患者的情绪，站在患者的角度问清原因，运用尊重的语言帮助患者认识和分析问题，使患者面对现实，控制好自己的情绪。

（四）与沮丧患者的沟通

引起患者沮丧的原因很多，护士要分清问题，不要立即阻止患者情绪沮丧的行为。当患者哭泣时护士可坐在患者身边，握住患者的手，也可以拍拍患者的肩膀给予理解。当患者停止哭泣时，鼓励患者说出原因，尽可能帮助患者解决实际问题。

（姚红萍）

第二篇 常见精神障碍护理评估技术

第1章 精神分裂症护理评估

第一节 精神分裂症概论

一、概述

精神分裂症（schizophrenia）是一组病因未明的精神疾病，多发生于青壮年，临床表现具有感知、思维、情感、行为等多方面的障碍，以精神活动和环境不协调为特征，大多数患者没有自知力，不认为是病态。患者一般无意识障碍和明显的智能障碍。常缓慢起病，病程迁延，呈反加重或恶化，有慢性化倾向和衰退的可能，但部分患者可保持痊愈或基本痊愈状态。

19世纪，现代精神病学的奠基人克雷丕林（E. Kraepelin）收集了数千例患者的临床资料，对名称各异症状群进行了分析，认为是同一疾病过程的不同临床表现。尽管有的表现为幻觉妄想、兴奋躁动，有的表现为情感淡漠、行为退缩，但最后结局均趋向于痴呆（事实上不完全是这样），因而提出了"早发性痴呆（dementia praecox）"这一疾病名称，第一次对精神疾病进行了分类。此后，深受弗洛伊德学说影响的瑞士医生布鲁勒（E. Bleuler）从心理学角度分析，首次将"精神分裂症"这一术语引入精神病学。

二、病因与发病机制

目前，导致精神分裂症的确切病因仍不清楚。许多学者对该病从不同角度进行研究表明，精神分裂症是一种脑结构与脑功能存在异常改变的疾病，可能与以下病因有关。

（一）遗传因素

目前研究表明精神分裂症属于多基因复杂性遗传疾病，国内外有关精神分裂症的家系调查，发现本病在近亲中的患病率要比一般人群高数倍，且血缘关系越近，发病率越高。

（二）神经生化方面的异常

精神分裂症在神经生化基础方面的研究，主要有三个方面的假说：

1. 多巴胺（DA）假说　20世纪60年代提出了精神分裂症的多巴胺假说，即认为精神分裂症患者中枢神经系统中的DA功能亢进。该假说有不少支持的证据。一个无任何精神病遗传背景的人长期使用可卡因或苯丙胺，会产生幻觉和妄想。经典抗精神病药物均是通过阻断DA受体发挥治疗作用的。

2. 氨基酸类神经递质假说　中枢神经系统中的谷氨酸功能不足可能是精神分裂症的病因之一。谷氨酸是中枢神经系统中重要的兴奋性递质。抗精神病药物的作用机制之一就是增强谷氨酸功能。

3. 5-羟色胺（5-HT）假说　非典型（新型）抗精神病药在临床上的广泛应用，再次使5-HT在精神分裂症病理生理机制中的作用受到重视。

（三）大脑病理和脑结构的变化以及神经发育异常假说

随着CT、MRI、组织病理学等新技术的使用，部分精神分裂症患者被发现有明显的脑结构变化，侧脑室扩大，特别是颞叶和额叶，可见于疾病发生早期，与病程发展无关。而这种脑结构的变化可能来源于遗传因素控制的脑发育不对称。

（四）精神分裂症的神经发育病因学假说

英国的一项研究对出生于某一年的一组儿童进行追踪观察直至成年，对确认发生了精神分裂症的患者的既往成长记录进行回顾。发现患者在童年期学会行走、说话的时间均晚于正常者，同时有更多的言语问题和较差的运动协调能力。与同伴相比，患者的智商较低，在游戏活动中更愿独处，回避与其他儿童的交往。

（五）社会心理因素

尽管有越来越多的证据表明生物学因素，特别是遗传因素在精神分裂症的发病中占据重要地位，但社会心理因素在其病因学中仍可能具有一定的作用。临床上发现，大多数精神分裂症患者的病前性格多表现为内向、孤僻、敏感多疑，很多患者可追溯到病前 6 个月相应的生活事件，精神因素对精神分裂症的发生可能起到了诱发作用。

总之，若干影响早期神经发育的危险因素导致了精神分裂症的发生，生物及社会心理等环境因素也影响了疾病的发生和发展。迄今为止，有助于预测精神病发生的仅有家族史一项因素。

三、流行病学

流行病学方面的资料提示，精神分裂症在成年人中的终身患病率在 1% 左右，但在世界上不同地区患病率的差异可以很大，发展中国家的平均患病率要低于发达国家。发病年龄多见于 15～45 岁，男女之间没有明显的差异。我国的大部分流行病学调查资料都提示城市精神分裂症的患病率高于农村；同时发现，无论城乡，精神分裂症的患病率均与家庭经济水平呈负相关，因此每年所产生的医疗费用支出、患者本人及家属的劳动生产力损失十分惊人。精神分裂症患者预后不良，2/3 的患者长期存有明显的症状，以阴性症状和认知缺陷为主，逐步脱离正常生活轨道，个人生活陷入痛苦和混乱，有 50% 的患者曾试图自杀，而 10% 的患者最终死于自杀。此外，精神分裂症患者遭受意外伤害的概率也高于常人，平均寿命缩短。

四、临床表现

本病的主要精神症状复杂多样，在不同的发病阶段、不同的类型均有很大差异，一般就其临床特点将精神分裂症的精神症状分为两大类，即特征性症状和常见症状。

(一) 特征性症状

1. 思维联想过程障碍　是精神分裂症最具特征性的症状。思维联想过程缺乏连贯性和逻辑性。其特点是患者在意识清楚的情况下，思维联想散漫或分裂，缺乏具体性和现实性。患者言语或书写的语句在文法结构上虽然无异常，但语句之间、概念之间，或上下文之间缺乏内在意义上的联系，因而失去中心思想和现实意义，称思维松弛。有时逻辑推理荒谬离奇（逻辑倒错性思维）或表现为中心思想无法捉摸，缺乏实效的空洞议论（诡辩性思维）。概念之间联想的断裂，建立联想的各种概念内容之间缺乏内在联系，甚至个别词语句之间也缺乏联系，即破裂性思维。严重时言语支离破碎，语句中词语间也缺乏联系，成了词的堆积，称词的杂拌。有些患者用一些很普通的词或动作表示某种特殊意义，不经患者解释，别人无法理解，称病理性象征性思维。精神分裂症患者的联想过程可在无外界因素影响下突然中断（思维中断）；或涌现大量的强制思维（思维云集），有时思维可突然转折，或出现一些无关的意外的联想。这类联想障碍往往伴有较明显的不自主感，患者感到难以控制自己的思想，并常常做出妄想性判断。

2. 情感障碍　情感淡漠是精神分裂症患者情感障碍的特征。患者的情感反应与思维内容及外界刺激不协调，情感表露低，迟钝、淡漠，对周围事物缺乏应有的反应。早期表现为对亲人、朋友、同事不关心。随着疾病的进展，患者的情感体验失去了与周围环境的联系，对一切无动于衷甚至出现反应本质上的情感倒错，如哭诉自己最高兴的事，笑着叙述自己最不幸的遭遇。

3. 意志行为障碍　活动减少，行为被动，意志活动低下，对工作、学习、社交缺乏兴趣，不愿与人交往，行为懒散，不能完成学业、日常工作及料理家务，严重时不愿整理个人卫生，不修边幅，终日呆坐，孤僻离群，脱离现实。有的可出现意向倒错，吃大便、纸屑及喝污水等。发生运动性抑制时，轻者少语少动，长时间保持同一姿势不变，拒食，呈亚木僵状态。重者终日卧床不动、不语不食，不自行排便，对任何刺激都不起反应，肢体任意摆布，出现蜡样屈曲、空气枕头。有的可出现被动服从、主动违拗、模仿动作、模仿语言等。

（二）常见症状

1. 感知障碍　精神分裂症最突出的感知障碍是幻觉，最常见的是幻听，幻听的内容大多是争论性、评论性、命令性的，且多是对患者的所作所为评头论足，使之非常不愉快。患者常受幻听支配，出现发怒和声音对话，或喃喃自语、恐惧、害怕，或沉醉于幻听中、无故发笑。幻听的声音如果来自客观空间称真性幻听，如果直接来自患者的脑内称假性幻听。有的患者在幻听的同时出现幻视，幻视的形象逼真。有的患者还可有幻味、幻嗅、幻触、内脏幻觉等，但较少见。还有的患者可出现感知综合障碍，觉得自己的手臂变大变粗了、面貌变丑了，部分患者感到自己的头和躯体分开了，走路下肢不存在等，称人格解体。在上述幻觉产生的基础上伴随相应的情感行为等改变。

2. 思维内容障碍　妄想是本病的最常见症状，对象泛化，先是与患者有矛盾的人，然后发展到同事、亲人、朋友乃至陌生人。内容离奇、逻辑荒谬是本病的特征。以关系妄想、被害妄想最为多见，此外还可有钟情妄想、自罪妄想、嫉妒妄想、夸大妄想、疑病妄想、非血统妄想。精神分裂症妄想的主要特点是：①内容离奇，逻辑荒谬，发生突然；②妄想所涉及的范围有不断扩大和泛化趋势，或具有特殊意义；③患者对妄想的内容多不愿主动暴露，并且不愿回答与妄想有关的问题。

精神分裂症患者不一定具备上述各项症状，因疾病类型、临床阶段可有很大不同。临床症状以幻觉、妄想、明显的思维形式障碍、反复的行为紊乱和失控为主要表现的称为阳性症状。以情感淡漠、言语贫乏、意志缺乏、无快感体验、注意障碍为主的称阴性症状。

（三）临床分型（参照 ICD-10 疾病诊断标准传统分型）

1. 偏执型　是精神分裂症最常见的一个类型。以相对稳定的妄想为主，往往伴有幻觉。起病缓慢，初期敏感多疑，逐渐发展为妄想。妄想范围有逐渐扩大趋势，关系妄想、被害妄想最多见，其次是自罪妄想、物理影响妄想和嫉妒妄想。大多数患者为多种妄想同时存在。幻觉以言语性幻听最多见，内容是使患者不愉快的或批评命令性质的，有真性或假性。幻觉和妄想内容多离奇抽象、脱离现实。情感行为常受幻觉和妄想的支配。病程发展较其他型缓慢，系统治疗可获较好疗效。

2. 青春型　主要表现为言语增多荒谬离奇，内容凌乱甚至破裂。情感喜怒无常，变化莫测，极不协调。行为幼稚、愚蠢、奇特，常有兴奋冲动。本能活动亢进，也有意向倒错。幻觉生动，妄想片段不固定。此型发展较快，能自发缓解但很快复发。药物维持治疗可减缓复发。

3. 单纯型　起病于青少年，缓慢进行性发展，特点是日益加重的孤僻、被动，活动减少，生活懒散，行为退缩，对学习生活的兴趣减少，对亲人冷淡，日益脱离现实生活，幻觉妄想不明显。以日益加重的孤僻、退缩、情感淡漠、生活懒散、兴趣丧失、社交活动贫乏、生活毫无目为主要表现。治疗效果较差。

4. 紧张型　以明显的精神运动紊乱为主要表现，表现为紧张性兴奋和紧张性木僵交替出现或单独发生。紧张性木僵的突出表现为运动抑制，轻者动作缓慢，少语少动或长期保持一个姿势不动。重者终日卧床，不食不动，缄默不语，对周围刺激不起反应，可见肌张力增高、蜡样屈曲、违拗、模仿言语动作等。紧张性兴奋以突然发生的运动性兴奋为特点。冲动，不可理解，言语单调刻板，如突然起床砸东西，伤人毁物，可持续数日数周。自发缓解较其他型常见。

5. 未分化型　有相当数量的患者无法归入上述分型中的任一亚型，临床上有时会将其放到未分化型中，表明患者的临床表现同时具备两种或两种以上亚型的特点，但没有明显的分组特征。

五、诊断与治疗要点

目前，精神分裂症的诊断通常建立在病史及量表评估的基础上，尚无临床可用的诊断测试或生物标志物。

（一）ICD-10 中精神分裂症的诊断标准

精神分裂症诊断的一般要求是至少有一个非常明确的属于（1）～（4）项中的症状（若不是十分明确，则通常需要两个以上的症状），或者至少有两个属于（5）～（8）项中的症状，且在至少一个月中的大部分时间内明确存在。

至少存在下述症状中的一个：

（1）思维鸣响、思维插入或思维被夺或思维被播散。

（2）明确涉及躯体或四肢运动，或特殊思维、行动，或感觉被影响、被控制，或被动妄想、妄想性知觉。

（3）对患者的行为进行跟踪性评论；或彼此对患者加以讨论的幻听；或来源于身体某一部分的其他类型的幻听。

（4）与文化不相称的或者根本不可能的其他类型的持续性妄想，如具有宗教或政治身份或超人的力量和能力。

或至少有下述两种症状：

（5）伴有短暂或未充分形成的无明显感情内容的妄想；或伴有持久的超价观念；或连续数周或数月每日都出现的任何形式的幻觉。

（6）思维中断，或有插入内容从而导致言语不连贯或无关联，也可出现词语新作。

（7）紧张性行为，如兴奋、摆姿势、蜡样屈曲、违拗、缄默和木僵。

（8）阴性症状，如显著的情感淡漠，言语贫乏，情感反应迟钝或不协调常导致社会退缩和社会功能下降，但前提是这些症状并非由抑郁症或抗精神病药物所致。

（9）个人行为在某些方面发生显著而持久的总体性质的改变，表现为丧失兴趣、缺乏目的、懒散、自我专注和社会退缩。

（二）治疗原则与预后

1. 治疗原则　越来越多的证据表明，首次发作患者从发病到接受治疗的时间长短与临床疗效及预后关系密切。近年来问世的非典型抗精神病药物通过平衡阻滞 5-HT 与 D2 受体，起到治疗作用，不但对幻觉妄想等阳性症状有效，对情感平淡、意志减退等阴性症状也有一定疗效。代表药物有利培酮、奥氮平、奎流平、氯氮平等。

精神分裂症药物治疗应系统而规律，强调早期、足量、足疗程的"全病程治疗"。药物应达到治疗剂量，一般急性期治疗为期 2 个月。治疗应从低剂量开始，逐渐加量，高剂量时密切注意不良反应，门诊患者用药剂量通常低于住院患者，一般情况下不能突然停药。

维持治疗对于减少复发或再住院具有肯定的作用。第一次发作维持治疗 1～2 年，第二次或多次复发者维持治疗时间应更长一些，甚至是终身服药。对于出现冲动伤人、木僵或亚木僵、拒食、严重抑郁、自杀倾向的患者可以选择电休克治疗，以期快速控制症状。国内电休克治疗一个疗程为 8～12 次，目前有改良的无抽搐电休克治疗，比传统的有抽搐电休克治疗适应证范围更广，安全性更高。

心理治疗不可或缺。不但可以改善患者的精神症状、恢复自知力、提高治疗依从性，也可改善家庭成员间的关系，促进患者与社会的接触。

行为治疗有助于纠正患者的某些功能缺陷，提高人际交往技巧。家庭治疗使家庭成员发现存在已久的沟通问题，有助于宣泄不良情绪，简化交流方式。

大部分患者在接受药物治疗，症状基本消失后，仍然存在认知、行为以及个性等方面的问题，有可能还残留部分阳性症状或阴性症状，需要接受精神康复方面的治疗和训练，使患者的精神活动，特别是行为得到最大限度的调整和恢复。

2. 预后　精神分裂症在初次发病缓解后可有不同程度的变化，大约15％的患者可获得临床痊愈和良好的预后。大部分患者病程为渐进性发展，在反复发作中可出现人格改变、社会功能下降，临床上呈现不同程度的精神残疾状态。有利的预后因素是起病年龄较晚、急性起病、有明显诱因、病前性格无明显缺陷、家族遗传史不明显。精神分裂症阴性症状对患者的功能和生活质量的影响较阳性症状更大。

第二节　精神分裂症临床护理特点

精神分裂症的症状表现复杂多样，其主要临床特点是以基本个性改变，思维、情感、行为障碍，精神活动与环境不协调为主要特征的常见精神障碍。患者大多数缺乏自知力，否认有病，不能积极配合治疗，不能主动叙述病情。护士对病情的了解主要靠观察；住院患者常因其病情的缘故而出现自杀、自伤、逃跑、拒食和兴奋等异常行为；虽然大多数患者躯体状况良好，但不少患者生活不能自理，这些因素决定了精神分裂症护理的特殊性。

一、症状特点

精神分裂症患者的临床类型、病程有很大不同。在急性期以幻觉、妄想、行为异常为主，这类症状又称阳性症状。慢性期主要症状是思维贫乏、情感淡漠、意志缺乏又称阴性症状。这种区分不是绝对的，在疾病的某一阶段，患者可同时存在阳性症状和阴性症状。根据患者的症状表现主要有如下护理问题及特点：

（一）思维过程的改变

思维过程的改变是精神分裂症患者最常见的护理问题，具体表现主要为认知活动的障碍。患者思维过程的改变可能表现为以下五方面：

1. 不适当的非现实的思维，如患者认为周围的人对他进行监视，认为有人在陷害他；认为别人的言行是敌意的；认为别人能知道他的想法；认为自己对世界上重大事件或灾难负有责任、罪大恶极，或认为自己有超人的能力。

2. 患者表现出逻辑障碍、语言混杂、思维中断、思维被插入、语言贫乏等。

3. 概念抽象化，不能推理、计算。

4. 对环境错误的解释，对环境或他人怀疑，表现为紧张害怕、回避等。

5. 注意力分散，对简单的事情也不能集中注意力。

（二）感知/感觉改变

患者的这种感觉与实际的刺激不一致，可表现为幻觉、错觉，以及对自己或环境的意识受损。

（三）暴力危险

1. 对环境刺激耐受力下降，易激惹；活动过多（动作快、易激动、兴奋）；冲动控制力减弱。

2. 命令性幻听，幻听内容多为指使患者伤害他人或保护自己；出现攻击他人的行为，或出现怀疑、不信任的情绪。

3. 对与他人接触感到恐惧、紧张，出现躯体语言（咬牙、握拳、表情紧张、姿势僵硬等），或出现挑衅、敌意、威胁的语言。

（四）社会隔离

1. 回避他人和环境，或受异常思维活动的影响，整日待在自己房间或卧床，不能从事社会交往活动，难以与他人建立和保持关系。

2. 自述社会交往活动有困难，感到患者与他人谈话困难，没有兴趣投入到别人的谈话中。对生活没有目的，与周围环境很难建立关系。

（五）语言交流障碍

1. 语言杂乱无章，缺乏逻辑。内容混乱、反复、无中心主题。

2. 言语内容贫乏或缄默不语。

3. 常自言自语，或与收音机、电视、广播对话。

（六）个人应对无效

患者表现为无能力解决问题，不能用恰当的方法发泄自己的愤怒，对自己或他人有伤害性行为。

（七）健康维护能力改变

患者表现为缺乏相关的基本卫生知识，对内、外环境的改变缺乏适应性行为。没有能力承担满足基本卫生健康活动的责任，不能做出慎重的考虑和判断。

（八）自我照顾能力缺失

患者表现为不能自己清洁身体，衣着与气候不恰当，修饰与常人不同。

二、常见风险

1. 暴力行为的危险　患者受妄想或幻觉的影响，容易出现自残、攻击或破坏的行为。患者情绪不稳，易激惹或紧张恐惧，对冲动的控制能力下降。

2. 自杀自伤的风险　有些患者在精神症状支配下自认为能飞或幻听命令他从高楼跳下，大多数的患者自杀是故意、有计划的。与自杀相关的危险因子包括病情起伏不定、有病耻感、对药物反应不佳、社交隔离、对未来感到无望、病前病后的成就差距太大，若再加上有忧郁症状，则可能是自杀的高危险群，而最容易自杀的时间是在症状开始缓解时。

3. 拒绝治疗的风险　患者无自知力，否认有病；行为紊乱不能配合治疗；药物反应导致不舒适。

4. 营养失调的风险　患者常因被害妄想、精神运动性抑制导致木僵状态，行为紊乱不知进食，药物反应致吞咽困难等因素，使患者营养状况改变。

5. 睡眠形态紊乱的风险　精神运动性兴奋导致睡眠减少，心理压力导致紧张、恐惧，认知障碍致幻觉、妄想，环境改变不适应。

6. 排泄异常的风险　患者饮食不正常、活动量少，服用抗精神病药物，故常有便秘或排尿困难的发生。

7. 外走的风险　患者无自知力，认为自己没病不愿住院治疗；受精神病性症状支配感觉医院不安全，及对治疗的恐惧；思念亲人等。

8. 药物不良反应的风险　治疗过程中，由于药物的作用，常常会出现各种的不良反应，体位性低血压导致的跌倒、锥体外系反应导致的吞咽困难、粒细胞缺乏症、焦虑、激越以及排尿困难、便秘等。

第三节　精神分裂症护理评估

对精神分裂症患者的评估重点包括一般状况、生理功能、社会心理功能等方面，通过与患者交谈从其语言、表情、行为中获得直接资料，或从患者的书写内容、绘画作品中了解，也可通过患者家属、同事、朋友获得信息。评估过程中要重点评估精神症状对患者的影响，患者对精神症状的感受及反应。评估前需了解患者诊断，诊断不同，评估的侧重点也会不同。

一、护理评估内容

（一）一般状况

评估患者的意识状态是否清晰，如时间、地点及人物定向能力，评估与患者的接触状况、合作情况及程度；评估患者对周围环境的态度，与其他病友的接触情况等。

（二）生理状况

1. 生命体征　包括体温、呼吸、脉搏、血压、饮食情况、营养状况。

2. 排泄情况　包括是否有排尿困难、尿潴留、尿失禁、便秘、腹泻及便失禁。

3. 自理情况　生活是否能自理或需他人协助。

4. 日常生活情况　评估日常生活情况包括仪表、饮食、睡眠状况等，女患者的经期情况。

5. 躯体疾病　评估患者有无各种躯体合并症及各种躯体疾病。

6. 评估各项实验室检查结果有无异常。

7. 评估一般外观和有无皮肤、肢体受损，有无自杀自伤所致躯体损伤。

（三）心理状况

1. 病前性格特点　评估患者的病前性格特征，是内向还是外向，应对压力的方法。

2. 认知方面　着重判断患者的思维障碍情况，有无幻觉、妄想，幻觉妄想的种类、内容、对患者的影响，以及患者对疾病有无自知力（包括患者对住院的态度和对治疗的合作程度），以及应对压力的能力和所使用的防卫机制。

3. 情感方面　判断患者的情感改变情况、情感活动，以及思维与环境是否相协调。

4. 意志行为方面　观察判断患者的行为改变情况，有无兴奋、冲动、伤人、毁物、木僵等异常行为，有无自伤、自杀念头、企图或行为。

5. 社会功能　评估患者的人际关系、社交能力、家庭环境、经济状况、工作环境、受教育情况，以及社会支持系统等。

二、护理方法与评估步骤

应用沟通交流方式评估患者时应根据患者的年龄、性别、个性、职业、病情和检查当时的心理状态，采用灵活的谈话方式，可采用自由交谈法和询问法两种。评估应在比较安静的环境中进行，尽量避免外界的干扰，每次评估时间不宜过长，但可多次进行，评估时做好记录。

（一）合作患者首次评估

1. 建立良好的护患关系　责任护士进行自我介绍，如自己的姓名、职业角色，并介绍在场的其他工作人员。开场白可以从日常普通寒暄开始，或从目前环境或目前情况开始，或从患者最关心的主诉开始，从睡眠、饮食或基于观察到的具体情况开始，慢慢引入症状，当患者愿意谈自己的体验，则应顺势引入和深入。交谈采用开放式提问与封闭式提问相结合的方式，整个过程中态度要友好，应用共情、倾听、接纳等技巧。

指导语：您好！xxx，我叫xxx，我是病房护士。我们想和您聊一聊您的情况。

2. 精神症状及应对方式的评估方法

（1）感知障碍：精神分裂症最常见的感知障碍是幻听，评估幻觉的内容（命令性、评论性、议论性）、来源（真性、假性）、人物（人数、男女、老幼、是否认识）、持续时间、频率、规律、应对方式、危险性。

指导语：您有没有过一个人在家或周围没人时能听到有人跟您讲话的经历？说话的声音是来自外面用耳朵听到的，还是在您的脑子里或身体里听到的？说话的声音是一个人还是几个或许多人，能听出对方的性别和年龄吗？您认识他们吗？声音是从早到晚持续存在还是间断出现？每次最长持续多久？每天最多出现几次？有没有什么规律？比如在某个时间段，声音出现的比较多。这些声音都说些什么？说的事情跟您有关系吗？这些人之间会彼此交谈吗？您和这些声音说话吗？有无夸奖、批评、辱骂等内容？是夸奖的多，还是辱骂的多？有无命令您做事情的声音？能不能举个例子，他都让您做什么了？让您做过伤害自己或者伤害别人的事情吗？是不是他说什么，您就做什么，每次都听他的？您都做过哪些伤害自己或者伤害别人的事情？这些声音和您讲话对您的心情有影响吗？心烦或是心情不好到什么程度？有没有不想活的想法？这种不想活的想法是持续存在还是一闪而过？有没有想过采用什么方法不活了？做过吗？声音能知道您想什么吗？有没有出现过把您的想法让许多人知道的情况？您怎么知道周围人了解您的想法？你觉得听到的这些声音是真的吗？别人也能听到吗？

（2）思维障碍：掌握患者思维障碍的性质内容、针对的对象、坚信的程度。

指导语：①被害妄想——有没有走到哪儿都有人跟着您，不安全的感觉？您怎么发现的？对方做了哪些伤害您的事情？害您的人是什么人？您认识吗？为什么要害您，他的目的是什么？他们这么害您，您准备怎么办？有没有报复的想法？做过吗？这么多人害您，有没有还不如自己死了算了的想法？②关系妄想——有没有在大街上觉得别人都在看你、关注你，别人咳嗽、吐痰等一举一动都和您有关？网上、电视上、报纸上的内容和您有关吗？能不能举个例子？您是如何对待的？③夸大妄想——您觉得和同龄人、同行比能力怎么样？④非血统妄想——您现在和谁一起住？和父母关系怎么样？如回答一般、还行、不好，询问家人对您做过什么不好的事情吗？具体举例说明。他们做了这些事，您觉得他们是您的亲生父母吗？您觉得谁是您的亲生父母？你找过亲生父母吗？⑤思维被洞悉妄想——您的想法如果您不说，您觉得别人会知道吗？他们怎么知道的？通过什么途径知道的？别人都知道您的想法吗？⑥被控制妄想——您有没有觉得自己的思想、行为等不受自己控制，而是受外力或仪器控制？具体哪些方面受到了控制？举例说明。这个仪器是怎么控制您的？这个仪器在哪？您是如何做的？

（3）自知力：了解患者对该疾病的认识程度

指导语：您对发生的这些事怎么考虑的？是正常状态吗？应该来医院治疗么？

3. 情绪状态评估方法　评估患者的情绪状态，重点掌握有无自杀自伤的风险。

指导语：您最近心情怎么样？心情不好有多久了？心情不好到什么程度？有没有不想活的想法？这种不想活的想法是持续存在还是一闪而过？具体有没有想过采用什么方法不活了？做过

吗？如自杀过，现在您后悔吗？有什么事情让您心情不好吗？您生病了，有没有觉得对不起家人，拖累了家人？有没有觉得自己很没用，前途悲观，没有希望和前途？

4. 依从性评估方法

（1）住院依从性：可预知患者的合作程度，住院后治疗配合程度。

指导语：这次住院是您自愿的吗？如果回答"是"（自愿住院），继续询问——您主要想解决哪些问题呢？如果回答"不是"，则询问—— 那谁让您来的？他们怎么跟您说的？如果家人和医生都建议您住院需要做一些检查您能接受吗？如果回答"不能"，询问——您有什么其他打算吗？准备怎么办？如果您觉得不能继续住院治疗，如果需要离开病房请您告诉我们，不能自行离开，或采取其他方法离开病房，您能做到吗？

（2）服药依从性：

指导语：您以前住过精神专科医院吗？是什么时间住院的？曾经服过哪些药？到现在一直都吃着药吗？有没有停药不吃的时候？当时您是怎么想的，为什么不吃药了？吃了药有什么不舒服么？这次住院，医生根据您的情况，会给您吃药或打针，您能配合吗？如果药物能帮您解决问题您愿意接受吃药吗？

5. 生活自理能力评估方法

指导语：每天都能刷牙、洗漱吗？需人提醒或需要督促？是否能够独立完成？多长时间洗澡换衣服？衣服是不是自己洗？能否承担一些力所能及的家务？

6. 饮食、大、小便、睡眠评估方法

指导语：最近吃饭怎么样？食欲怎么样？进食量怎么样？体重有无变化？最近睡眠怎么样？每天睡几个小时？大概几点睡？几点醒？是否入睡困难？是否早醒？是否间断睡眠？是否多梦？是否睡不踏实？晨起后精神怎么样？大小便怎么样？是否便秘？几天大便一次？服用过通便药么？

7. 躯体状况评估方法

指导语：询问患者既往是否确诊某种躯体疾病、目前治疗情况。

8. 工作学习情况

指导语：是否正在工作、上学？以前是否工作过？如不在工作，为什么不做了？有多长时间不去工作或学习了？怎么不去了？有什么兴趣爱好？有何特长？能否看电视、看电影、听音乐、体育活动等，以上活动的频率如何？

9. 家庭经济及社会关系情况评估方法

指导语：目前和谁一起居住？和家人之间的关系怎么样？经济状况怎么样？是否有工作收入？经济的来源是什么？有无要好的朋友？接触的频率如何？

10. 患者家属评估　责任护士根据患者的具体情况，可在评估患者之前或之后，通过与患者家属沟通交流，了解患者和家属的关系，以确定患者病史是否可靠。向患者家属了解患者存在的精神病性症状及应对方式（发生冲动、毁物、自杀、自伤、外走行为的风险）；了解患者的生活自理能力，服药依从性，躯体状况，饮食、睡眠、大小便情况，以及学习、工作情况。

11. 总结归纳　是评估患者的重要一步，也是评估的目的所在。

在与患者交谈的内容中进行分析总结，收集信息，结合从患者家属处了解到的情况，以及评估患者时对患者外在表现的观察，评估出精神科应重点防范的风险，即冲动、自杀、外走的风险。重点落实患者精神病性症状所支配的行为，以及该行为可能产生的风险，是主动找人倾诉、商议，还是向外发泄愤怒、抱怨，采取攻击行为；或是沮丧、压抑、不予理睬，还是酗酒、抽烟；或是依赖于药物，还是进行体育锻炼等；同时制订出有效的护理措施。

（二）治疗期患者评估内容

1. 持续建立良好的护患关系

（1）开始与患者打招呼时可说："您好！""今天您的精神看起来很不错！"指出患者的细微变化，注意患者所做的努力，可表示护士对患者的尊重，让患者感到外界对他的关心与重视。

（2）介绍自己："我将有一些时间陪伴您。""我是不是可以在某些方面帮助您？""在我上班的时间，您有问题可以来找我。"

（3）拓宽话题：与患者交谈中不宜采用"是"或"不是"等封闭式谈话方式，可采用让患者多描述能表达内心感受的开放式问句。

2. 与患者主要交谈的内容

（1）患者对疾病的理解和态度：在医院时的感觉如何，现在有何不适；患者是否清楚目前所采取的各项治疗措施的意义，怎样才能取得最佳效果，如何与医疗、护理合作。患者认为此病是否影响今后的生活，还要了解患者希望医护人员怎样为他提供最需要的帮助。

（2）患者对精神病性症状的应对能力：了解患者面对疾病时的心理适应程度，引导患者成功地适应，指导患者积极应对，要了解患者以往面对挫折时的应对方式。重点了解患者习惯采用哪些应对策略，患者的应对行为是如何表现的。

（3）社会支持系统及其利用：患者在家庭中的地位、责任感如何，家人对他的期望是什么；生病以后对这些角色、功能有什么影响，是否感受到心理压力。患者的家庭类型有什么特点，与其家庭成员之间的关系是否密切，直系亲属中是否有人能够为他提供得力的支持和帮助。

（4）患者是否积极地寻求医疗帮助：患者以往的就医经历中是否有过不愉快的情节，请患者诉说、宣泄，缩短患者与医务人员之间心里的距离，帮助患者体验到来自医护群体的支持。

（5）患者的情绪方面：观察患者的情感表达是否适宜，患者表现的是合作、友善、坦诚，还是警戒性很高，怀疑心很强，或羞涩、不安；谈话中不应回避有关自杀的内容，不怕重复，公开坦率地交谈与分析不会促成自杀。

（6）其他内容：持续了解患者的睡眠形态、食欲、生活自理方面有无改变，患者是否认为这些改变与心理负担有关。

3. 不合作患者的评估方法　对兴奋躁动及木僵状态等不合作患者的评估，应及时观察病情变化，必须耐心、细致，反复地观察患者的言行和表情。特别要注意不同时间和不同环境的变化。对不合作患者，在态度上更应亲切、和善，言语上同样要温和委婉，处理方法上更应细致周到，患者不合作是精神病性症状的表现：

（1）一般表现：意识状态，可从患者的自发言语、面部表情、生活自理情况及行为等方面进行判断。特别是表现为兴奋躁动的患者，对其言语运动性兴奋的状态要细致评估有无意识障碍。可以通过患者的自发言语、生活起居及对经常接触的医护人员的反应情况，大致分析其定向力有无障碍。评估患者姿势是否自然，有无不舒服的姿势及肌张力。

（2）言语内容：兴奋躁动患者言语的连贯性及其内容如何，有无模仿言语，吐字是否清晰，音调高低，是否用手势或表情示意。缄默不语患者是否能用文字表达其内心体验与要求。

（3）面部表情与情感反应：面部表情如呆板、欣快、愉快、忧愁、焦虑等，有无变化，对工作人员及家属亲友等有何反应。还应注意在无人时患者是闭眼、凝视，还是警惕周围事物的变动。当询问患者有关内容时，有无情感流露。

（4）动作和行为：有无本能活动亢进现象，有无蜡样屈曲，动作增多或减少，有无刻板动作、模仿动作及重复动作，有无冲动自伤、自杀行为，对命令的行为是否服从。观察患者是否有抗拒、违拗、躲避、攻击及被动服从等。

（5）日常生活：饮食及大小便能否自理，女患者能否主动料理经期卫生。如患者拒食，对鼻饲、输液等反应如何，睡眠情况如何。

三、护理措施

（一）生活护理

保证患者的营养摄入，对进食困难的患者分析原因，给予相应处理；保证患者充足睡眠，了解患者睡眠紊乱的原因，给予对症处理；督促协助患者做好个人卫生护理。

（二）安全护理

提供安全的治疗环境，做好各项安全检查；密切观察病情变化，掌握病情变化特点，对有自杀、自伤、冲动、外跑患者及时给予干预措施，防止发生意外。

（三）心理护理

与患者建立良好的护患关系，取得患者信任。正确运用沟通技巧，态度亲切温和，语言具体、简单、明确，给患者足够的时间回答问题，耐心倾听患者的述说，鼓励患者表达内心感受。

（四）症状护理

1. 幻觉妄想 护士应根据患者妄想的内容，有针对性地护理，特别是妄想对象为工作人员及同室病友的患者要引起高度重视，及时采取相应措施。对妄想伴有幻觉的患者，要密切观察其言语、情绪和行为的表现，掌握患者出现的幻觉次数、内容和时间。掌握患者对症状的应对方式并采取相应的护理措施。

2. 冲动行为 首要是做好病房的安全管理工作，提供安静、舒适的环境。预防兴奋症状的发生，减少及避免由于兴奋症状引起的伤害事故，治疗和预防同时进行。

3. 外走 对不安心住院的患者，活动范围不应离开工作人员视线，严防患者外走。

（五）治疗护理

掌握患者所服药物的不良反应，观察患者用药后的治疗效果和不良反应，有异常情况与医生联系并及时处理。对不愿服药的患者应严格执行操作规程，"看服到口"，对于藏药的患者应服后检查口腔、水杯。对拒绝治疗的患者，应耐心劝导，鼓励患者表达对治疗的感受和想法。

（六）康复护理

鼓励患者参加集体活动，淡化不良刺激因素对患者的影响；根据患者疾病特点及治疗的不同阶段，安排患者参加不同的康复活动。

（李江华）

第**2**章 情感障碍护理评估

第一节　情感障碍概论

一、概述

情感障碍（affective disorders），又称心境障碍（mood disorders），既往称为情感性精神病，是以情感或心境异常改变为主要临床特征的一组精神障碍，伴有与异常心境相应的认知、行为、心理生理学，以及人际关系方面的改变或紊乱。多数患者有反复发作的倾向，每次发作多可缓解，部分患者可有残留症状或转为慢性。情感障碍还包括以心境高低波动、但幅度不高为特征的环性心境障碍和以持久心境低落的慢性抑郁为主要特点的恶劣心境障碍。

情感障碍在临床上表现为抑郁（depression）和躁狂（mania）两种截然相反的极端心境。抑郁可由各种原因引起，以显著而持久的心境低落为主要临床特征，重者可发生抑郁性木僵；部分病例有明显的焦虑和运动性激越；严重者可出现幻觉、妄想等精神病性症状。多数病例有反复发作的倾向，每次发作大多数可以缓解，部分有残留症状或转为慢性。双相障碍一般是指既有躁狂或轻躁狂发作，又有抑郁发作的一类心境障碍，包括至少一次轻躁狂、躁狂或混合发作。躁狂发作时，患者表现为情感高涨、思维奔逸、活动增多；而抑郁发作时，患者则表现为情绪低落、思维迟缓、活动减少等症状。病情严重者在发作急性期可出现幻觉、妄想或紧张症状群等精神病性症状。双向障碍一般呈发作性病程，躁狂和抑郁常反复循环或交替出现，也可以混合方式存在，每次发作症状往往持续一段时间，并对患者的日常生活和社会功能等产生不良影响。

二、病因与发病机制

本病病因和发病机制尚不清楚，大量研究资料提示遗传因素、神经生化因素和心理社会因素等对本病的发生均有明显影响。

（一）神经生化

1. 5-羟色胺（5-HT）假说　该假说认为5-HT功能活动降低可能与抑郁发作有关，5-HT功能活动增高可能与躁狂发作有关。阻滞5-HT回收的药物（如选择性5-HT再摄取抑制剂）、抑制5-HT降解的药物（如单胺氧化酶抑制剂）、5-HT的前体色氨酸和5-羟色氨酸均具有抗抑郁作用。而选择性或非选择性5-HT耗竭剂可导致抑郁。一些抑郁发作患者脑脊液中5-HT的代谢产物5-羟吲哚乙酸含量降低，浓度越低，抑郁程度越重，伴自杀行为者脑脊液中的5-羟吲哚乙酸含量比无自杀企图者更低；抑郁发作患者和自杀患者的尸脑研究也发现5-HT和5-羟吲哚乙酸的含量降低。

2. 去甲肾上腺素（NE）假说　该假说认为NE功能活动降低可能与抑郁发作有关，NE功能活动增高可能与躁狂发作有关。阻滞NE回收的药物（如选择性NE再摄取抑制剂等）具有抗抑郁作用；酪氨酸羟化酶（NE生物合成的限速酶）抑制剂α-甲基酪氨酸可以控制躁狂发作，并可导致轻度抑郁或抑郁障碍症状恶化；利舍（血）平可以耗竭突触间隙的NE而导致抑郁。抑郁发作患者中枢NE浓度降低，NE代谢产物3-甲氧基-4-羟基-苯乙二醇（MHPG）浓度增加；尿中MHPG明显降低，转为躁狂发作时则升高。

3. 多巴胺（DA）假说　该假说认为DA功能活动降低可能与抑郁发作有关，DA功能活动增高可能与躁狂发作有关。阻滞DA回收的药物（盐酸安非他酮）、多巴胺受体激动剂（溴隐亭）、多巴胺前体（L-多巴）具有抗抑郁作用；能阻断DA受体的抗精神病药物可以治疗躁狂发作。抑郁发作患者尿中 DA 主要降解产物高香草酸（HVA）水平降低。

（二）神经内分泌

许多研究发现，情感障碍患者有下丘脑-垂体-肾上腺轴（HPA）、下丘脑-垂体-甲状腺轴（HPT）、下丘脑-垂体-生长素轴（HPGH）的功能异常，尤其是 HPA 功能异常。研究发现，部分抑郁发作患者的血浆皮质醇分泌过多，分泌昼夜节律改变，无晚间自发性皮质醇分泌抑制，地塞米松不能抑制皮质醇分泌；重度抑郁发作患者脑脊液中促皮质激素释放激素（CRH）含量增加，提示抑郁发作 HPA 功能异常的基础是 CRH 分泌过多。

（三）脑电生理变化

脑电图研究发现，抑郁发作时多倾向于低 α 频率，躁狂发作时多为高 α 频率或出现高幅慢波。睡眠脑电图研究发现，抑郁发作患者总睡眠时间减少，觉醒次数增多，快眼动睡眠（REM）潜伏期缩短（与抑郁严重程度正相关）。

（四）神经影像学

CT 研究发现情感障碍患者的脑室比正常对照组的脑室大。MRI 发现抑郁发作患者的海马、额叶皮质、杏仁核、腹侧纹状体等脑区萎缩。功能影像学研究发现抑郁发作患者的左额叶及左前扣带回局部脑血流量降低。应激所致抑郁模型动物的神经病理学研究显示，海马神经元萎缩以及海马神经再生受损，并且抗抑郁药可以激活促进神经可塑性的胞内信号转导途径，逆转该种病理改变。

（五）遗传学

1. 情感障碍患者的家系调查显示，其生物学亲属的患病风险明显增加，同病率为一般人群的 10～30 倍，血缘关系越近，患病概率也越高。在双相障碍中，这种趋势尤为明显。

2. 双生子与寄养子研究发现，情感障碍的单卵双生子的同病率明显高于二卵双生子，其中情感障碍的单卵双生子同病一致率为 60%～70%，而二卵双生子为 20%。单相抑郁症患者的单卵双生子同病一致率（46%）也明显高于二卵双生子（20%）。有关寄养子的研究也显示，患有情感障碍的亲生父母所生寄养子的患病率高于正常亲生父母所生寄养子的患病率。这些研究充分说明了遗传因素在情感障碍发病中占有重要地位，其影响远高于环境因素。

3. 情感障碍的疾病基因或易感基因尚需深入研究，分子遗传学研究涉及多条染色体和基因，虽然有不少阳性发现，但目前尚缺乏肯定的研究证据。

（六）心理社会因素

应激性生活事件与心境障碍，尤其与抑郁发作的关系较为密切。92% 的抑郁症患者在发作前有促发的生活事件；女性抑郁症患者在发病前 1 年所经历的负性生活事件频度是正常人的 3 倍；个体在经历可能危及生命的生活事件后 6 个月内，抑郁发作的危险系数增加 6 倍。常见负性生活事件，如丧偶、离婚、婚姻不和谐、事业、严重躯体疾病、家庭成员患重病或突然病故，均可导致抑郁发作，另外经济状况差、社会阶层低下者易患本病。

三、流行病学

由于疾病定义、诊断标准、流行病学调查方法和调查工具的不同，全球不同国家和地区所报道的患病率相差甚远。1982 年我国 12 个地区精神卫生流行病学调查显示，心境障碍终身患病率为 0.76%，时点患病率为 0.37%。1993 年对其中 7 个地区进行的复查显示，心境障碍终身患病率为 0.83%，时点患病率为 0.52%。西方国家对情感障碍的精神卫生流行病学调查显示，终身患病率一般在 2%～25% 之间，远高于我国报道的数字。主要原因可能与调查方法及采用的诊断标准不同有关。

抑郁障碍的女性患病率高于男性 1 倍以上，而双相情感障碍患病率男女之比为 1∶1.2. 这一趋势在各种文化和各种族人群中是一致的。其原因尚不十分清楚。但研究显示，这种差异可能与激素水平的差异、妊娠、分娩和哺乳，心理社会应激事件及应对方式等有关。世界卫生组织（WHO）统计，1990 年抑郁症和双向障碍分别排在全球疾病总负担的第 5 位和第 18 位，抑郁症与自杀加在一起占 5.9%，位居第 2 位。预计到 2020 年抑郁症的疾病负担将上升为第 2 位，位居冠心病之后。在我国，1990 年抑郁症和双相障碍分别排在第 2 位和第 12 位。

四、临床表现

（一）抑郁发作

既往曾将抑郁发作的表现概括为"三低"，即情绪低落、思维迟缓和意志活动减退。这三种症状是典型的重度抑郁的症状，不一定出现在所有的抑郁症患者中，甚至并非出现于多数抑郁发作患者中。抑郁发作的表现可分为核心症状群、心理症状群、躯体症状群三方面。发作应至少持续 2 周，并且不同程度地损害社会功能，或给本人造成痛苦或不良后果。

1. **核心症状群**　抑郁的核心症状包括心境或情绪低落、兴趣缺乏，以及乐趣丧失。这是抑郁的关键症状，诊断抑郁状态时至少应包括此三种症状中的一个。

（1）情绪低落：患者体验到情绪低落、悲伤。情绪的基调是低沉、灰暗的。患者常常诉说自己心情不好，高兴不起来。在抑郁发作的基础上患者会感到绝望、无助与无用。

1）绝望：患者对前途感到悲观失望，认为自己无出路。此症状与自杀观念密切相关。

2）无助：是与绝望密切相关的症状，患者对自己的现状缺乏改变的信心和决心。常见的叙述是感到自己的现状如疾病状态无法好转，对治疗失去信心。

3）无用：患者认为自己生活毫无价值，充满了失败，一无是处。认为自己对别人带来的只有麻烦，不会对任何人有用。认为别人也不会在乎自己。

（2）兴趣缺乏：患者对各种以前喜爱的活动缺乏兴趣，如文

娱、体育活动、业余爱好等。典型者对任何事物无论好坏都缺乏
兴趣，离群索居，不愿见人。

（3）乐趣丧失：患者无法从生活中体验到乐趣，或称为快感
缺失。

以上三种症状是相互联系的，可以在一个患者身上同时出
现，互为因果。但也有不少患者只以其中一两种症状突出。有的
患者不认为自己情绪不好，只是对周围事物不感兴趣。有些抑郁
症患者有时可以在百无聊赖的情况下参加一些活动，主要是自己
单独参与的活动，如看书、电影、电视，进行体育运动等，因此
表面看来患者的兴趣仍存在，但进一步询问可以发现患者无法在
这些活动中获得乐趣，从事这些活动主要目的是为消磨时间，或
希望能从悲观失望中摆脱出来。

2. 心理症状群

（1）焦虑：焦虑与抑郁常常伴发，而且经常成为抑郁症的主
要症状之一。主观的焦虑症状可以伴发一些躯体症状，如胸闷、
心跳加快、尿频、出汗等，躯体症状可以掩盖主观的焦虑体验而
成为临床主诉。

（2）自责自罪：患者对自己既往的一些轻微过失或错误痛加
责备，认为自己的一些作为让别人感到失望。认为自己患病给家
庭、社会带来巨大的负担。严重时患者会对自己的过失无限制地
"上纲上线"，达到妄想程度。

（3）精神病性症状：主要是妄想或幻觉。如罪恶妄想、被害
妄想、无价值妄想、躯体疾病或灾难妄想等。这些妄想一般不具
有精神分裂症妄想的特征，如原发性、荒谬性等。

（4）认知症状：主要是注意力和记忆力下降。这类症状属于
可逆性，随有效的治疗可缓解。认知扭曲也是重要特征之一，如
对各种事物均做出悲观的解释。

（5）自杀观念：半数左右的行为抑郁症患者会出现自杀观
念。轻者常常会想到与死亡有关的内容，或感到活着没意思、
没劲；重者会有"生不如死、希望毫无痛苦地死去"的想法；
之后则会主动寻找自杀的方法，并反复寻求自杀。偶尔患者

会出现所谓的"扩大性自杀",患者可在杀死数人后再自杀,导致极严重的后果。

(6) 精神运动性迟滞或激越精神运动性迟滞:患者在心理上表现为思维发动的迟缓和思流的缓慢。患者将之表述为"脑子像是没有上润滑油"。同时会伴有注意力和记忆力的下降。在行为上表现为运动迟缓,工作效率下降。严重者可以达到木僵的程度。激越患者则与之相反,脑中反复思考一些没有目的的事情,思维内容无条理,大脑持续处于紧张状态。但由于无法集中注意力来思考一个中心议题,因此思维效率下降,无法进行创造性思考,在行为上则表现为烦躁不安,紧张激越,有时不能控制自己的动作,但又不知道自己因何烦躁。

(7) 自知力:相当一部分抑郁症患者自知力完整,主动求治。存在明显自杀倾向者自知力可能有所扭曲,缺乏对自己当前状态的清醒认识,甚至完全失去求治愿望。伴有精神病性症状者的自知力不完整,甚至完全丧失自知力的比例增高。双相障碍抑郁发作患者自知力的完整程度不如单相抑郁症患者。

3. 躯体症状群

(1) 睡眠紊乱:是抑郁状态最常伴随的症状之一,也是不少患者的主诉。表现为早段失眠、中段失眠、末段失眠、睡眠感缺失等。其中以早段失眠最为多见,而以末段失眠(早醒)最具有特征性。与这些典型表现不同的是,在不典型抑郁症患者可以出现贪睡的情况。

(2) 食欲紊乱:主要表现为食欲减退和体重减轻。食欲减退的发生率约为70%。轻者表现为食不甘味,但进食量不一定出现明显减少,此时患者体重改变在一段时间内可能不明显;重者完全丧失进食的欲望,体重明显下降,甚至导致营养不良。不典型抑郁症患者则可常有食欲亢进和体重增加。

(3) 性功能减退:可以是性欲的减退乃至完全丧失。有些患者勉强维持有性行为,但无法从中体验到乐趣。

(4) 精力丧失:表现为无精打采、疲乏无力、懒惰、不愿见人。有时与精神运动性迟滞相伴随。

（5）晨重夜轻：即情绪在晨间加重。患者清晨一睁眼，就在为新的一天担忧、不能自拔。在下午和晚间则有所减轻。

（6）非特异性躯体症状：抑郁症患者有时以此类症状作为主诉，长期在综合医院门诊游荡。与疑病不同的是这类患者只是诉说这类症状，希望得到相应的治疗，但并未因此而产生牢固的疑病联想，认为自己得了不治之症。当然，抑郁症伴发疑病并不少见。这类非特异性症状包括头痛或全身疼痛、周身不适，肠道功能紊乱，心慌气短乃至胸前区痛，尿频、尿急等，常在综合医院被诊为各种自主神经功能紊乱。

（二）躁狂发作

躁狂发作的典型临床表现是"三高"症状——情感高涨、思维奔逸、活动增多，可伴有夸大观念或妄想、冲动行为等。发作应至少持续1周，并有不同程度的社会功能损害，可给自己或他人造成危险或不良后果。躁狂可一生仅发作一次，也可反复发作。

1. 情感高涨 是躁狂状态的主要原发症状。患者表现为轻松、愉快、热情、乐观、兴高采烈、无忧无虑。这种情感是愉快的并相当具有感染力。症状轻时可能不被视为异常，但了解患者的人则可以看出这种表现的异常性。有时患者也可以易激惹的情绪为主，尤其当有人指责其狂妄自大或不切实际的想法时。表现为听不得一点儿反对意见，因细小琐事而大发雷霆，严重者可出现破坏或攻击行为。患者常常在患病早期表现为愉快而在后期则转换为易激惹。

2. 思维奔逸 是指思维联想速度加快。患者言语增多、高谈阔论、滔滔不绝、感到说话的速度远远跟不上思想。有时可出现音联、意联，随境转移。在心境高涨的基础上可以出现自我感觉良好、言辞夸大、说话漫无边际、认为自己才华出众、出身名门、权威显赫、腰缠万贯、神通广大等，并可达到妄想的程度。有时可在夸大基础上产生被害体验或妄想，但其内容一般并不荒谬，持续时间也较短暂。幻觉较少见。

3. 意志行为增强　是指协调性精神运动性兴奋。其内心体验与行为，行为反应与外在环境均较为统一。与精神运动性迟滞恰恰相反，患者活动增多，喜交往，爱凑热闹。与人一见如故，好开玩笑或搞恶作剧，好管闲事，整日忙碌。但做事虎头蛇尾，一事无成。尽管自己感觉什么都能干成，脑子灵光至极，但由于不能专心于某一事物之上，因而成事不足甚至败事有余。办事缺乏深思熟虑，有时到处惹事。

4. 伴随症状　躁狂发作患者常伴有睡眠需要减少，终日奔波而不知疲倦。患者性欲亢进，偶可出现兴致所致的性行为，有时则可在不适当的场合出现与人过分亲热、拥抱、接吻而不顾别人的感受。由于活动过度，入量不足，可能会导致虚脱、衰竭，尤其是老年或体弱患者。轻躁狂患者可能保持一定自知力，而躁狂患者一般自知力不全。

5. 躁狂发作的几种形式　典型的躁狂发作以情感高涨、愉快感为主要症状，是与抑郁症恰恰相反并具有所谓"三高"症状的临床状态；而在某些躁狂状态的变型中情绪已变得不愉快，以易激惹为主。谵妄性躁狂是躁狂状态的一种极端形式。患者在一段时间躁狂发作后由于过度耗竭而导致意识障碍。混合性发作是在躁狂发作的同时伴有抑郁症状。躁狂和抑郁两类症状可以同时出现，也可以在一段时期内交替出现。

五、诊断及治疗要点

（一）诊断

情感障碍的诊断标准可分为抑郁、躁狂发作的诊断标准，以及各种类型情感障碍的分类标准。对于抑郁、躁狂发作的诊断标准，各主要诊断分类系统之间差别不大。定义抑郁发作需首先考察病史中是否出现过躁狂发作。如果曾经出现躁狂发作，则列入双相障碍之中，否则列入抑郁发作之中。现以 ICD-10 为例加以叙述。

1. 抑郁发作　在 ICD-10 中，抑郁发作是指首次发作的抑郁障碍和复发的抑郁障碍，不包括双相抑郁。患者通常具有心境低落、兴趣和愉快感丧失、精力不济或疲劳感等典型症状。其他常见症状有：①集中注意的能力降低；②自我评价降低；③自罪观念和无价值感（即使在轻度发作中也有）；④认为前途暗淡悲观；⑤自伤或自杀的观念或行为；⑥睡眠障碍；⑦食欲下降。病程持续至少2周。根据抑郁发作的严重程度，将其分为轻度、中度和重度三种类型。

（1）轻度抑郁：是指具有至少2条典型症状，再加上至少2条其他症状，且患者的日常工作和社交活动有一定困难，患者的社会功能受到影响。

（2）中度抑郁：是指具有至少2条典型症状，再加上至少3条（最好4条）其他症状，且患者工作、社交或家务活动有相当困难。

（3）重度抑郁：是指3条典型症状都应存在，并加上至少4条其他症状，其中某些症状应达到严重的程度；症状极为严重或起病非常急骤时，依据不足2周的病程做出诊断也是合理的。除了在极有限的范围内，几乎不可能继续进行社交、工作或家务活动。做出诊断前，应明确排除器质性精神障碍或精神活性物质和非成瘾物质所致的继发性抑郁障碍。

2. 躁狂发作在ICD-10中，临床亚型为：

（1）轻躁狂：心境高涨或易激惹。对于个体来讲已达到肯定异常的程度，且至少持续4天，必须具备以下3条，且对个人日常的工作及生活有一定的影响：①活动增加或坐卧不宁；②语量增多；③注意力集中困难或随境转移；④睡眠需要减少；⑤性功能增强；⑥轻度挥霍或行为轻率、不负责任；⑦社交活动增多或过分亲昵。

（2）躁狂：心境明显高涨，易激惹，与个体所处环境不协调。至少具有以下3条（若仅为易激惹，需4条）：①活动增加，丧失社会约束力以致行为出格；②言语增多；③意念飘忽或思维奔逸（语速增快、言语迫促）的主观体验；④注意力不集中或随境转移；⑤自我评价过高或夸大；⑥睡眠需要减少；

⑦鲁莽行为（如挥霍、不负责任或不计后果的行为等）；⑧性欲亢进。严重者可出现幻觉、妄想等精神病性症状。严重损害社会功能，或给别人造成危险或不良后果。病程至少已持续1周。排除器质性精神障碍或精神活性物质和非成瘾物质所致的类躁狂发作。

（二）鉴别诊断

1. 继发性心境障碍　脑器质性疾病、躯体疾病、某些药物和精神活性物质等均可引起继发性心境障碍。与原发性心境障碍的鉴别要点：①前者有明确的器质性疾病、某些药物或精神活性物质使用史，体格检查有阳性体征，实验室检查有相应指标改变；②前者可出现意识障碍、遗忘综合征及智能障碍，后者除谵妄性躁狂发作外，无意识障碍、记忆障碍及智能障碍；③前者的症状随原发疾病病情的消长而波动，原发疾病好转，或在有关药物停用后，情感症状相应好转或消失；④前者既往无心境障碍的发作史，而后者可有类似的发作史。

2. 精神分裂症　伴有不协调精神运动性兴奋或精神病性症状的急性躁狂发作需与精神分裂症青春型鉴别，伴有精神病性症状的抑郁发作或抑郁性木僵需与精神分裂症或其紧张型鉴别。其鉴别要点为：①心境障碍以心境高涨或低落为原发症状，精神病性症状是继发的；精神分裂症以思维障碍为原发症状，而情感症状是继发的；②心境障碍患者的思维、情感和意志行为等精神活动是协调的，而精神分裂症患者的精神活动是不协调的；③心境障碍是间歇性病程，间歇期基本正常；精神分裂症多数为发作进展或持续进展病程，缓解期常有残留精神病性症状或人格改变；④心境障碍的精神病性症状多发生在躁狂、抑郁的极期，纵向复习病史有助于鉴别。

（三）病程与预后

一般认为，情感障碍的预后较精神分裂症好，但情感障碍具有明显的复发倾向或趋于慢性化。首次情感障碍发作之前常常可以发现有明显的生活事件发生，而在以后的复发之前却常常找不到这种"诱因"，说明首发之前的应激事件所导致的生物学改变在发作缓解后可能依然存在，致使患者处于一种"易感"状态，导致此后的复发乃至慢性化。另外，有效抗抑郁药物出现也显著地改变了情感障碍的"自然病程"和预后。

1. 抑郁障碍　首次抑郁后约半数以上患者会在未来 5 年以内复发。在抗抑郁药物出现之前，这一数字高达 75%～80%。未经治疗的抑郁发作病程一般持续 6～13 个月，一次发作病程超过 2 年的患者不足 20%（不包括心境恶劣）。而通过药物治疗可将此病程缩短到 3 个月左右，治疗开始越早，病程缩短越显著。随着抑郁发作次数的增加和病程的延长，抑郁发作次数越来越频繁，而发作的持续时间也越来越长。抑郁症的自杀率为 10%～15%，首次发作后的 5 年间自杀率最高。因此，早期发现和早期治疗具有重要意义。抑郁障碍预后绝非良好，预防性应用抗抑郁药物是改善预后的关键。

2. 双相情感障碍　双相情感障碍患者中约 3/4（女性）或 2/3（男性）以抑郁发作开始，呈发作性病程。而 Goodwin（1984）总结早期研究发现有 34%～79% 的患者首次发作为躁狂。躁狂发作一般呈急性起病，在数小时至数日内达到高峰。未经治疗的躁狂发作一般持续 3 个月左右，因此抗躁狂治疗应至少持续 3 个月。随着病程的延长，发作间期缩短，在经过 6～9 次发作后可稳定在 6～9 个月之间。双相情感障碍的预后较抑郁性障碍更差。首次发作后有 40%～50% 的患者在 2 年内复发。及时采用锂盐进行维持治疗也只能使 50%～60% 的患者获得较满意的治疗和抗抑郁效果。长期随访发现，只有约 7% 的患者此后不再复发，而 45% 的患者会出现 1 次以上的复发。

（四）治疗

心境障碍的治疗主要包括药物治疗、心理治疗和物理治疗（包括无抽搐电休克治疗）。大多数情况下，这几种方法合并使用可获得较好的疗效。

1. 抑郁发作的治疗　以药物治疗为主，特殊情况下可使用电抽搐或改良电抽搐治疗，并且心理治疗应贯穿治疗的始终。

（1）抗抑郁药物治疗：

1）三环类抗抑郁药：尽管单胺氧化酶抑制剂（MAOIs）的应用先于三环类抗抑郁药，但由于严重的不良反应和安全性很差，因而目前在我国已基本上停止使用。三环类抗抑郁药是经典的抗抑郁药，常用药有丙咪嗪（米帕明）、氯丙咪嗪（氯米帕明）、阿米替林、多虑平等。由于此类药物不具备选择性和特异性，作用复杂，副作用较多，使用受到一些限制。随着新型选择性、特异性的单胺再摄取抑制药物不断应用于临床，此类药物的临床应用呈现减少的趋势。

2）新型抗抑郁药物：选择性 5-HT 再摄取抑制剂（SSRIs）主要包括氟西汀、舍曲林、帕罗西汀、氟伏沙明和西酞普兰等，其抗抑郁疗效与三环类抗抑郁药相近，起效时间也需要 2～3 周。但由于药理作用的高选择性，新型抗抑郁药物与传统药物相比，其安全性和不良反应特性均有了显著提高，使绝大多数患者均可能在门诊接受治疗，而且对其工作、生活能力影响很小。除SSRIs 外，其他新型抗抑郁药物有米安色林、曲唑酮、文拉法辛等。

（2）电抽搐治疗或改良电抽搐治疗：对于有严重消极自杀言行或抑郁性木僵的患者，应首选电抽搐或改良电抽搐治疗；对使用抗抑郁药治疗无效的患者也可采用电抽搐治疗。电抽搐治疗见效快，疗效好，6～12 次为一疗程。电抽搐治疗后仍需用药物维持治疗。

（3）重复经颅磁刺激治疗：重复经颅磁刺激治疗（repetitive transcranial magnetic stimulation，rTMS）是 20 世纪 90 年代初应用于精神科临床研究的物理治疗方法，其基本原理是磁场穿过皮肤、软组织和颅骨，在大脑神经中产生电流和引起神经元的去极化，从而产生生理效应。一些临床研究证实 rTMS 对抑郁障碍（包括难治性抑郁障碍）有明确疗效，甚至与 ECT 疗效相当，但亦有研究对此提出质疑。影响其疗效的因素包括年龄、是否伴精神病性症状、既往对 rTMS 的反应、脑部基础生理学、rTMS 刺激频率等技术参数，常见不良反应有头痛、癫痫发作和认知功能损害。

（4）心理治疗：在药物治疗的同时常合并心理治疗，尤其是有明显心理社会因素作用的抑郁发作患者及轻度抑郁或恢复期患者。支持性心理治疗，通过倾听、解释、指导、鼓励和安慰等帮助患者正确认识和对待自身疾病，主动配合治疗。认知疗法、行为治疗、人际心理治疗、婚姻及家庭治疗等一系列的治疗技术，能帮助患者识别和改变认知歪曲，矫正患者的不良行为，改善患者人际交往能力和心理适应功能，提高患者家庭和婚姻生活的满意度，从而减轻或缓解患者的抑郁障碍症状，调动患者的积极性，纠正其不良人格，提高患者解决问题的能力和应对应激的能力，节省患者的医疗费用，促进康复，预防复发。

2. 躁狂发作的治疗　躁狂发作以药物治疗为主，特殊情况下可选用电抽搐或改良电抽搐治疗。

（1）药物治疗：以心境稳定剂为主。目前比较公认的心境稳定剂主要包括锂盐（碳酸锂）和卡马西平、丙戊酸盐。临床证据显示，其他抗癫痫药（如拉莫三嗪、加巴喷丁）、第二代抗精神病药物（如喹硫平、奥氮平、利培酮与氯氮平等），也具有一定的心境稳定作用，可作为候选的心境稳定剂使用。

1）锂盐：锂盐是治疗躁狂发作的首选药物，临床上常用碳酸锂，既可用于躁狂的急性发作，也可用于缓解期的维持治疗。碳酸锂一般起效时间为 7～10 天。急性躁狂发作时碳酸锂的治疗剂量一般为 1000～2000 mg/d，宜饭后服用，以减少对胃的刺激。

锂盐治疗剂量与中毒剂量较接近，治疗中除密切观察病情变化和治疗反应外，应监测血锂浓度，并根据病情、治疗反应和血锂浓度调整剂量。急性治疗期血锂浓度应维持在 0.6～1.2 mmol/L，维持治疗期为 0.4～0.8 mmol/L，血锂浓度上限不宜超过1.4 mmol/L，以防锂中毒。老年患者血锂浓度不宜超过 1.0 mmol/L。锂盐的不良反应主要有恶心、呕吐、腹泻、多尿、多饮、手抖、乏力、心电图的改变等。锂盐中毒则可有意识障碍、共济失调、高热、昏迷、反射亢进、心律失常、血压下降、少尿或无尿等，必须立即停药，并及时抢救。

2）抗癫痫药：目前临床上主要使用丙戊酸盐（钠盐或镁盐）和卡马西平。丙戊酸盐可与碳酸锂联用，但剂量应适当减小。丙戊酸盐常见不良反应为胃肠道症状、震颤、体重增加等。卡马西平适用于锂盐治疗无效、快速循环发作或混合发作的患者。该药也可与锂盐联用，但剂量应适当减小，常见不良反应有镇静、恶心、视物模糊、皮疹、再生障碍性贫血、肝功能异常等。

3）抗精神病药物：对严重兴奋、激惹、攻击或伴有精神病性症状的急性躁狂患者，治疗早期可短期联用抗精神病药物，对伴有精神病性症状的急性躁狂患者需要较长时间连用抗精神病药物。抗精神病药物剂量视病情严重程度及药物不良反应而定。

4）苯二氮 γ-类药物：躁狂发作治疗早期常联合使用苯二氮 γ-类药物，以控制兴奋、激惹、攻击、失眠等症状。对不能耐受抗精神病药的急性躁狂患者可代替抗精神病药物与心境稳定剂合用。在心境稳定剂疗效产生后即可停止使用该类药物，因其不能预防复发，长期使用可能出现药物依赖。

（2）电抽搐或改良电抽搐治疗：对急性重症躁狂发作、极度兴奋躁动、对锂盐治疗无效或不能耐受的患者可使用电抽搐或改良电抽搐治疗，起效迅速，可单独应用或合并药物治疗，一般隔日一次，4～10 次为一疗程。合并药物治疗的患者应适当减少药物剂量。

3. 预防复发　研究发现，经药物治疗已康复的患者在停药后一年内复发率较高，且双相情感障碍的复发率明显高于单相抑郁障碍，分别为 40％和 30％。绝大多数双相障碍患者可有多次复发；若在过去的 2 年中，双相障碍患者每年均有一次以上的发作，主张应长期服用锂盐进行预防性治疗。锂盐预防性治疗可有效防止躁狂或双相抑郁的复发，且对预防躁狂发作更有效，有效率达 80％以上。预防性治疗时锂盐的剂量需因人而异，但一般服药期间血锂浓度应保持在 0.4～0.8 mmol/L，即可获得满意的效果。

对抑郁障碍患者追踪 10 年的研究发现，75％～80％的患者多次复发，抑郁障碍第一次发作后复发的概率为 50％，第 2 次为 75％，第 3 次为 100％，故抑郁障碍患者需要进行维持治疗，预防复发。多数学者认为若第一次发作且经药物治疗临床缓解的患者，药物的维持治疗时间需 6 个月到 1 年；若为第二次发作，需维持治疗 3～5 年；若为第三次发作，应长期维持治疗，甚至终身服药。维持治疗药物的剂量应与治疗剂量相同或可略低于治疗剂量，但应嘱患者定期随访观察，心理治疗和社会支持系统对预防本病复发也有非常重要的作用。

第二节　情感障碍临床护理特点

一、症状特点

躁狂发作以显著而持久的情感高涨为主要表现，伴有思维奔逸、活动增多、夸大观念及夸大妄想、睡眠需求减少、性欲亢进、食欲增加等。抑郁发作以显著而持久的情感低落为主要表现，伴有兴趣缺乏、快感缺失、思维迟缓、意志活动减少、精神运动性迟滞或激越、自责自罪、自杀观念和行为、早醒、食欲减退、体重下降、性欲减退、抑郁心境晨重夜轻的节律改变等。多数患者的思维和行为异常与高涨或低落的心境相协调。

多数为发作性病程，发作间歇期精神状态可恢复至病前水平。既往有类似的发作，或病程中出现躁狂与抑郁的交替发作。

躯体和神经系统检查以及实验室检查一般无阳性发现，脑影像学检查结果可供参考。家族中特别是一级亲属有较高的同类疾病的阳性家族史。

二、常见风险

（一）自杀

自杀企图和行为是抑郁发作最危险的症状。重度抑郁发作的患者自感极度忧伤、悲观、绝望、度日如年，内心也十分痛苦，以死求解脱而产生强烈的自杀观念和行为。少数患者不暴露自己的痛苦体验，甚至强颜欢笑以躲避家属或医务人员的注意，隐蔽其自杀的计划和行为。有些抑郁发作患者，如出现病情不符合规律的突然"好转"，以假象麻痹周围人，应警惕患者自杀的可能。此外，抑郁症的自杀并不一定只出现在疾病的高峰期，在疾病的缓解期同样有较高的自杀率。

（二）冲动及暴力

冲动及暴力行为的风险情感障碍患者可表现为情绪不稳定、挑剔、易激惹。患者可因生活琐事或要求未满足而生气、激动，严重者可出现破坏或攻击行为。但这种情绪持续时间短暂，患者又转怒为喜。躁狂发作起病较急的患者，易激惹更为突出。

（三）外走

躁狂发作患者的自知力在疾病初期受到不同程度的损害，不愿意接受治疗。患者挑剔要求多，精力充沛，夸大，活动多，不愿遵守病房的管理制度。抑郁发作的患者自责自罪，认为自己不值得被关心。情绪低、绝望，对治疗没有信心，不愿住院治疗。有自杀企图的患者，为躲避医务人员的注意。因此住院治疗的抑郁发作患者也存在外走的风险。

（四）营养失调（低/高于机体需要量）

抑郁发作的患者常有食欲减退、重者完全丧失进食的欲望，体重明显下降，甚至导致营养不良。不典型抑郁症患者则可常见食欲亢进和体重增加。部分患者因自责自罪而拒食，木僵状态时，不语、不动、不食，而导致摄入不足。躁狂发作的患者一般食欲增加，但由于活动过多，能量耗竭，且疏于自我照料，体重多有减轻。

（五）睡眠形态紊乱

睡眠紊乱是抑郁状态最常伴随的症状之一。表现为早段失眠、中段失眠、末段失眠、睡眠感缺失等。其中以早段失眠最为多见，而以末段失眠（早醒）最具有特征性。而不典型抑郁症患者可以出现贪睡的情况。躁狂发作的患者自感睡眠需要减少，可整夜不睡或仅睡眠 2～3 h，而次日仍精力异常旺盛。

第三节　情感障碍护理评估内容及步骤

一、评估内容

护士应利用观察、交谈、病历和文献回顾、量表测量、躯体检查等方式，从生理、心理、社会文化等方面去了解、收集主、客观资料，动态评估患者的健康问题。

对情感障碍患者的护理评估应包括依从性（包括住院依从性和服药、治疗的依从性）、主要精神症状及应对方式、基本生理需求、躯体合并症及药物副作用等内容。

二、评估步骤

（一）评估前准备

1. 仪表准备　第一印象往往至关重要，护士给患者的第一印象经常主导患者在随后的护理沟通中的态度，而且较难改变。静态仪表包括衣着整洁得体，头发、手部等暴露部位清洁等。首饰要符合身份，一般情况下，手上尽量不要戴首饰。动态仪表包括站姿挺拔、行走从容、表情亲切等。

2. 心态准备　要保持良好的精神状态。如果护士心情实在不好而且自己无法调整，则应当向上级和同事求助，或者找心理保健专业人员帮助。

3. 环境准备　要保持安全、安静、清洁的环境。不要经常在谈话中被打扰，如接电话，被人叫走等。

4. 在与患者进行沟通前，应对可以获得的资料信息进行整理和复习，如已有的病历资料和检查结果等。

（二）建立良好的护患关系

1. 采取尊重、理解患者的态度　抑郁发作的患者常自我贬低、不愿与人交往。躁狂发作患者常挑剔、易激惹。因此护士在对情感障碍患者进行护理评估时，要采取尊重、理解的态度，取得患者的信任。

2. 从打招呼开始　不要以床号或病历号招呼患者，也不宜直呼其名。可以询问患者平时别人怎么称呼他。打招呼时要有友善的目光接触。首先进行自我介绍，介绍周围的同事、病房的环境，拉近与患者的心理距离。

（三）依从性评估

1. 住院依从性　根据患者的入院方式（自愿、非自愿、家人陪伴、警察送入等），初步判断患者的住院依从性。询问患者能否接受住院，如进病房后仍不愿意住院，要适当安抚患者，并告知患者要采取正确的方式出院，尽量取得患者的配合。

2. 治疗依从性　询问患者既往治疗过程中服药的情况，对于治疗依从性好的患者要及时给予肯定，对于治疗依从性差的患者也要表示理解和接纳。询问患者目前对治疗的态度，判断患者对治疗、服药的依从性，并给予适当的指导。

（四）主要精神症状及风险评估

1. 识别症状　对于躁狂发作的患者，评估患者是否存在"三高"的症状及伴随症状。对于抑郁症患者，评估患者核心症状、心理及躯体症状群中的症状。

2. 自知力　了解患者对自己精神状态的认识，能否正确分析和判断在自己既往和现在的表现与体验中，哪些是病态的。

3. 自杀的风险　对于抑郁发作的患者，在识别症状的同时，要重点评估患者自杀的风险。评估患者既往是否有自杀观念、何时出现、强烈程度、出现的频率，是否有生活事件，希望达到什么目的。对于有自杀计划的患者，要评估患者准备采用何种方式，是否有充分的准备。对于自杀未遂的患者，要评估患者是否有再次自杀的打算。评估目前患者是否存在自杀观念、强烈程度、是否已经有周密的计划。是否希望接收别人的帮助，哪种帮助最有效。识别自杀的危险因素：

（1）有自杀家族史。

（2）有强烈的绝望感或自责、自罪感，如两者同时存在，则发生自杀的可能性更大。

（3）有自杀企图史，尤其是近期内有过自我伤害或自杀未遂的行为。

（4）有明确的自杀计划。

（5）近期内有重大生活事件发生，比如事业、亲人亡故等。

（6）合并躯体疾病。

（7）缺乏社会支持系统，如未婚、独居，或受家人漠不关心者。

（8）年老者比年轻者、女性比男性自杀的危险性高。

4. 冲动的风险　躁狂发作的患者挑剔、易激惹、爱管闲事，住院期间易与其他患者及医务人员发生冲突、伤人、毁物，冲动风险较高。护理人员在进行评估时，要评估患者既往是否发生过冲动的行为、严重程度，以及患者目前的易激惹程度，对患者的冲动风险进行判断。

（五）基本生理需求评估

1. 饮食情况　了解患者的进食情况，有无食欲减退或亢进、进食量的变化情况、体重变化情况等。

2. 大、小便情况　了解患者有无便秘、腹泻、排尿困难等。

3. 睡眠情况　了解患者有无入睡困难、眠浅、易醒、早醒、每日睡眠时间如何、是否需要药物辅助等。

（六）躯体合并症及药物不良反应评估

1. 躯体风险　了解患者有无躯体疾病、目前的治疗情况如何、有哪些禁忌证等，评估可能存在的风险。

2. 摔伤风险　根据患者的年龄、用药、既往有无跌倒、躯体状况等评估患者的摔伤风险。

3. 药物不良反应　了解患者的用药情况，根据所用药物，评估患者是否有所用药物的常见不良反应。

（七）结束阶段

再次澄清患者的需求，告知患者有问题时可以在何时何地找到护士。

三、护理措施

（一）安全护理

1. 保持安全的治疗环境　把患者安置在合适的房间，抑郁情绪严重者需安排在易观察的大房间，房间陈设简单、清洁，满足患者生活的基本需要；患者使用的各种生活物品要保证安全；躁狂发作的患者与冲动易激惹的患者分开安置。

2. 加强巡视　重点患者做到心中有数，按规定动态地巡查患者的情况。

3. 防范意外　严密观察患者抑郁情绪的微小变化，严重者不能离开护士的视线，护士需陪伴患者，严防自杀行为；及时发现躁狂患者的暴力行为先兆，患者如出现兴奋和冲动行为要及时疏导和积极处理。

（二）药物护理

1. 服药依从性　了解患者对药物治疗的态度，提高患者服药依从性和安全性，每次给药，须确保患者的药物已服下。

2. 药物不良反应　观察患者用药后的不适症状，积极处理药物带来的不良反应。指导患者了解药物知识，如药物的性质、作用和可能出现的不良反应，以及对策，增加患者承受药物不良反应的心理能力，使患者及家属了解坚持药物治疗是防止疾病复发的重要手段。

（三）基础护理

1. 维持患者营养代谢的平衡，保证患者的入量。

2. 保证患者睡眠质量，观察患者睡眠的变化，因睡眠质量可反应患者病情的缓解或加重。

3. 督促患者自己完成日常生活料理；观察患者大、小便情况，避免出现尿潴留或肠梗阻。

（四）心理护理

1. 心理支持　主动与患者沟通，建立良好的护患关系，取得患者的信任和配合，指导患者保持积极的心态，减少焦虑、恐惧和消极的情绪。

2. 心理疏导　重视患者的心理感受，耐心倾听并鼓励患者诉说自己的想法，使患者的情感得到宣泄，帮助患者纠正负性认知，指导患者建立与维护良好的人际关系，通过心理治疗和团体干预方法，促进患者的成长。

（张海娟）

第**3**章 焦虑障碍护理评估

第一节 焦虑障碍概论

一、概述

焦虑症是一种以焦虑情绪为主要表现的神经症，包括急性焦虑和慢性焦虑两种临床表现，常伴有头晕、胸闷、心悸、呼吸困难、口干、尿频、尿急、出汗、震颤和运动性不安等。焦虑并非由实际威胁所引起，其紧张程度与现实情况很不相称。

20世纪中叶，"焦虑"一词曾在神经症中泛滥，其原因除了受到弗洛伊德学说的影响之外，还有抗焦虑药物的大量合成。一类新药的临床应用引起相应疾病的诊断量增加，是精神医学领域中颇为独特的现象。但在我国，焦虑症始终未受到足够重视。直到1981年，我国的分类方案才将焦虑症单独列出。

二、病因及发病机制

焦虑症的发病与机体的素质、所处的环境均有密切关系。单卵双生子的同病率为35%，高于全部其他神经症。精神因素在焦虑症的发病中也有重要作用，长期面临威胁或处于不利环境之中的人，更易发生焦虑症。有人观察了100名左利手儿童和100名右利手儿童，发现前者更易出现紧张、口吃、惊恐等焦虑症状。这一方面提示焦虑症可能有特殊的生物学基础，另一方面也不能排除环境因素的影响，因为大部分左利手儿童的双亲们都坚持要他们改用右手使用餐具、玩具，所以经常呵斥、惩罚他们。

焦虑症的发病机制虽不完全清楚，但已有如下进展：

1. 去甲肾上腺素的作用　焦虑伴有警觉程度增高和交感神经

活动增强的表现，提示患者的肾上腺素水平增高，从脑脊液、血液和尿液中都已寻找到有关证据。去甲肾上腺素在焦虑症中的作用还得到了药物实验的证实。研究报告称抗焦虑药物的疗效与单胺氧化酶的活性相关。某些可以降低去甲肾上腺素水平的药物如可乐定，也有减轻焦虑的作用。

2. 5-羟色胺的作用　焦虑的动物模型提示，5-羟色胺在焦虑的消长中起重要作用。当5-羟色胺释放增加时，出现明显焦虑反应。电生理研究发现，氯氮䓬能抑制中缝背核的放电，均能减少5-羟色胺的转换与释放，这些抗焦虑药物从另一个侧面表明了5-羟色胺在焦虑症发生中的作用。

3. γ-氨基丁酸的作用　γ-氨基丁酸有抗焦虑的作用。焦虑也许与γ-氨基丁酸的功能不足有关研究发现苯二氮 γ-类药物能增强γ-氨基丁酸的作用，而且可能是其影响焦虑的最后途径。而γ-氨基丁酸的拮抗剂，如印防己毒素、荷包牡丹碱均可阻断苯二氮 γ-类的作用。

4. 动物脑内发现苯二氮䓬类受体　1977年，Mohel等采用放射性配体结合的方法分析发现，哺乳动物脑内存在对疝标记的地西泮有高亲和力且可饱和的特异结合点，其后不断有新的发现，如以疝标记的氟硝西泮在中枢神经系统中也有特异性结合点。结合点可分为中枢型和周围型两类。中枢型结合点位于神经元上；同苯二氮䓬类受体的药理作用有关，因而称之为受体。周围型结合点见于神经胶质细胞，它们对无安定作用的苯二氮 γ-类受体亲和力高。最近用放射自显影的方法发现，苯二氮 γ-类受体的密度在大脑皮层、边缘结构和小脑皮层最大。苯二氮䓬类受体和γ-氨基丁酸、氯离子通道一起组成一个超分子复合体。如今，这一复合体已被提纯，分子量约为20万。而且现已发现，哺乳动物体内还存在内源性苯二氮 γ-类配体，如肌苷。有理由推测，焦虑也许是由于缺乏这种内源性配体所致。

5. 其他　另外尚有研究发现，广泛性焦虑症患者的血浆肾上腺素、促肾上腺素皮质激素及白介素-2均高于正常对照组，而皮质醇却低于对照组。待焦虑症状缓解后，上述各生理指标均恢复至正常。

三、流行病学

焦虑症是最常见的精神障碍之一。无论何时，人群中的患者数超过 15%。单个的焦虑障碍经常发生，人群中有 8%～10%的人患有恐惧障碍，有 5%的个体发现有广泛性焦虑障碍，而人群中有 1%～3%的个体患有强迫障碍。焦虑障碍与其他精神疾病的共患率很高。最常见的就是抑郁症，大约 40%的原发性焦虑障碍的患者，在其一生中曾患有抑郁障碍，此外，其他精神障碍的患者会出现明显的焦虑症状。惊恐障碍的终身患病率为 9.7%，大约 1.7%的人一生中体验过惊恐发作的症状。其中女性患病率高于男性，患病率之比为 2：1，发病的高峰年龄在 30 岁左右。研究发现，惊恐障碍患者伴随的躯体及社会功能严重受损，增加了对家属的经济依赖。13%就诊于初级卫生机构的患者有惊恐障碍。因此，惊恐障碍是常见病，是可能导致社会功能残疾的精神障碍。在神经症专科门诊中，焦虑症占神经症总数的 16.8%。

四、临床表现

焦虑症患者内心的不安全感很强烈，可表现为提心吊胆、惶恐不安、紧张恐怖，伴有明显的自主神经功能紊乱、肌肉紧张及运动性不安的症状。焦虑症多表现为以下两种临床类型：

（一）惊恐障碍

惊恐障碍又称惊恐发作，它是一种急性焦虑发作形式。惊恐发作常为自发性的，在没有现实危险的情况下或没有明显和固定的诱因下突然发作，即发作具有不可预见性。临床特点是焦虑程度严重，反复发作，每次持续时间短，常为数分钟，多在 10 min 内达到高峰，每次发作一般不超过 1 h，发作时意识清晰，事后能回忆。两次发作的间歇期，除了害怕再次发作外（预期焦虑），无明显其他症状。患者的不安全体验可表现为极度惊恐，常伴有严重的自主神经功能紊乱的症状，如心悸、出汗、发抖、胸闷、头昏、胃肠道不适、过度换气或憋气，因此有些患者大声呼救或惊叫。发作时患者常出现濒死感，害怕自己失去控制、丧失理智或发疯。不少患者最初几次发作常去内科急诊求治，多次检查无阳性发现，最后才转至精神科。

（二）广泛性焦虑障碍

广泛性焦虑障碍是一种泛化、持续性的焦虑，又称为慢性焦虑状态。患者的焦虑不安和恐慌不局限于任何特定的外部环境，无明确的对象和固定的内容，表现为毫无根据的担心、害怕、提心吊胆，或者对日常生活中的小事及并非重要的问题表现得过分担心和烦恼。患者虽然意识到这种担心毫无依据，却无法克服。患者最初可主诉一些与紧张焦虑相关的躯体症状，进一步检查则发现焦虑是主要的。与焦虑情绪同时存在的症状有运动性不安（如来回走动、搓手顿足）和自主神经系统症状，常见的主诉有发抖、肌肉紧张、心悸、口干、咽喉部梗塞感、出汗、上腹不适、头晕、头痛、尿频、腹泻等。此外还可表现为注意力不集中、易激惹、过分警觉、入睡困难及噩梦等。一些患者担心自己或亲人很快会有疾病或灾难临头。广泛性焦虑起病缓慢，病程多为迁延性。

五、诊断与治疗要点

（一）诊断要点

1. 惊恐障碍

（1）焦虑或恐怖突然出现，迅速达高峰，常持续数分钟，伴自主神经系统症状。

（2）发作出现在没有客观危险的环境，具有不可预测性。

（3）间歇期没有其他症状（预期性焦虑除外）。

（4）1个月内至少有3次发作，或首次典型发作后害怕再次发作的焦虑情绪持续1个月以上。

2. 广泛性焦虑障碍

（1）表现出原发性焦虑的症状，经常或持续出现无明确对象和固定内容的恐怖、紧张，担心发生不幸，注意力不集中。

（2）伴有运动性不安、坐立不安、震颤、不能放松、紧张性头痛等。

（3）伴有自主神经功能亢进，如心悸、出汗、口干、头晕、上腹部不适等。

此外应注意，惊恐发作可继发于其他躯体疾病或精神障碍。惊恐发作较常见于恐惧症、强迫症、癔症、抑郁症等。

（二）治疗原则

1. 心理治疗及咨询　告知患者伴发的躯体症状并非都是躯体疾病的症状，专注于躯体症状会增加恐怖感，焦虑情绪得到控制后躯体症状则会缓解。指导患者进行放松训练，鼓励患者恢复过去愉快的活动或锻炼。认知行为治疗、生物反馈等疗法可取得较好的效果，减少生活中的应激因素也有助于疗效。

2. 药物治疗　短期服用抗焦虑药物对患者有一定帮助，长期服用则可导致依赖，停药后也可导致复发。抗抑郁剂可减轻焦虑症状，而且不引起依赖或症状反跳。常用的药物有苯二氮γ-类抗焦虑药、β受体阻滞剂、SSRI类抗抑郁药、MAOI类抗抑郁剂、抗癫痫药等。药物治疗一般不单独使用，而是与心理治疗并用。

第二节　焦虑症临床护理特点

一、症状特点

（一）惊恐障碍和广泛性焦虑在症状方面有共同的症状特点

1. 患者内心的不安全感很强烈，表现为提心吊胆、紧张不安。

2. 常伴有自主神经功能紊乱，如心慌、手抖、出汗、上腹不适等。

3. 同时伴有多种躯体不适，如肌肉紧张、运动性不安等。

（二）两者症状的不同点

1. 惊恐发作

（1）惊恐发作是一种急性焦虑发作形式。

（2）在没有现实危险的情况下突然发作，发作具有不可预见性。

（3）发作时焦虑程度严重，反复发作，持续时间短。

（4）存在明显预期性焦虑的表现。

2. 广泛性焦虑障碍

（1）广泛性焦虑是一种泛化、持续的焦虑形式。

（2）患者的焦虑不安和恐慌不局限于任何特定的外部环境，无明确的对象和固定内容。

（3）表现为毫无根据的担心、害怕，或对生活小事及并非重要事情的过分担心与不安。

（4）部分患者担心自己或亲人很快会有疾病或灾难临头。

二、常见风险

（一）风险特点

1. 焦虑症属于神经症的一种疾病，大部分患者有充分的自知力。在住院依从性方面，大部分患者是主动求治，住院依从性较好，迫切希望缓解焦虑所带来的多种躯体不适。在服药依从性方面，焦虑症患者由于症状特点，表现为对躯体的过分关注，所以，部分患者的服药依从性欠佳，总是担心服用西药会对身体不好，因此，辗转于多家医院，采取服用中药、保健品，以及针灸等方法治疗，直至效果不佳，病情加重，才勉强愿意服用西药。同时，焦虑症患者出现自杀、自伤、冲动伤人的风险较低，主要原因为焦虑症患者存在自知力或部分存在自知力，有求治愿望，其次及时给予对症处理，焦虑情绪、躯体不适、自主神经功能紊乱等症状均可有效缓解。严重的焦虑情绪可影响患者认知，可出现自伤自杀行为。

2. 虽然精神科发生暴力行为的风险较低，但是当焦虑发作尤其是惊恐发作时患者还是会感到极度恐惧，担心死亡，无应对焦虑发作的能力。患者在焦虑发作时急于求得医护人员的帮助，若得不到有效的帮助可出现冲动、摔砸物品、自伤甚至伤人的风险。

3. 大部分焦虑症患者能够适应住院环境，愿意配合治疗，但有少部分患者人格特点突出，甚至是边缘性人格，当焦虑发作时，稍有不满就会大发雷霆，甚至出现言语冲突。

4. 在临床工作中还可能遇到有物质滥用史的焦虑症患者，焦虑发作时使用酒精、药物甚至毒品来缓解症状。如既往有吸毒史，吸毒后出现大量幻觉、妄想，患者在幻觉支配下做出自杀、自伤、冲动毁物的行为，此类患者采取自杀、自伤的手法更为极端，后果更为严重。在此举两例实例供大家思考：

案例一：李某，男性，30岁，入院诊断：焦虑抑郁状态。

患者既往吸食过麻果、冰毒、摇头丸等，不吸食则出现焦虑不安、紧张、恐惧及心慌、手抖等躯体不适，后逐渐出现凭空听到有人骂他、指责他，脑中反复出现性画面及杀人画面，曾两次用刀将自己右颈部砍伤，后均被及时救治，患者对此行为并不后悔，表示随时都有冲动、自伤的想法。

案例二：王某，女性，45岁，入院诊断：焦虑抑郁状态。

患者既往吸食过冰毒、摇头丸，不吸食则出现烦躁不安、心慌、全身乏力等症状，后逐渐出现大量幻觉，曾在一次吸食冰毒后将自家煤气罐点燃自杀，后被邻居及时发现，将其送往医院救治。

第三节　焦虑症护理评估内容及步骤

一、护理评估内容

1. 护理评估是护理程序的基础　指收集有关患者的全面资料，并加以整理、综合、判断的过程。评估包括主要精神病性症状及其应对方式、躯体及心理社会因素的评估。

进行护理评估时，除重点收集患者的主观资料即患者的精神病性症状及其应对方式外，还应重点收集患者的人格特点，生理、心理社会因素，患者的应激水平等客观资料，从而，做出全面的护理诊断，制定出切实可行的护理措施。

焦虑障碍患者往往有非常真实、具体的主诉，但因焦虑情绪的存在，有时有夸张的成分，以引起更多关注。因此，护理人员在收集资料过程中，应注意来自患者及周围环境两方面的信息。收集资料时要详细、具体，除仔细聆听患者对其精神、情绪的主观描述外，还需观察患者外显的症状及周围的环境，并判断患者目前的焦虑程度和症状对其日常生活所带来的影响。

2. 护理评估具体内容的三方面

（1）患者焦虑症状的程度：评估患者的焦虑症状及症状严重程度的同时，护理评估应将重点放在患者对症状的应对方式。因为有效的应对方式能够降低发生风险的概率（包括自杀、自伤、冲动毁物的风险）。

（2）生理方面：患者的生理状况包括很多方面，如患者的年龄、生命体征、自理能力、饮食、睡眠、大小便等。护士需要详细询问，收集真实信息。

（3）心理、社会方面：包括患者的生长环境、文化水平、职业、性格及人格的特点、婚姻状态、工作经济水平、家庭支持系统等，这些因素是容易使患者发生自杀、自伤等风险的诱发因素。

二、护理评估方法与步骤

（一）广泛性焦虑症患者的评估方法及步骤

1. 入院阶段（入院第 1 周）

（1）建立良好护患关系：对于广泛性焦虑症的住院患者，首先需建立良好护患关系，向患者介绍自己及主管医生、其他工作人员及住院的环境，使患者减轻由于住院及环境改变所带来的恐惧、不安。在与患者交流过程中，护士需运用沟通技巧，注意言语、态度，以及很好地使用非语言行为的方法，这样有助于收集到更多、有效的疾病信息。需要注意的是往往很多焦虑症患者伴有不同程度的情绪变化，多表现为情绪低落，严重者出现自杀观念及行为，所以，我们在评估时需要详细询问患者的情绪状态，防止危险的发生。

（2）评估患者的住院依从性：大多数焦虑症患者是主动求医，希望通过住院治疗改善自己紧张、不安所带来的心理和躯体不适，但也有少数患者是在他人劝说下住院，例如部分患者缺乏此类疾病相关知识，因焦虑伴有坐立不安、震颤、紧张性头痛、心悸、头晕等症状，多次到综合医院就诊，寻找病因无果，没有意识到是由于焦虑所带来的躯体不适，后经综合医院医生劝说同意到精神科进行治疗。

对于广泛性焦虑症患者评估住院依从性的方法，一般采用直接询问的方式，如您是自愿住院治疗的吗？如果回答"是"代表依从性较好，如果患者表示"不是"自愿住院，需进一步询问是谁让其住院，自己对此表示什么态度，并适时给予安慰劝说。

（3）评估患者焦虑时的表现形式及严重程度：患者的焦虑不安和恐慌不局限于任何特定的外部环境，无明确的对象和固定的内容，表现为毫无根据的担心、害怕、提心吊胆，或者对日常生活中的小事及并非重要的问题表现得过分担心和烦恼，患者多会主诉一些躯体不适，与过分焦虑有直接关系。

（4）评估患者的情绪状态：临床上认为焦虑与抑郁就像一对孪生姐妹，相辅相成，因此对于焦虑症患者一定要询问其情绪状态，部分患者因焦虑带来紧张、坐立不安，甚至出现多种躯体不适而感到痛苦，认为生不如死，产生轻生念头及行为，如出现此类想法，我们应详细询问，防止自杀、自伤的风险。

（5）评估患者躯体情况：询问有无慢性躯体疾病，如糖尿病、高血压、心脏病等，且了解疾病程度及目前所采取的治疗方法，对于焦虑伴有躯体不适的患者，慢性躯体病无疑会加重其焦虑紧张的程度，应加强对所患慢性疾病知识的介绍，尽量减轻患者对躯体状况的担心。

（6）评估患者心理社会因素：评估患者心理社会因素对疾病

的影响，如患者的文化程度、婚姻状况、人际关系、性格特点等。同时，心理社会因素也影响着患者对疾病症状的应对方式，因此，心理社会因素是导致风险发生的诱发因素。

2. 治疗阶段（入院第2～3周）

交谈前仍需要建立良好护患关系，可以采用以下言语：您住院一段时间了，对这里的环境能适应吗？您早餐吃的什么？您认识了几位病友？平时和他们交谈吗？

（1）评估患者的症状改善情况：经过一周对环境的熟悉和治疗，患者因环境改变而带来的紧张、不安会有所减轻，这时需评估患者的症状改善情况，包括焦虑、抑郁情绪，躯体不适的症状等。一般情况下，患者的焦虑症状会有不同程度的好转。同时，评估患者目前持续存在的焦虑症状及其严重程度，以及护理风险是否持续存在。

（2）评估患者服药依从性：大部分患者服药依从性较好，但有部分焦虑症患者由于过分关注自己躯体状况，担心药物副作用，或因既往服用一段时间药物后效果不明显，而不愿服药，甚至出现藏药行为。同时，对于患者主诉服药后的躯体不适，应及时讲解相关药物知识，尽可能消除对药物的顾虑，并且对于伴有慢性躯体疾病的患者，对其主诉应引起重视，判断是否与服用精神科药物有关，不能全部用患者的焦虑症状来概括。

（3）评估患者参与治疗的情况：除了药物治疗外，还应鼓励患者参与病房活动，如放松训练、正念疗法、专项训练、小组讲课等，从而分散患者对自身焦虑情绪及躯体不适的注意力，实践证明以上治疗方法对焦虑症患者的疗效较好。

（4）评估患者睡眠、饮食和大小便情况：对于患者的基础生理需求，护士应每天详细询问，需要注意的是部分患者由于常年服用精神科药物或自身存在习惯性便秘，经常3～5天排大便一次，有的人甚至可达一周，因此应及时给予处理。（临床上通常是2～3天无大便遵医嘱给予口服通便药物，3～4天无大便则采用甘油润肠剂肛塞给药的方式进行缓解）；小便的问题往往容易被忽视，年轻护士通常简单询问患者有无小便，但有少数患者服药后出现小便延迟、排尿无力或排尿不畅，但患者本人没有意识到此症状的严重性，并无主诉，因此，护士在询问时还需有针对性地进行评估。

3. 康复阶段（入院第 3～4 周）

即使患者即将出院，彼此较为了解，交谈前良好护患关系的建立也是不可缺少的，因此建立良好护患关系是贯穿于整个护理过程中的，是保证护理工作顺利进行、提供较好护理服务的基础。

患者经过三周的治疗，焦虑症状基本消失，躯体不适感明显改善，此阶段患者的评估重点已不是精神科护理风险，而是患者的心理社会支持系统及对焦虑症状的应对方式。

（1）评估患者症状是否完全缓解：包括焦虑情绪、躯体不适、饮食、睡眠的状况等，同时告知患者即使仍有少部分残留症状也是合理的，需要出院后继续遵医嘱坚持服药、定期复诊、做到作息规律、调整心态、找到有效缓解不适症状的有效方法；还可告知患者出院后可继续到康复科室进一步做康复训练。

（2）评估患者对焦虑症状的认知程度及应对方式：住院期间应对疾病知识进行宣教，启发患者寻找正确的应对方式。例如，患者刘某，因前一天晚上没有睡好，导致焦虑症状反复，出现心慌、出汗、坐立不安、烦躁等症状，后在护士长引导下平卧于床，通过正念疗法的指导语，患者渐渐放松，5 min 后进入睡眠状态，1 h 后醒来表示焦虑程度明显减轻，通过实践，此患者找到了针对自己焦虑症状的有效方法。

（3）评估患者出院后的具体计划：鼓励患者制订详细作息时间表，做到按时、按量服药，丰富自己的生活，主动承担部分家务，多与他人交往，病情稳定后可做力所能及的工作，从而保证社会功能的恢复。

（二）惊恐障碍患者的评估方法及步骤

1. 入院阶段（入院第 1 周）

（1）建立良好的护患关系：向患者主动介绍自己、主管医生、其他工作人员及病房环境，减轻患者因环境的改变而引起的焦虑、紧张情绪，对于患者主诉的在没有任何危险情况下而出现的紧张、恐惧，甚至躯体症状应表示理解、接纳，从而取得患者的信任。

（2）评估患者的住院依从性：惊恐发作的患者往往都是主动求医，迫切希望改善由于这种不安全的体验而带来的极度恐惧，以及所伴有的自主神经功能紊乱症状，如心慌、出汗、发抖，甚至濒死感。但有少部分患者在最初几次的惊恐发作后认为是自己得了某种躯体疾病，因此反复到综合医院内科就诊，经多次检查无异常后，才转诊到精神科治疗。

（3）评估患者惊恐发作时的不适症状及持续时间：大部分患者是在没有任何诱因的情况下，突然出现严重的焦虑表现，如头昏、胸闷、过度换气或憋气等，患者感觉自己快不行了，因此大声求救或尖叫，持续时间短，常为数分钟，多在 10 min 内达高峰，每次发作不超过 1 h，发作时意识清晰，能回忆，两次发作期间存在明显的预期性焦虑，担心再次发作。

（4）评估患者的生活自理能力：包括进食、饮水及大小便的情况，大多数惊恐障碍患者的自理能力不受影响，但在发作期间患者往往卧床，表示全身不适，不能活动，生活自理需他人协助或在他人的反复督促下才能完成，发作过后恢复正常。

（5）评估患者有无躯体合并症：如糖尿病、高血压、心脑血管疾病等，如果患者伴有慢性躯体疾病，尤其是心脏病、高血压的患者，发作时躯体不适感（心悸、头晕、胸闷等症状）往往更为突出，焦虑程度更为严重。

（6）评估患者心理社会因素对疾病的影响：如患者的文化程度、婚姻状况、人际关系、性格特点等。同时，心理社会因素也影响着患者对疾病症状的应对方式，因此心理社会因素是导致风险发生的诱发因素。

2. 治疗阶段（入院第 2～3 周）

在与患者正式交谈前首先建立良好护患关系，如询问患者住院一段时间是否能够适应病房环境，早饭吃的什么，认识几位病友了等。

（1）经过一周系统治疗后，部分患者惊恐发作的频率减少，持续时间缩短，发作时的躯体不适程度减轻，往往患者可主动寻求工作人员帮助，工作人员给予相应的放松指导，严重者可遵医嘱给予少量苯二氮 γ-类药物，患者焦虑症状可得以缓解。此阶段对于护理风险的评估仍需持续进行。

（2）评估患者服药依从性：大部分惊恐障碍患者服药依从性较好，但有少部分患者由于过度关注自己的躯体状况，担心药物副作用，而出现自行减量或藏药行为，当工作人员发现后给予解释劝说，患者一般能够接受。

（3）评估患者用药后的不良反应：部分惊恐障碍患者伴有情绪或睡眠问题，因此常会使用抗抑郁药、镇静催眠药或小剂量的抗精神病药，护士针对患者所服用的药物密切观察服药后的不良反应，给予合理解释，对于不良反应严重者需及时通知主管医生，给予对症处理，并做到连续交班。

（4）评估患者睡眠、饮食和大小便情况：对于患者基本生理需求，护士应每天进行详细询问，需注意的是部分患者由于常年服用精神科药物或自身存在习惯性便秘，经常 3～5 天排大便一次，有时甚至可达一周，因此，护士应每天进行询问，必要时给予通便药物（临床通常是 2～3 天无大便给予口服通便药物，3～4 天无大便则采用甘油润肠剂肛塞给药的方式进行缓解）。小便的问题往往容易被忽视，年轻护士通常简单询问有无小便，但有少数患者服药后出现小便延迟、排尿无力或排尿不畅，但患者本人没有意识到此症状的严重性，并无主诉，因此，护士在询问时还需有针对性地进行评估。

3. 康复阶段（入院第 3～4 周）

患者经过三周的治疗，惊恐发作基本消失，预期性焦虑也随着对疾病认知的改变而有所减轻，患者此阶段的评估重点已不是精神科护理风险，而是患者对惊恐发作时的应对方式。

（1）评估患者惊恐发作是否完全缓解：部分患者表示有时会发作，但发作的强度、持续时间及濒死感较以前明显减轻，紧张和担心的情绪也明显减轻，此时工作人员应多给予鼓励，讲解疾病知识，逐渐改善患者对疾病的认知。

（2）评估患者对惊恐发作时的应对方式：惊恐障碍患者经过一段时间治疗后，通常对此病有了新的认识。患者表示经过药物治疗及心理治疗，能认识到其实自己没有器质性疾病，有濒死感是由于过分焦虑所致，因此会尽量使自己放松，并且告诉自己即使出现濒死感，也是不会发生任何危险的。作为护理人员，我们应该对鼓励患者参加病房的各项活动，同时通过反复实践，使患者能够较好地运用放松疗法、正念疗法或森田疗法的原理帮助自己在发作时转移注意力，缓解不适症状。

（3）评估患者情绪状态：通常惊恐障碍患者随着发作次数的减少、不适症状的减轻，情绪状态也逐渐改善，能够主动与病友交往，主动参加病房活动。

（4）评估患者社会支持状况，家属对患者疾病的理解和应对情况。

（5）评估患者出院后的具体计划，给予相应指导。

三、护理措施

（一）主要护理问题

1. 焦虑　与患者症状有关，患者担心焦虑所带来的紧张不安及多种躯体不适的症状。

2. 自我保护能力的改变　患者焦虑发作时的自我保护能力下降，注意力全部放在自身症状上，感到非常痛苦。

3. 舒适的改变　患者身体舒适感明显改变，被出现的躯体不适所困扰，如心悸、出汗头昏、坐卧不安等。

4. 部分自理能力缺陷　患者感紧张、恐惧，伴有多种躯体不适且过分关注自己的焦虑体验，导致部分患者不能料理日常生活。

5. 睡眠形态紊乱　由于患者的焦虑情绪，导致睡眠受到影响，表现为入睡困难、早醒、睡眠质量不好等，往往患者可主动诉说自己睡眠不好，要求尽快得到改善。

（二）主要护理措施及健康教育

1. 护理措施

（1）焦虑：

1）对患者的焦虑程度及躯体情况进行全面细致的评估，尤其是对老年患者及伴有躯体疾病的患者的评估更不容忽视。

2）加强心理护理，以支持和疏泄疗法为主要内容帮助患者了解疾病，认识疾病的性质，消除顾虑。

3）患者焦虑症状发作时，可采用分散注意力的方法缓解症状。对于焦虑症状严重的患者，护士应陪伴患者，给患者安全感。必要时遵医嘱给镇静药物帮助患者控制焦虑症状。

4）教会患者掌握应对焦虑的方法，如放松疗法、森田疗法、肌肉放松技巧，做深呼吸运动、静坐、散步、慢跑，必要时护士可亲自带领患者去体验。

5）接触患者时一定要从尊重、同情、关心和理解的态度出发，与患者建立信赖调的护患关系。

6）鼓励患者以适当的方式表达其感觉，减少患者的心理负担。

7）用支持性语言帮助患者度过危机困境，并且辅导其有效地去适应和面对困难。

8）鼓励患者积极参加工娱疗法和各项文体活动，以便分散其注意力。

（2）降低风险的发生率：

1）评估患者可能发生风险的危险因素。

2）患者严重焦虑时应将其安置在安静舒适的房间，避免干扰，病房及床单位要简单、安全，必要时设专人看护。

3）密切观察患者躯体情况的变化并记录，必要时遵医嘱给予药物对症处理。

4）患者情绪稳定时，应不失时机地为患者做心理护理以安慰、稳定患者的情绪。

5）对伴有躯体疾病的患者，要向其讲明剧烈的情绪变化会对身体造成不良的影响，让患者能从主观上控制情绪反应。密切观察患者的病情及生命体征的变化。必要时遵医嘱给予及时的对症处理。

6）对有严重躯体疾病的老年患者，除应严密监测还要合理调整饮食结构，加强营养物质的摄入，增加钙质食物的补充，以防骨折的发生。

7）运用良好的沟通技巧，注意倾听患者的主诉，让患者有适量的情绪宣泄，以防不良情绪影响身体健康。

（3）提高舒适度：

1）认真评估患者躯体不适的主诉，特别对有躯体疾病的患者和老年患者，并且要做详细的体格检查，及时发现问题，给予处理。

2）患者出现胸闷、心悸、气短、头痛、坐卧不安等不适症状时，给予患者安慰、解释，必要时护士应陪伴患者，以减轻患者的不适感觉。

3）针对患者的具体情况，不回避患者的不适体验，向其讲解不适症状产生的原因和缓解的有效方法。

4）向患者讲解疾病的知识，并告诉患者本病是可以痊愈的，增强患者战胜疾病的信心。

5）帮助患者进行不适感觉的分析，了解症状的产生有无特定的诱发因素，如性格、环境、心理因素等，减轻其心理负担。

6）鼓励及指导患者参加适量的体育锻炼及体力劳动，以达到控制和恢复对环境的适应能力。

7）教会患者正确运用森田疗法、放松疗法，带着不适症状生活、学习。在工作和生活中逐渐改善不适症状，使患者体会到症状改善后的喜悦。

（4）提高自理能力：

1）认真评估患者的焦虑程度、发作时间，以及发作时间有无特定因素。

2）为患者制订日常生活计划，并督促检查其执行情况，必要时协助完成。

3）保证患者每日入量 2500 ml 以上，并选择营养丰富、易消化的食物。

4）督促患者积极参加工娱治疗活动，分散其注意力，减少患者关注自身不适的时间，减轻不良体验。

（5）改善睡眠质量：

1）认真评估患者的睡眠规律、卫生习惯、入睡方式，并尽可能维持原有睡眠规律，详细记录患者睡眠时数。

2）找出患者睡眠不好的诱发因素，减少或消除环境中造成心情烦乱和睡眠中断的因素，并尽量避免不良刺激。

3）给患者创造良好的睡眠环境，如拉上窗帘、听舒缓的轻音乐，提供夜间适宜的照明，减少不必要的外来刺激。

4）护士尽量在患者睡眠时把干扰减到最小量，如避免叫醒患者服药、进行治疗或测量生命体征。在患者休息时间限制探访。

5）增加患者白天活动时间，与患者一起制定白天活动时间表，限制白天睡眠时间，最多不超过 1 h。

6）做好患者的心理护理，教会患者一些促进睡眠的方法，如睡前饮杯热牛奶、热水泡脚、背部按摩、听轻松的轻音乐，不读小说、不看惊险电影、不喝咖啡、不吸烟等。给予患者合适的被褥、枕头，利于患者保持舒适的体位。

7）告诉患者正常成人每日所需睡眠时数，以及人体睡眠的规律，以减轻患者由于睡眠紊乱而产生的不良情绪反应。

8）向患者讲解规律的锻炼对减少应激和促进睡眠的重要性，如果没有禁忌证至少每周锻炼 3 次，每次半小时，包括步行、跑步、健美操等。

9）向患者及家属讲解睡眠紊乱的原因和避免其发生的可能方法。教育患者在家中应保持睡眠的规律性。

2. 健康教育

（1）焦虑症患者在焦虑发作时常常伴有心悸等不适症状，患者感觉自己得了重病，故非常紧张恐惧，护士应向患者详细讲解上述症状的原因，并非得了器质性疾病。

（2）对于慢性焦虑和应对困难的患者，护士或家属应对患者进行持续的心理治疗。

（3）帮助患者掌握应对焦虑的方法，如放松疗法、脱敏疗法，教会患者维持健康的方法。

（4）指导患者带着症状去做自己应做的事情，从中获得战胜疾病的快乐，增加战胜疾病的信心。

（骆蕾）

第 **4** 章 强迫障碍护理评估

第一节 强迫障碍概论

一、概述

强迫障碍（obsessive-compulsive disorders，OCD，又称强迫症）是以强迫观念或强迫行为为主要表现的精神疾病，多起病于青春期或成年早期，具有反复恶化或缓解的慢性的病程，治疗困难，给患者带来极大的痛苦或社会功能损害。虽然对强迫现象的认识已有近100年，但直到最近20年，对本病的认识才有了快速的发展。

强迫障碍有以下共同的特征：①同一种观念或思想冲动反复出现在患者的意识中；②伴随着这些观念和冲动的焦虑情绪，使患者采取对抗措施；③强迫观念和强迫行为是自我抵抗的；④患者认为这些强迫观念或强迫行为是荒谬的，不合理的；⑤患者有强烈的抵抗并为此痛苦。

自我强迫和自我反强迫是神经症性心理冲突的典型和尖锐的形式，也是患者精神痛苦的根本所在。事实上几乎每个人都有这种轻微和短暂的冲突体验——自知无补于实际的担心、着急和烦恼。从体验上说，只要我们对人性做深入一步的反思，就发现强迫症是可以理解的。常人与强迫症患者之差只是程度上的。因此，强迫症患者是由于不接受自己，甚至苛求自己，才导致自我强迫与自我反强迫的尖锐冲突。森田正马的人生态度体现在他设计的特殊治疗之中，一方面是对肉体和精神上的不快感取顺其自然的态度，另一方面是面对客观现实进行建设性的活动。这就是为什么强迫症患者一旦对此有所体会，他们的症状便随之减轻的原因。

二、病因与发病机制

(一) 神经生物学因素

1. 强迫症的家系遗传　研究发现，51.1％的强迫症患者有一、二级亲属精神疾病的阳性家族史，而对照组为 13％。强迫症患者的父母中，亚临床强迫症、焦虑症、其他神经症、精神分裂症、抑郁症的患病率明显高于对照组，而强迫症的患病率并无增高。强迫症患者的统计中，抽动障碍的患病率明显增高，且均为男性患者，其次是精神分裂症和心境障碍，提示强迫症与焦虑障碍、抽动障碍、精神分裂症及抑郁症有遗传学上的联系。强迫症患者一级亲属中亚临床强迫症、慢性抽动障碍的患病率明显增高，而强迫症的患病率并不高。如将亚临床的强迫观念和强迫行为也考虑进去，OCD 患者的家系中 OCD 的患病率较一般人群更高 (10％)，其一级亲属中的患病率达 20％。OCD 的单卵双生其同病率为 65％～85％，而二卵双生的同病率为 15％～45％。

有研究认为 OCD 与抽动秽语综合征 (Gilles de la Tourette syndrome，又称图雷特综合征) 与染色体显性遗传基因有联系。这一基因与慢性抽动障碍、发音抽动及 OCD 连锁，90％～95％携带此基因的男性至少发生这些行为中的一种。携带此基因的女性表达率较低 (60％)，但发生 OCD 的概率较高。目前尚未确定抽动秽语综合征的遗传基因座 (TS 基因) 的位点，部分 OCD 家系患者的表现形式并不与 TS 基因有关，这种形式的遗传因素尚未确定。

强迫症的分子遗传学研究发现，强迫症与转运子蛋白 (5-HTT) 基因有关，5-羟色胺转运体基因 (5-HTT) SL cbA4 多态性的 L 等位基因与强迫症呈正关联，该多态性的 L 等位基因是强迫症的风险因子。强迫症与多巴胺 D2 受体基因关系的研究发现 D2 受体基因 TagIA 多态性影响着 D2 受体的生物学功能，可能影响强迫症的易感性，特别是主要影响有抽动障碍的强迫症患者的多感性。强迫症病因与 D4 受体基因的 48bp 重复序列多态性明显相关；强迫症发病与 D4 受体第 36～42 密码子上 21bp 碱基序列缺乏有关；有两个研究显示，CoMT 基因影响强迫症的易感性。

2. 强迫症的神经化学基础　近十年对强迫症神经化学的研究主要集中在 5-羟色胺能神经递质系统。通过测定中枢和周围神经系统中的 5-羟色胺代谢产物，或使用 5-羟色胺能（5-HT）药物探针的方法，或测定选择性 5-HT 再摄取抑制药的抗强迫作用，发现强迫症患者的 5-HT 功能的异常。Insel 等对强迫症患者的研究发现患者脑脊液中 5-羟吲哚乙酸（5-HTAA）的含量高于正常对照组。Kruei（1990 年）对 43 例强迫症儿童的研究发现，患儿脑脊液中 5-HTAA 含量较健康对照组增高，使用氯丙咪嗪治疗前，血小板血清素含量明显高于正常对照组。氯丙咪嗪治疗前后的神经生化研究发现，氯丙咪嗪治疗期间，强迫症患者疗效与脑脊液中 5-HTAA 含量的下降呈正相关，而与高香草酸（HVA）三甲羟苯乙二醇（MHPG）不相关。

3. 强迫症的脑代谢活动　强迫症的动态脑影像研究显示，静息状态下的区域脑血流（rCBF）特点为大脑皮质内多个脑区的放射性分布稀疏、缺损。脑功能异常区包括顶叶、额叶、颞叶、枕叶，尤以顶叶、额叶的异常为突出，表明大脑皮质多个脑区的代谢活动低下。Hoehn 等对强迫症的区域脑血流研究发现，强迫症患者的双侧眶额皮质、尾状核、前扣带皮质的血流增加。强迫症的区域脑血流与临床症状关系的分析发现，强迫症的症状表现形式与区域脑血流异常区没有特异性联系，提示强迫症脑功能异常可以涉及多个脑区，而以额叶、顶叶较突出。对强迫症的脑葡萄糖代谢的研究发现，强迫症患者的整个大脑皮质、尾状核、双侧额叶皮质均有葡萄糖摄入的增加。眶额皮质和基底节是强迫症脑功能显像提示的可能的脑功能异常区。

（二）心理因素

一些心理学家认为强迫障碍是与肛欲期有关的正常成长过程和发育障碍。冲突性情绪是正常儿童发育中肛欲阶段的重要特征。儿童对爱的客体（指所爱的人）同时表现出既爱又恨。强迫障碍患者意识里体验到爱的客体、爱和恨的冲突。带有神秘力的思维方式是儿童期常见的思维方式。儿童认为只要想到外部世界中的一些事件就可以导致某些事件的发生。无助的儿童幻想只要想到一些事、词或情景就可能减轻焦虑，摆脱恐惧，在一定的发育阶段以此作为一种对付焦虑的方式。

三、流行病学

R. Woodruff 等（1964）研究发现，充分发展的强迫症的患病率为 0.5％，Weisman 等（1978）调查了美国纽黑文（New Haven）社区的 511 人，未发现一名强迫症患者。林宗义（1953）在台湾的 11 442 名原著居民中只发现 9 例神经症患者，其中没有一例是强迫症。强迫症患者倾向于保密，他们习惯于控制思想情欲而不外露，所以不容易被所谓知情人发现。有些症状相当严重的患者始终不求助于家庭以外的人。因此，调查所得数据容易偏低。至于发病率则迄今仍不清楚。

强迫症在精神科门诊和病房里出现的频率变异很大，最低只有 0.1％，最高可达 4.6％（Black，1974）。关于性别，Rasmussen 等（1984）综合了 13 篇报告，共计男性患者 727 人，女性患者 803 人，男女之比为 1∶1.1。与此相反，Hollingsworth（1980）发现儿童强迫症患者中男孩占 76％（男女之比为 3.2∶1）。尽管 Hollingsworth 的病例不多，但有可能说明童年强迫症与成年强迫症之间并无连续性。事实上，童年强迫症患者大多预后良好，成年后多无复发，而成年患者通常没有童年强迫症病史。L. Kaylon 等（1967）发现，强迫症患者在家中通常排行老大，或独生子女特别多见（为 31/40），对照组为 11/40（$P<0.001$）。临床工作者和研究者都注意到，父母的焦虑情绪和僵化的生活风格对子女患强迫症产生了重大的影响，造成子女焦虑水平高，持严格而不变通的道德观点和行为规范。

有关强迫症患者的婚姻研究报告少见，但结果高度一致，即独身率很高，远高于其他神经症。独身率一般报告为 50％左右，个别高达 68%。女性低于男性，但也有 1/3 以上的独身。显然，患者的人格和症状严重妨碍了人际交往是主要的原因（Black，1974）。

患病时间不长的患者通常能把他们起病的日期说得相当准确，也有一些患者由于强迫症的前驱期现象，对起病情况印象模糊。G. Skoog（1965）的临床研究发现，强迫状态的前驱期现象主要包括重复动作或重复言语、抑郁、焦虑。E. Kringlen（1965）认为，在典型的强迫症状出现前，头痛、疑病症状、神经衰弱症状等不少见，1/4 以上的患者同时有焦虑症状，约 1/5 的患者有抑郁症状。

把仪式性行为视为强迫症的前驱期症状，必须十分慎重。格里纳克（P. Greenacre，1923）的对照研究说明了这一点。在 86 名强迫症患者中，64 人在青春期前有过仪式性行为，而正常对照组的 30 人中，29 人青春期前有过仪式性行为。

第一次出现强迫症状的年龄为略大于 20 周岁，男女起病年龄无显著差异，可见，强迫症平均起病年龄显著小于焦虑症（平均略大于 30 周岁）。起病的诱因各不相同，性生活和婚姻关系上的困难、怀孕、分娩等在西方人中是最常见的诱因（J. Pollitt，1957），但在中国人中，职业和社会生活中的挫折在诱因中占突出地位（W. H. Lo，1967）。G. Skoog（1965）研究发现，在 251 名强迫症患者中，47%急性起病，但这些人大多（62%）先有缓慢发展的症状，然后急剧恶化。现在把 I. M. Ingram（1961）、S. D. Ray（1964）和 W. H. Lo（1967）的三篇报告的数据合在一起（共 219 例），便可以看出初期病程各种形式的发病频率：稳定病程占 58%（其中多数是缓慢加重的，只有少数无明显变化），波动病程占 29%，阶段性病程占 13%。

E. Kringlen（1965）对 91 名强迫症患者进行了长期追踪（起病后平均 30 年，第一次住院后平均 17 年），发现 31%的患者始终没有变化，27%的患者头几年无变化后来逐渐进步，6%的患者不断持续进步，28%的患者呈波动病程，其间有或没有完全缓解期，8%的患者不断恶化。

Rasmussen 和 Tsuang（1984）的文献综述收集了 9 篇追踪研究，共 628 例，追踪年限最短 2 年，最长 26 年。结果是显著进步者占 20％，进步者占 39％，无变化者占 41％。

总的来说，标志着良好预后的指征有：健康的病前人格，发作性病程，不典型的症状尤其是伴有明显的焦虑或抑郁，病程短。而病前有严重的强迫性人格障碍，症状严重而且弥散，童年起病，病程长，从未明显缓解过，这些都是预后不良的指征。

至于阳性家族史、性别、智力水平、婚姻状况、起病急缓等，从已有的报告看来，都与预后的关系不大。

临床上常见的病例是，既有一些预后良好的指征，也有一些预后不良的指征。只有大量病例和采用新的统计方法，才可能对这些影响预后的因素的主次和相互作用获得进一步的认识。

因迄今用药时间不长，有效的药物治疗（至少对一半左右的患者能够在一定时期内控制症状）对长期预后的影响还有待追踪。

四、临床表现

患者能认识到自己的强迫性思维和强迫行为是无意义、不合理或不正常的，因被症状困扰而十分烦恼，并试图加以抵制或控制症状。然而患者的努力往往难以奏效，以致无法克制或摆脱症状，因此患者感到非常苦恼和焦虑。患者清楚这些症状起源于自身，而不是在别人或外界环境的影响下产生的。有些强迫性思维内容看起来不可思议或很荒唐，患者甚至担心自己会丧失理智、会"发疯"。一些患者病程较长，对自己的强迫症状既不能消除也无法回避，只能任其摆布，因而这些患者抵制症状的行为也是很微弱的。

临床表现既可是以强迫思维为主，也可是以强迫行为为主，还可以是两者的混合形式。

（一）强迫思维

强迫思维也称强迫思想或强迫观念，常见有强迫怀疑、强迫回忆、强迫性穷思竭虑、强迫联想、强迫意向等。

1. 强迫怀疑　患者总是担心自己做过的事、说过的话会出错，反复怀疑自己言行的正确性，如关好门窗后马上又怀疑门窗没有关好或锁好，信发出后怀疑地址未写对，离开办公室后怀疑或担心抽屉未锁好等。明知这种怀疑和担心是过分的、没必要的，但无法使自己停止怀疑。

2. 强迫性回忆　对于往事和经历等进行反复地、无休止地回忆，一些过去的事或情景不由自主地出现在患者的脑海中，明知无实际意义，不愿去回忆，但难以自控。如果这种回忆达到表象的程度，则称为强迫表象。

3. 强迫性穷思竭虑　患者脑子里总是没完没了地想一些毫无意义的、不可能有定论的问题，难以控制。

4. 强迫联想　脑子里出现一个观念或一个词语时，便会不由自主地联想到另一个观念或词语。如果联想的内容与原来的意义相反，则称为强迫性对立思维。

5. 强迫意向　具有冲动性的、违背自己的意、具有攻击性的特点，如见到刀子就想到持刀伤人或杀人，或出现伤害自己所爱的亲人的冲动，担心控制不住会付诸实施，为此有负罪感，并伴有明显的焦虑。

（二）强迫行为

患者表现为反复重复某种行为或动作，明知这种行为是过分的、不必要的，但难以自控。强迫行为可在强迫思维的影响下产生，通过强迫行为可暂时缓解由强迫思维导致的焦虑情绪。常见的强迫行为有强迫洗涤、强迫检查、强迫计数、强迫性仪式动作等。

1. 强迫洗涤　患者常因害怕自己的手或其他物品不干净、被污染而表现出反复洗手（甚至出现皮肤损害）、洗澡、洗涤衣物等，难以控制。

2. 强迫检查　患者反复检查门是否锁好了，窗户是否关严了，是否关好了煤气的开关，灯关了没有，是否锁好了抽屉，文章中是否有书写错误等。

3. 强迫计数　如对表格、地砖、楼层等，一遍遍地数，如中途出现错误还会返回，并重新计数。

4. 强迫性仪式行为　如到了家门口前总是要先退几步或默读几个数字再开门回家，转右弯时总要先迈左腿等，如果做错了，则必须重做一遍。

患者如不去检查、洗涤或重复某种行为，就会出现焦虑，似乎就要发生严重后果。这种焦虑只有通过再次的强迫行为才会消除，即使是暂时性消除。多数患者的强迫症状是强迫思维和强迫行为混合存在，有些人是两种症状同等突出，也有的是以一类症状占优势。强迫症状使患者非常痛苦，症状可占用患者一天中的很多时间，有时还伴有明显的犹豫不决和办事迟缓，病情重者则可严重影响患者的日常生活和工作。

五、诊断及治疗要点

1. 患者在 3 个月的大部分日子里反复出现强迫思维或强迫行为。

2. 明知强迫症状无意义，试图摆脱、控制，但难以奏效。

3. 强迫症状来源于自身，而不是受别人的影响或外界强加的。

4. 症状给患者带来很大痛苦，病情重者可明显影响日常活动和生活。

强迫症状也可出现在其他精神障碍中，因此应注意鉴别诊断。精神分裂症患者可表现有强迫症状，但不伴有明显的焦虑情绪，缺乏自我克制的意向，求治欲不强，自知力不全。抑郁症状与强迫症状如果同时存在，应根据最先出现的优势症状进行诊断，如果难以诊断哪种症状占优势，则应诊断为抑郁症。恐惧（怖）症与强迫症的不同之处在于，恐怖症患者主要是对特定的情景感到恐惧，缺乏自我克制的愿望，有明显的回避行为。

（一）诊断

1. 症状标准

（1）以强迫思想为主，包括强迫观念、回忆或表象、强迫性对立观念、穷思竭虑、害怕丧失自控能力等。

（2）以强迫行为（动作）为主，包括反复洗涤、核对、检查或询问等。

（3）上述的混合形式。

（4）患者称强迫障碍起源于自己内心，不是被别人或外界影响强加的。

（5）强迫症状反复出现，患者认为没有意义，并感到不快，甚至痛苦，因此试图抵抗，但不能奏效。

2. 严重标准　社会功能受损。

3. 病程标准　符合症状标准至少已 3 个月。

4. 排除标准

（1）排除其他精神症状的继发性强迫症状，如精神分裂症、抑郁或恐惧障碍。

（2）排除脑器质性疾病特别是基底节病变的继发性强迫症状。

（二）鉴别诊断

1. 症状性强迫综合征　多为躯体疾病和脑器质性病因所致，如颅内的器质性病变可以表现为临床上的强迫综合征，结合病史、体检和实验室检查多能做出诊断。

2. 恐惧障碍　恐惧障碍可以伴有强迫症状也可以无强迫症状，两者均为焦虑性障碍。恐惧障碍的焦虑是由客观环境中特定的事物或情景所诱发并伴有回避行为。如场所恐惧、社交恐惧，但如患者对客体的恐惧性体验具有强迫的性质，即反复出现的，难以抵抗地恐惧接触了不洁之物或脏的强迫观念反复出现，而采取强迫行为以缓解焦虑，如患者认为自己的手被某一污物污染，并经手而传到手碰过的地方，因而反复洗涤。这种强迫症状以病理性恐惧为主，有人用强迫恐惧障碍，或只用强迫症做出诊断。如患者对恐惧对象的体验只是在暴露于实际的情景，并因回避行为而消失，不应诊断为强迫症，如两种情况均存在，可做出强迫合并恐惧障碍的诊断。

3. 广泛性焦虑　患者表现为对日常生活中的时间过分担心，焦虑症易与强迫症混淆，鉴别的要点是这种担心、焦虑的体验是否具有强迫观念的性质，广泛性焦虑的内容多不固定，患者较少有强迫症患者的自我抵抗、自我失谐性等特点，结合广泛性焦虑的其他特征，如自主神经系统症状和运动方面的特征可鉴别。

4. 疑病症　患者在对自己躯体症状的错误解释的基础上，反复认为自己患有某种严重的躯体疾病，四处求医以寻找自己患病的依据，一般不伴有强迫性的仪式行为。疑病症可以认为是反复出现的患有严重疾病的一种强迫观念，但多数患者并无自我抵抗，并不认为这种观念是没有必要的，不构成强迫观念的核心症状，因此目前疑病症被认为是强迫谱性障碍。若患者同时伴有仪式性的检查、洗涤以减轻疑病带来的焦虑，这时可给予强迫症合并疑病症的诊断。

5. 抑郁症　强迫症与抑郁症有密切的关系，抑郁症患者在病程中常有一过性的强迫症状，这时若抑郁症的临床症状在整个病程中占主要地位，应诊断为抑郁症，若抑郁症状和强迫症状均达到临床诊断标准，应做出两病的诊断。

6. 妄想　强迫观念的内容常常可以是十分荒谬反复出现的，驱之不散，与妄想易于混淆。强迫观念与妄想最主要的区别在于，强迫症患者对自己的强迫观念具有抵抗力或自知力，知道强迫观念的内容不是事实，是不必要的，没有意义的，并努力抵抗，因此而感到十分痛苦。而妄想是一种病理性的坚信，对妄想的荒谬性缺乏自知力，患者并不加以抵抗并可能受妄想支配采取行动，提示妄想是自我功能严重损害的结果，丧失自我界限因而是精神病的特征。但是严重的强迫症患者在慢性的疾病过程中，一部分强迫症患者对症状的抵抗逐渐降低，对强迫观念的抵抗逐渐减弱最后完全丧失自知力，这时就出现了强迫观念向妄想的转变，带有强迫性质的疑病观念可以发展成疑病妄想。由此可见强迫观念与精神病性症状之间的关系。

（三）治疗

1. 药物治疗　选择性 5-HT 再摄取抑制药如氯米帕明、氟西汀最为常用，苯二氮 γ-类药物常被用于对抗焦虑情绪，如氯硝西泮。一般而言强迫症药物治疗不短于 6 个月。

2. 心理治疗　心理治疗对强迫症患者具有重要意义，解释性心理治疗、支持性心理治疗、行为治疗及精神分析，均可用以治疗强迫症。另据报道，森田治疗对部分强迫症有很好的疗效，心理治疗可以使患者正确认识自身个性特征及疾病特点，客观判断现实情况和周围环境。治疗的重点在于使患者克服性格缺陷，不过分追求完美，接受现实的不完美，学习合理的应对方式，增强自信。治疗过程不能急于求成，也不要过分迁就患者。

第二节　强迫症护理特点

一、症状特点

强迫症的临床基本症状是强迫观念和强迫行为。有些患者以强迫观念为主，有些患者以强迫行为更为突出，强迫症患者虽然对疾病有自知力，并有强烈的就医意愿，但患者对疾病的性质、如何治疗，以及自己在治疗中应该如何配合了解甚少。

（一）强迫观念

强迫观念是本病的核心症状，最为常见，表现为反复而持久的观念、思想、印象或冲动念头等出现在患者的意识中，对患者的正常思维过程造成干扰，明知没有必要，但患者不能控制，无法摆脱。

（二）强迫动作

强迫动作通常继发于强迫观念，是以减轻强迫观念所致的焦虑而出现的不自主的顺应或屈从性行为，从而暂时缓解由强迫思维导致的焦虑情绪。上述症状反复出现，整日纠缠患者，往往妨碍其正常工作和生活，给患者及家人带来痛苦。

二、常见风险

对于强迫症患者，自杀、冲动、伤人、外走等危及患者安全的精神科临床护理风险要比精神分裂症、情感障碍等精神科重性疾病发生概率低。

（一）自杀、自伤风险

1. 患者常年被强迫症状所困扰，虽明知没必要，但就是无法控制，引起内心冲突，情绪不稳定，易发火，甚至有冲动伤害自己的行为。

2. 因强迫症属于慢性病、久治不愈，症状反复发作，患者不能像正常人那样生活，常年下去失去对治疗及生活的信心，出现抑郁、自责，或无望的情绪，感觉拖累家人，大多数强迫症患者都出现过自杀观念，部分患者抑郁情绪严重时出现过自杀、自伤的行为。

（二）冲动、伤人的风险

1. 如果患者正在强迫行为过程中，此时被他人打断，无法达到内心所期待的目标，需重复进行强迫行为或仪式化动作重新进行时，患者会表现出烦躁、大发雷霆、冲动摔东西，甚至伤害攻击打断其强迫行为的人员。这与患者的病前性格及应对焦虑的方式有关，一般冲动性人格特点的患者易发生冲动的风险。

2. 部分强迫症患者不仅是自我强迫还会强迫家人及医护人员或其他病友等，当被患者强迫的对象未能按其所期待的模式进行时，患者就会发脾气、冲动伤人。患者所强迫的对象及做出冲动行为的对象大多为其亲近的家人。

（三）皮肤完整性受损风险

1. 强迫洗涤是强迫症患者最常见的强迫行为之一，患者常因害怕自己的手或其他物品不干净，而出现反复洗手或长时间洗澡，导致皮肤完整性受损，出现红肿、破溃，即便如此，患者仍会忍住疼痛，继续洗涤。

2. 部分患者有强迫计数的症状，要求自己洗手必须洗够多少次或多少时间，劝说无效，最终导致皮肤严重受损。

3. 患者在反复洗手时，常大量使用对皮肤刺激性较强的物品进行清洗，认为这样洗会更干净（如洗涤灵、消毒液等），导致皮肤严重破溃。

　　患者以上的症状均会造成皮肤完整性受损，甚至破溃、感染等症状。患者虽然在长时间洗涤后马上涂擦护肤品来保护皮肤，但是很快又会再次洗涤，无法达到保护皮肤的效果。

第三节　强迫症护理评估内容及步骤

　　进行护理评估时，除重点收集患者的主观资料，即患者的精神病性症状及症状的应对方式外，还应重点收集患者的人格特点、心理社会因素、患者的应激水平等客观资料。更全面地收集资料，做出全面的护理诊断，制定出切实可行的护理措施。

一、护理评估内容

　　1. 主观资料

　　（1）评估患者强迫症状的具体内容（强迫思维、强迫行为）的具体表现形式，包括症状出现的频度、持续的时间、症状的出现有无规律性。

　　（2）评估患者强迫症状发作或加重时有无相应的诱发因素。

　　（3）评估患者的情绪状态，是否存在抑郁、焦虑等负性情绪，程度如何；存在抑郁情绪时有无自杀意念及行为，若既往存在自杀行为，要询问患者具体的方法，并评估患者对既往自杀行为的态度，以判断患者目前的自杀风险。

　　（4）评估患者的强迫症状对其社会功能、日常生活及人际关系的影响程度。

　　（5）评估患者的强迫症状是否导致患者其他异常行为，如冲动、攻击、自伤等行为。

　　（6）评估患者自身对疾病的认知及家属对患者疾病的认知。

　　2. 客观资料

　　（1）评估患者的意识状态、一般躯体状况、生命体征、营养状况、睡眠及活动有无异常。

（2）评估患者的既往的健康状况，有无重大疾病、有无家族史、过敏史。

（3）评估患者的人格特点，内向或外向、有无突出的人格特征。

（4）评估患者从小做事的习惯，是否过分仔细、谨慎、刻板和固执、追求完美，不合理地坚持要求他人必须按自己的意愿办事。

（5）评估患者独立解决问题的能力及方式。

（6）评估患者家庭的教育方式、幼年的生活环境、所受教育程度、父母的教养方式及其与患者的行为模式的关系。

（7）评估患者近期工作环境和生活环境有无变化。有无重大的生活事件的发生。

（8）评估患者社会支持系统是否良好。

（9）评估患者是否接受过治疗、主要用药情况、有无药物的不良反应等。

（10）了解实验室及其他辅助检查结果。

二、护理评估方法及步骤

1. 新入院患者的评估步骤（入院第 1 周）

（1）首先与刚住院的患者建立合作、支持、信任的护患关系，向患者介绍自己及主管医生、其他工作人员及住院的环境，使患者减轻由于住院及环境改变所带来的恐惧、不安的心理。在与患者交流过程中需注意言语态度，很好地运用沟通技巧和非语言行为方法，收集到更多、有效的疾病信息。大部分来住院的强迫症患者的症状已严重影响了其生活。患者入院后除药物治疗外，患者的认知及行为矫正是住院治疗非常重要的一部分。信赖的护患关系对患者行为矫正的实施起到很好的促进作用。

（2）评估患者住院及治疗的依从性。强迫症患者对自己的疾病有完全的自知力，因此绝大部分是主动要求治疗的，故强迫症患者无论是住院依从性或者治疗服药依从性都是依从或者是劝说下依从。极少数患者症状的严重程度为中、轻度，患者自我认为对日常生活有一定影响，但影响不大，患者已习惯了强迫行为，不愿改变，家人劝说下住院治疗。还有部分患者的强迫症状是继发的，如抗精神病药物导致的强迫。精神分裂症患者中，5％～45％可能出现强迫症状（"强迫型精神分裂症"），患者对强迫症状没有痛苦体验，因此这部分患者住院依从性也是劝说下依从。因此对于诊断明确的强迫症患者，其住院依从性是良好的。对于强迫症患者的服药依从性，大部分患者服药依从性较好，但有部分强迫症患者由于强迫症状的影响，经常出现服药时间较长的现象，服药过程中及服药后反复检查药物及药杯，需反复督促，但劝说效果欠佳。

（3）评估患者的主要强迫症状及对强迫症状的应对方式，从而评估患者在症状的支配及影响下的临床护理风险。评估患者①强迫症状的类型，强迫思维还是强迫行为；②具体表现及其严重程度；③对工作、学习、人际交往的影响程度；④每天占据的时间；⑤是否影响到患者的情绪，有无自责、自罪，不想活的观念及计划甚至行为。

（4）评估患者强迫症状及对日常生活的影响。许多强迫症患者在症状影响下，基本生活需求都受到严重的影响，如有的患者一天都在被强迫思维或强迫行为困扰而不能按时进食，甚至不能独立大小便；还有的患者洗澡需要好几个小时，出现因过度体力消耗而晕倒在浴室内。

（5）评估患者对疾病的认识程度，以及患者参与治疗的模式。大多数强迫症患者的护患模式是指导-合作型及共同参与型，评估患者是否了解疾病的性质，是否治疗过，用过哪些药物及心理治疗的方法。根据评估制订个性化的护理计划。

（6）评估患者躯体情况，询问有无慢性躯体疾病，如糖尿病、高血压、心脑血管疾病等，且了解疾病程度及目前所采取的治疗方法。

（7）评估患者心理社会因素对疾病的影响，如患者的文化程度、婚姻状况、人际关系、性格特点等。同时，心理社会因素也影响着患者对疾病症状的应对方式，因此，心理社会因素是导致风险发生的诱发因素。

2. 住院过程中患者的评估步骤（入院 2～3 周）

（1）评估患者症状改善情况：包括强迫症状、情绪状态、营养状况、皮肤完整性等。强迫症状主要评估发作的频率、次数、程度上有无减轻；如果有皮肤受损的情况，一定每天查看受损部位的皮肤有无好转，按时给予护肤品进行涂擦，如凡士林软膏。

（2）评估患者参与治疗的情况：包括药物治疗及病房活动等。除药物治疗外，教会患者使用缓解和消除焦虑的方法，如做深呼吸运动，肌肉松弛的技巧，静坐、散步、慢跑等，还可帮助患者建立治疗动机，可根据患者情况个别讲解，组织强迫症患者进行小组讨论，在讨论中请康复的患者讲述自己的治疗体会，建议患者阅读有关强迫症治疗的书籍等多种方法，且制订个性化的活动计划，根据患者自己的具体症状、文化程度、性格特点制定个性化的作业内容，护士结合患者的情况与患者讨论计划的可行性并再次修改，与患者达成一致后交给患者督促其按计划完成。

（3）评估用药后有无药物不良反应，给予合理解释，但需掌握沟通技巧。对于常见药物不良反应（如口干、乏力、恶心、胃肠道不适等），护士应帮助患者分析不适的原因，不要盲目告知患者是药物所致，以免加重患者的心理负担。但对于严重不良反应，如呛咳、吞咽困难、大小便异常等，一定引起重视，及时告知主管医生，做到连续交班。

（4）评估患者睡眠、饮食和大小便情况，部分患者由于常年服用抗精神病药物或自身存在习惯性便秘，经常 3～5 天排大便一次，甚至有的人可达一周，因此，护士应每天进行询问，必要时给予通便药物（临床通常是 2～3 天无大便给予口服通便药物，3～4 天无大便则采用甘油润肠剂肛塞给药的方式进行缓解）。

3. 出院前患者的护理评估步骤（入院 3～4 周）

（1）评估患者强迫症状的缓解程度，详细询问强迫症状一天中出现的频率和次数及目前的情绪状态等。

（2）评估患者对强迫症状的认知程度及应对方式，是否能够较好地运用所学到的有关森田疗法、正念疗法、放松训练等相关知识缓解强迫症状，从而能够正常生活。

（3）评估患者出院后的具体计划，给予相应指导，鼓励患者制订切实可行且有个性化的生活计划，鼓励患者做家务，多与他人交流，待症状稳定后找一份力所能及的工作，从而尽可能地恢复社会功能。

（三）强迫症患者的主要护理问题

1. 焦虑　与患者的强迫思维、强迫行为不能有效应对有关。

2. 睡眠形态紊乱　与环境改变有关。

3. 自理能力缺陷（特定的）　与强迫观念及强迫行为影响日常生活有关。

4. 个人应对能力失调　患者出现强迫症状时无力应对。

5. 暴力行为的危险（自伤）　与抑郁情绪有关。

6. 皮肤完整性受损与反复洗涤和使用刺激性洗涤剂有关。

三、主要护理措施及健康教育

（一）护理措施

在强迫症护理中主要的护患关系模式为：指导-合作型及共同参与型，所以在制定护理措施时不是护士单一的行为，而是护士根据患者的具体的症状、文化程度、性格特点，与患者本人一同完成个性化护理措施的制定，并在实施过程中给予更多的指导、启发，下面重点介绍前三个护理问题的干预措施。

1. 焦虑

（1）向患者做好入院的环境介绍，详细介绍医院的有关规章制度、主管医生、主管护士，以及病房内的病友，以减轻由于环境的改变造成的焦虑情绪。

（2）做好详细的病史资料收集，掌握病情，了解患者的发病原因、发病经过、主要症状、患者的性格特征以及焦虑时的主要临床表现。

（3）做好支持性心理护理，对患者的症状给予接纳、关心和理解，与患者建立信赖、协调的护理关系。

（4）鼓励及接受患者以适当的方式表达其生活压力、焦虑及害怕等情绪，减少其心理负担。

（5）教会患者如何应对强迫症状，当患者出现强迫症状时，护士可以以语言或行为帮助患者减少强迫动作的持续时间和次数，或采取帮助患者转移其注意力的方式缓解症状。

（6）减少环境的刺激，以免增加焦虑的程度。

（7）教会患者使用缓解和消除焦虑的方法，如做深呼吸运动、学习肌肉松弛的技巧、静坐、散步、慢跑等。

（8）鼓励患者积极参加工娱治疗和文体活动，以分散注意力。

（9）患者严重焦虑时，护士应陪伴患者，必要时遵医嘱给予抗焦虑药物，减轻患者的痛苦体验。

（10）教会患者掌握"森田疗法"的顺其自然，"为所当为"的理论，并要求患者带着症状去做该做的事情。在行动中改变自我。

2. 改善睡眠质量

（1）评估患者的睡眠情况，包括睡眠时间、睡眠质量、入睡时间、醒来的时间、使用镇静药物的情况。要准确记录睡眠时间，做好交班，并制定出切实可行的护理措施。

（2）评估患者发生睡眠障碍的过程，找出并尽量避免诱发因素。

（3）白天督促患者多参加工娱治疗的相关活动，减少卧床时间。使患者产生疲乏感、劳累感，晚间有助于改善睡眠。

（4）指导患者养成良好的睡眠习惯，如睡前用热水泡脚，饮热牛奶，不做剧烈的活动，不看能引起情绪波动的娱乐节目及电影，不读小说，按摩涌泉穴等方法。另外，应说服患者不可因惧怕入睡困难而早早上床，这种做法只会加重焦虑情绪。

（5）为患者创造良好的睡眠环境，如病房内空气新鲜，温度适宜，睡前拉好窗帘、关灯，维持病室内外的安静。

（6）做好睡前的心理护理，对紧张焦虑的患者工作人员可在患者视线内活动，让其有安全感。

（7）必要时遵医嘱给予镇静药辅助睡眠。

（8）严密观察和记录患者的睡眠情况和失眠的表现，为医生提供治疗的依据。夜班护士应不定期巡视病房。

（9）向患者及家属讲解锻炼对减少应激和促进睡眠的重要性，并指导患者根据具体情况制订出锻炼计划。

（10）讲解有关人体睡眠规律的相关知识，减少患者因睡眠不好而引起的不安及恐慌等不良情绪。

2. 提高自理能力

（1）评估患者生理及营养状况、进食量、饮水量。

（2）评估患者睡眠型态，减少环境的刺激因素，必要时遵医嘱给予抗焦虑药物及催眠药。

（3）鼓励患者用较多的时间完成一般的日常活动，有困难时护士应及时给予帮助。保证患者基本生理、心理的需要。

（4）预防及协助患者处理自我伤害及破坏性行为。

（5）对于过度的强迫行为予以限制，并运用行为矫正方法对患者进行日常生活的训练。

（6）对于患者独立完成的活动予以赞许及正向性增强。

（7）教会患者"顺其自然，为所当为"的森田理论，督促患者带着痛苦去做自己应该做的事情，在行为中增强战胜疾病的信心。

（8）鼓励并接受患者表达其生活压力，以及焦虑、紧张等情绪。

（9）鼓励患者以适当的方式表达其感觉。学会应付紧张的方法，不再出现或少出现强迫行为。

（10）适当控制患者的强迫动作，当其出现长时间强迫动作时，可突然提出问题让其回答，以转移其注意力。

（11）当患者强迫动作减少时，应及时给予肯定和鼓励。不断纠正其不正确的或不适宜的态度和行为，树立正确的或适宜的态度和行为。

（12）做好放松治疗和护理，如教会患者身心放松法，冥思遐想法，以缓解精神紧张转移其注意力，使患者从强迫状态中解脱出来。

（二）健康教育

1. 强迫症的患者对疾病有一定的自知力，求治心切，对药物治疗寄予极大的期望，故首先应向患者进行疾病知识方面的教育，纠正患者在疾病知识方面不正确的认识，使患者能更好地配合治疗和护理。

2. 对于强迫症患者的健康教育要分阶段进行，患者刚入院时强迫症状明显，无法进行系统的健康教育，此时做好药物治疗的观察和护理并向患者进行有关用药方面的知识教育是必要的。随着治疗的进行，强迫症状有所控制，此时对患者进行行为矫正方面技巧的训练，教会患者学会自我放松的方法。

3. 帮助患者及家属了解疾病的性质，告诉患者及家属此病的治疗是药物治疗与行为治疗相结合才能取得较好的效果。

4. 帮助患者分析找出性格上的特点，利用性格上的优势，减少性格上弱点以及对疾病康复的不利因素。

（骆蕾）

第5章 精神活性物质所致精神障碍护理评估

第一节 物质依赖概论

一、概述

精神活性物质所致精神障碍是指使用各种精神活性物质引起的精神障碍。而精神活性物质则是指来自体外，可显著影响人的精神活动，并可导致成瘾的物质。常见的精神活性物质主要有——①酒类：包括啤酒、果酒和白酒；②阿片类：包括合法与非法两类，合法类是指人工合成并用于镇痛、麻醉、止咳的医用药物，如哌替啶（杜冷丁）、吗啡、喷他佐辛（镇痛新）、芬太尼、可待因等，非法类主要有阿片、海洛因等；③大麻类；④镇静催眠药或抗焦虑药：主要有巴比妥类及苯二氮䓬类药物等；⑤兴奋剂：指能增强神经活性的物质，如苯丙胺、甲基苯丙胺、咖啡因、哌甲酯（利他林）、可卡因等；⑥致幻剂：如 LSD（麦角二乙酰胺）、LSD-25（麦角酸乙酰胺）等；⑦烟草；⑧挥发性溶剂：如汽油、漆料、胶水、工业溶胶、漆稀释剂等；⑨其他或待分类的精神活性物质。

精神活性物质对人体的最大影响是成瘾，又称依赖（dependence）。依赖是个体对物质的强烈渴求，并反复使用，以取得快感或避免不快感为特点的一种精神和躯体性病理特点。依赖又可分为精神依赖性（psychological dependence）和躯体依赖性（physical dependence）；在形成依赖之前，患者往往对物质产生耐药性；而当患者突然减量或停用时还可以出现戒断综合征（withdrawal syndrome）的症状。

（一）滥用（abuse）

滥用又称有害使用（harmful use），是指一种不适当使用精神活性物质的方式，且反复使用导致明显的不良后果，如不能完成学业、工作，损害身体、心理健康，甚至导致法律问题等。滥用强调的是不良后果，无明显耐受性增加或戒断症状的产生。

（二）依赖性

依赖性分为精神依赖性和躯体依赖性。精神依赖性是指患者对药物的强烈渴求，其目的是为了获得服药后的特殊快感，容易引起精神依赖的药物主要有咖啡、海洛因、可待因、杜冷丁、巴比妥类、酒精、苯丙胺、大麻等。躯体依赖性则是指反复使用药物使中枢神经系统发生了某种生化或生理变化，以致需要药物持续地存在于体内，才能保持人体相对正常的功能，以避免出现戒断综合征的症状，可引起躯体依赖的典型药物有吗啡类、巴比妥类、酒精等，亦有一些药物只引起精神依赖，而不引起躯体依赖，如尼古丁等。

（三）戒断综合征

戒断综合征是指因减少或停用精神活性物质而出现的精神症状、躯体症状以及社会功能受损等，临床表现为全身不适、腹痛腹泻、抽搐、意识障碍、焦虑、抑郁、精神运动性兴奋或抑制等，严重者可危及生命。

二、病因与发病机制

1. 病因

引起依赖的因素并不是单一的，一般认为可能与生物因素、社会因素和心理因素有关。

（1）生物因素：如不同人群因遗传基因的不同，对某些酶也存在差异，因而容易对一些药物引起依赖。

（2）社会因素：包括社会环境、社会生活、社会文化、社会态度等对物质依赖起着重要作用，如在某些西方国家，毒品泛滥势必易引起吸毒成灾；有些国家把酒视为文化表现、生活必需品，该国居民对此采取认可的态度，这会对酒精依赖产生显著影响。此外，某些职业，如医护人员以及药剂人员易获得药品，亦是药物依赖的高发人群。

（3）心理因素：主要包括童年或青少年时的不愉快经历、生活或工作压力，以及具有某些人格特征，如过度敏感、易于冲动、适应能力差等均可能会对药物依赖发生重要作用。

（4）其发病机制：

1）可能与代谢耐药性与细胞耐药性有关。

2）受体学说：如现已发现脑内存在对吗啡有特殊亲和力的吗啡受体，以及内源性吗啡受体激动剂，并推测药物依赖性的迅速形成可能与外源性吗啡与吗啡受体的特殊结合有关。

3）戒断综合征的受体失用性增敏学说。

4）生物胺学说：研究认为5-羟色胺、多巴胺、去甲肾上腺素等单胺类神经递质参与了镇痛和药物依赖的形成。

5）"犒赏系统"的理论：理论认为脑内存在某些特定部位，用药后可产生复杂感觉，如欣快感等，可能与药物依赖形成有关。

6）酶的异常理论：如乙醛脱氢酶（ALDH）缺乏，可引起饮酒后乙醛在体内堆积而造成醉酒反应，反之则易于形成酒依赖等。

三、流行病学

（一）有关酒依赖的流行病学

饮酒是一种颇为悠久而普遍的生活习惯和社会风俗，如今却越来越成为世界各国重要的公共卫生。在一般成年人中，一生中滴酒不沾者占5％，只在特定场合如节日、聚会才饮酒的人即所谓社交饮酒者占80％，问题饮酒者占10％，而真正的酒依赖者只占5％。已有种种迹象表明，除了酒依赖的患病率逐渐上升之外，酒依赖患者的人群特点也呈现了以下变化趋势：①国家公务人员饮酒比例上升，如王英等（1997）在内蒙古乌拉特前旗镇的流行病学调查，发现酒依赖的发生与国家行政职能机关的职业有关；②女性的饮酒率上升，出现酒依赖的比例也有所增加；③饮酒有低龄化的趋势，出现酒依赖的年龄有所提前。

（二）阿片类及其他药物依赖的流行病学

我国幅员广大，社会、文化背景差异明显，经济发展不平衡，阿片类等毒品的使用历史渊源各异，加上国际毒品种植、制造、贩运对不同地域的影响，决定了我国吸毒情况差异很大。众所周知，吸毒是非常敏感的公共卫生与社会问题，所以到目前为止，还没有一个能反映我国吸毒现状的流行病学研究。

四、主要临床表现

（一）酒精所致精神障碍

饮酒引起的精神障碍大致可分为急性中毒和慢性中毒两大类。

1. 急性中毒

（1）普通醉酒：是指由于一次过量饮酒出现的急性中毒状态，通常先出现兴奋期，可表现为话多、欣快、对人无拘无束、行为轻佻；继续饮酒则可进入麻醉期，兴奋程度加重、吵闹、易激惹，并常表现出对不满事情的情绪宣泄，也有人表现为情绪抑郁，少语或悲泣；如进一步醉酒则可出现意识障碍，包括意识清晰度下降和（或）意识范围狭窄，严重者可出现昏睡、昏迷，甚至可发生意外死亡。普通醉酒时还常伴有吐字不清、步态不稳、共济失调、反射亢进以及心跳加快、面色潮红、呼吸急促等神经系统症状和躯体症状，一般普通醉酒后均可自行恢复，且不留后遗症。另有文献记录，血液酒精浓度达到 250 mg/dl 时，多数人醉倒不起，血液酒精浓度达到 600 mg/dl 时，可引起死亡。

（2）病理性醉酒：是指酒精引起的特异质反应，主要发生于对酒精耐受性极低的人，临床表现为少量饮酒后突然表现出意识障碍，可出现极度兴奋、紧张恐惧、攻击和危害行为，并常伴有被害妄想，发作一般持续数小时或 1 天，多以沉睡结束发作，醒后对发作经过不能回忆，发作中没有言语增多、欣快以及自主神经功能亢进等症状。

（3）复杂性醉酒：亦发生于对酒精耐受性下降的患者，但其耐受性下降是因为既往已存在脑器质损害，或严重脑功能障碍病史和（或）体征。例如，患者既往已存在颅脑损伤、脑炎、癫痫等脑病病史，或有影响酒精代谢的躯体疾病史，如肝病等，以致饮酒量不大却突然出现急性中毒表现，临床常见意识障碍，可表现为幻觉妄想、兴奋、激惹、无目的的刻板动作、攻击或破坏行为等，一般病程短暂，事后遗忘。

2. 慢性中毒

（1）酒依赖：是指长期、反复、大量饮酒引起的一种特殊心理状态，这一过程需要5～10年，临床主要表现为——①对饮酒的强烈渴求，且无法控制；②固定的饮酒模式，如晨饮或固定时间而不顾场合地饮酒；③饮酒成为一切活动的中心；④耐受性，即饮酒量不断增加；⑤一旦停饮可出现恶心、呕吐、出汗、静坐不能、肢体震颤等戒断症状，严重者甚至可出现惊厥、意识混浊或震颤谵妄，而恢复饮酒后戒断症状可迅速消失；⑥酒依赖者经过一段时间戒断后，如重新饮酒则可迅速再出现酒依赖的全部症状。

酒依赖者因长期饮酒还常伴有身体多器官、多系统的损伤，如脑萎缩、周围神经炎、胃肠道炎症、胰腺炎、肝硬化、心肌病变，孕妇酗酒还可致胎儿畸形以及智力低下，此外，酒依赖者还可出现人格改变，如缺乏责任感、道德感，甚至出现犯罪或自杀行为等。

（2）震颤谵妄：为长期饮酒后突然骤减或停饮而出现的一种短暂意识障碍状态，多为依赖的一种严重戒断症状，少数亦可由躯体疾病或精神刺激诱发。临床主要表现为意识障碍，可出现大量错觉、幻觉、片段被害妄想、惊恐、激动甚至冲动行为，同时还可见另一组症状，即四肢粗大震颤、共济失调以及发热、大汗、心动过速、血压升高、瞳孔散大等，严重者可危及生命。患者的发作时间不等，一般持续3～5天，恢复后对发病情况全部遗忘或部分遗忘。

（3）酒中毒性幻觉症：为一种因长期饮酒引起的幻觉状态。发作时没有意识障碍，也没有精神运动性兴奋或自主神经功能亢进等症状，临床以幻听、幻视为主，幻听多以第三人称多见，内容常见斥责、诽谤、辱骂或威胁，夜间加重，幻视则多见各种小动物等，在幻觉的基础上，还可有片段继发妄想和相应情绪、行为障碍，病程一般不超过 6 个月。

（4）酒中毒性妄想：为一种因长期饮酒引起的妄想状态。与酒中毒性幻觉症相似，患者无意识障碍，亦无精神运动性兴奋或自主神经功能亢进等症状，临床以妄想为主，且常见嫉妒妄想，因此，又被称为酒中毒性嫉妒妄想症，除嫉妒妄想外，临床还可见被害妄想等，其病程大多迁延，在妄想的基础上，患者亦可出现相应的情绪反应和行为。

（5）器质性遗忘综合征：又称柯萨可夫精神病，为长期大量饮酒引起的酒中毒性脑病之一。临床以严重的近记忆力障碍，遗忘、错构、虚构以及定向力障碍为主，而遗忘又主要为顺行性遗忘，此外，患者表情欣快、行为幼稚、懒散、严重者智能减退，并常伴有周围神经炎等症状和体征。

（6）酒中毒性痴呆：为另一种因长期大量饮酒引起的酒中毒性脑病。临床主要表现为长期饮酒后缓慢发展的记忆、智能障碍，并最终发展为痴呆状态，除痴呆外，患者还常伴有人格改变，严重者甚至生活完全不能自理。CT 检查则可见额叶显著萎缩。有文献指出，约有 10％的酒依赖患者最终出现痴呆。

（二）阿片类物质所致精神障碍

1. 作为药物有镇痛作用。

2. 出现依赖、戒断症状以及人格改变等精神症状　吸食者第一次使用可产生喜爱和不喜爱两种效应，喜爱者产生"欣快感"，并成为强化效应而很快产生依赖等一系列症状。以静脉注射海洛因为例，静脉注射后先出现强烈的电击式快感，之后出现松弛状态，似睡非睡、愁云尽消，继之出现精神振作，自我感觉良好，直至下次用药，这种状态通常可维持 2～4 h，吸食者为了得到并保持这种特殊快感，不得不重复使用，耐药性增加，一般吸食 2 周～1 个月即可产生吗啡类物质依赖，停用后出现戒断综合征。典型的戒断综合征为，停用 6～8 h 后出现焦虑不安、打哈欠、流涕、寒战、全身疼痛以及失眠等，患者痛苦呻吟哀求给药，不给则说谎或进行威胁；同时自主神经功能障碍症状明显，可见恶心呕吐、瞳孔扩大、发热出汗、肌肉抽搐等；此外，患者还往往表现出程度不等的短暂意识障碍，可见嗜睡、谵妄等，意识不清时常伴有精神运动性不安、躁动，有时还可见鲜明生动的幻觉等；阶段症状一般在停药 36～72 h 最为突出，7～10 天内平息，但也有部分症状，如失眠、全身疼痛、胃肠不适、情绪焦虑、抑郁以及对阿片类物质的"渴求感"等仍可持久存在，这些则可能是导致患者"复吸"发热的直接原因。与此同时，吸食者发生人格改变，为了觅药可表现为说谎、诡辩、自私，对社会和家庭丧失责任感、堕落，甚至走上犯罪的道路。

3. 躯体和神经系统相应体征　主要为慢性中毒的表现，躯体常见营养不良、食欲下降、便秘、性功能下降、心动过速以及合并各种感染性、传染性疾病，如乙肝、艾滋病等；步态不稳、震颤、腱反射亢进、吸吮反射、掌颏反射阳性等神经系统症状。

4. 过量急性中毒　出现针尖样瞳孔、呼吸抑制、昏迷，严重者死亡。

（三）镇静催眠药或抗焦虑药所致精神障碍

1. 巴比妥类所致精神障碍　巴比妥类，特别是短效巴比妥类药物，如司可巴比妥（速可眠）等为最易成瘾的催眠药物之一，文献报道服用司可巴比妥 600 mg/d，持续 1 个月，即可引起依赖，停药后出现戒断综合征。

其临床特点为，一次大量使用可引起急性中毒，主要表现为意识障碍和轻躁狂状态，且伴有震颤、吐字不清、步态不稳等"醉酒状态"，严重者可引起死亡；长期使用则可出现耐受性增高、精神依赖、躯体依赖、人格改变、记忆智能障碍等；躯体可表现为消瘦、乏力、食欲低下、胃肠功能不良、皮肤无光泽、面色灰暗、多汗、性功能下降以及中毒性肝炎等；可见舌、手震颤、腱反射亢进、踝阵挛、锥体束征阳性以及吸吮反射、掌颏反射阳性等神经系统症状；停药则可出现戒断综合征，严重者可出现肌肉抽搐、癫痫大发作或幻觉，以及意识障碍等。

2. 抗焦虑药所致精神障碍　近年来，抗焦虑药特别是苯二氮䓬类药物在临床上广泛应用，但由于使用不当，如剂量过大，持续时间过长，再加上某些人与酒精或毒品联用，导致苯二氮䓬药物依赖的病例时有发生。

其临床特点为，一次大量使用可引起急性中毒，主要为意识障碍，严重者可死亡；长期使用则可引起依赖，患者的服药量不断增大，人格改变逐渐发生，如易激惹、意志薄弱、隐瞒病情、骗药等；智力障碍不明显；躯体可见慢性中毒症状，如口干、困倦、反应迟钝、阳痿、肝功能异常等；可见肌张力低下，腱反射低或引不出，以及步态不稳等神经系统症状；突然停药则可引起戒断综合征，常见失眠、头疼、耳鸣、全身无力、焦虑、震颤、出汗，严重者可见一过性幻觉、欣快、兴奋、彻夜不眠、癫痫大发作或瞻望等。

五、诊断与治疗要点

（一）诊断要点

1. CCMD-3 精神活性物质所致精神障碍的诊断标准

（1）症状标准：

1）有精神活性物质进入人体的证据，并有理由推断精神障碍是由该物质所致。

2）出现躯体或心理症状，如中毒、依赖综合征、戒断综合征、精神病性症状、情感障碍，以及残留性或迟发性精神障碍等。

（2）严重标准：社会功能受损。

（3）病程标准：除残留性或迟发性精神障碍之外，精神障碍发生在精神活性物质直接效应所能达到的合理期限之内。

（4）排除标准：排除精神活性物质诱发的其他精神障碍。

当临床诊断某一种精神活性物质所致精神障碍时，首先应符合上述诊断标准，其次为有理由推断精神障碍确实由这一物质引起；如为多种精神活性物质所致精神障碍，则应分别做出诊断。

2. 鉴别诊断　无论哪一种精神活性物质所致精神障碍，鉴别诊断如下：若出现急性中毒，主要应与某些脑器质性疾病的急性发作，如癫痫、脑血管意外，以及躯体疾病引起的谵妄状态或急性躁狂等鉴别；若出现记忆智能障碍、人格改变，则应与可引起痴呆的各种疾病，如老年痴呆、脑血管病所致痴呆等鉴别。精神活性物质所致精神障碍患者有明确的饮酒或服药史、临床出现依赖、戒断症状，并结合相应的躯体及神经系统体征，与上述疾病鉴别并不难。

（二）治疗要点

1. 酒精所致精神障碍

（1）过量急性中毒无特异拮抗剂，应积极急救处理，如洗胃、催吐等。

（2）戒酒治疗：①一般应住院治疗，以脱离环境；②多使用一次性戒酒，但对酒依赖严重、老年患者以及伴有严重躯体中毒者可采用递减法戒酒。

（3）对症治疗：①对有戒断症状的患者，可使用人工常温冬眠治疗或给予苯二氮䓬类抗焦虑药；②对幻觉、妄想、抑郁、焦虑等症状则可给予相应的精神药物、抗抑郁药、抗焦虑药，但一般应从小剂量开始，缓慢加量；对失眠患者可使用催眠药或苯二氮䓬类抗焦虑药；若出现癫痫发作应给予抗癫痫药治疗。

（4）营养支持治疗：如促进大脑代谢治疗，并应注意补充大量 B 族维生素等。

（5）行为治疗：如厌恶疗法，可使用依米丁（吐根碱）、阿扑吗啡或戒酒硫等，与酒合用起催吐作用，并形成反射条件，以致患者一饮酒即引起呕吐而戒酒。

（6）心理治疗：康复期应继续进行心理治疗，如支持性、认知性、以及个人、家庭、集体等心理治疗以巩固疗效；近年来针对酒的心理渴求，有人使用纳曲酮、氟西汀等药物，发现可降低复发率。戒酒协会等自助组织对降低复发亦有一定作用。

2. 阿片类以及镇静催眠药、抗焦虑药所致精神障碍

（1）过量急性中毒：首先应急救处理，同时可使用相应拮抗药，如苯二氮䓬类抗焦虑药急性中毒患者可静脉注射氟马西尼（安易醒），阿片类急性中毒可使用纳洛酮缓慢静脉注射等。

（2）戒药（脱瘾）治疗：一般需住院治疗，并应严格防止药物"混入"病房；②通常使用1～2周的递减法戒药，递减法包括依赖药物和替代药物的剂量递减治疗。阿片类脱瘾治疗常用的方法有美沙酮、丁丙诺啡等替代递减治疗。

（3）对症治疗：对戒断症状以及各种精神症状，如幻觉、妄想、抑郁、焦虑或失眠、癫痫发作等症状的处理原则与酒精所致精神障碍相同。

（4）营养支持治疗：可给予大量维生素B、维生素C以及烟酸等，亦可给予促大脑代谢治疗。治疗及康复期应积极进行支持性、认知性以及个人、家庭、集体等心理治疗。对吸毒者同时还应加强法制教育。

第二节　物质依赖的临床护理特点

一、症状特点

（一）酒精所致精神障碍

1. 酒依赖对患者造成持久、全面的身心损害　无论从患者的身体、工作、学习、人际交往的能力，还是患者的家庭关系甚至人格等诸多方面，酒依赖对患者的损害都是严重、持久的。

2. 戒断症状特点　一般患者在停酒或减酒后6～8 h出现，36～72 h达高峰，戒断症状的严重程度与患者的饮酒时间、饮酒量、躯体损害的严重程度等多种因素相关。轻者只出现轻微的心

慌、手抖、大汗、恶心、呕吐腹泻等自主神经功能障碍的症状，严重者可出现震颤谵妄、各种精神病性症状、情绪障碍，甚至酒精中毒性痴呆。

（二）药物所致的精神障碍

1. 躯体症状　患者停药后会出现失眠、头疼、耳鸣、心慌、打哈欠、流鼻涕、恶心、呕吐、全身乏力，部分患者会出现全身疼痛，严重者会出现一过性幻觉、欣快、兴奋、癫痫发作或谵妄等。

2. 意识障碍　对时间、地点、人物、定向力缺乏。

3. 情绪状态　长期大量用药会出现人格改变、易激惹、意志薄弱、骗药、情绪低落、焦虑、坐立不安等情况。

4. 神经系统症状　肌张力低下、腱反射低下或引不出，以及步态不稳等情况。

二、常见风险

（一）酒精所致精神障碍

酒依赖患者的风险根据患者戒断症状、治疗动机、长期饮酒对患者身心的损害程度的不同，以及不同患者之间护理风险不同而有很大的差别。

1. 摔伤的风险　绝大部分患者都存在摔伤的风险，且由于患者长期饮酒，造成患者的骨质疏松，患者摔伤后容易骨折。一旦骨折则会加重戒断症状，对于躯体合并症较多的患者，甚至危及生命。故对于酒依赖的患者应详细评其摔伤风险。按摔伤风险等级做好护理措施，严防摔伤的发生。患者摔伤的风险与以下因素紧密相关：①心慌、手抖、出汗、腹泻、呕吐、末梢神经的损害等自主神经功能障碍的戒断症状；②临床上使用苯二氮γ-类药物来减轻患者的戒断症状，苯二氮γ-类药物的肌松作用会导致患者出现不同程度的腿软、无力等症状；③受幻觉的支配，如看见地上或者墙上有虫子则不顾自己的情况就去抓、打等，导致摔伤。④受幻听的影响，如患者听见有人叫自己，就会跑出去寻找，听见有人命令自己做事情，则不顾其身体状况就会按照幻听的内容去实施造成意外摔伤。

2. 自杀　酒依赖患者的自杀风险主要源于以下几方面的因素：①戒断期出现幻觉、妄想等精神病性症状时，患者在听幻觉和视幻觉的影响下出现自杀、自伤行为，这种自杀行为带有冲动性、突发性的特点；②部分患者停酒后出现严重的抑郁情绪，甚至达到抑郁症的诊断标准，患者在抑郁情绪的影响下出现自杀的意念甚至行为，此种情况的自伤常常是有计划、有准备、很容易成功实施的；③部分患者由于长期饮酒造成严重的躯体疾病或家庭、社会支持系统不良，如离异、无工作、人际关系差等，这些不良的心理社会因素也是患者出现自杀的促发因素，当患者存在以上相关不良心理社会因素时，护士应加强自杀风险的评估。

3. 冲动风险　酒依赖患者出现冲动风险主要有以下特点：戒断期出现意识障碍，在幻觉妄想的支配下，患者出现情绪不稳，激惹度增高，常因小事发脾气，甚至出现冲动伤人的风险。

4. 感染的风险　长期大量饮酒造成电解质紊乱；或者患者在戒断期出现胃肠道反应，如恶心、呕吐、腹泻等症状；身体一般营养状况差，部分患者合并各种躯体疾病；戒断期间患者卧床时间增加，出现肺部感染的风险增加。

5. 复饮的风险　患者在急性戒断期过后，身体逐渐恢复，对酒的心理渴求开始增加。患者在强大的"瘾"的驱动下复饮的风险增加。此时护士应详细评估患者的酒瘾的强烈程度，采取相应的护理干预措施保证患者在酒瘾来临时，能主动寻求医护人员的帮助，防止复饮。

（二）药物所致的精神障碍

对于药物依赖的患者，其风险根据患者所使用药物的种类、剂量的不同而不同。

1. 阿片类药物成瘾患者　在戒断期时由于戒断症状较重，常出现恶心、呕吐、腹泻、食欲差等各种消化道症状，特别是患者在减药过程中可出现情绪不稳、焦虑，甚至出现幻觉、妄想等精神病性症状，部分患者合并人格特点的改变，此时患者对周围环境及护理要求较高，容易发生言语或肢体上的冲动风险，甚至自伤、自残等暴力风险。

2. 镇静催眠药依赖患者　患者出现自杀、自伤、冲动、伤人的风险较小。但患者在减药、停药过程中常常出现焦虑症状，尤其在患者的减药后期，由于心理依赖、对药物的渴求等因素，患者在服药依从性方面存在一定的风险，可能以各种途径寻觅到药物后自行服用。

第三节　精神活性物质所致精神障碍患者的评估内容及步骤

一、护理评估主要内容

对于精神活性物质所致精神障碍患者的评估内容主要包括以下几部分：

（一）戒断症状的评估

1. 一般戒断症状。

2. 精神病性症状的评估。

3. 情绪状态的评估。

4. 躯体状态的评估。

5. 一般生活自理能力的评估。

（二）治疗动机的评估

根据患者的不同治疗动机，在患者的康复期给予相应的康复指导。

1. 评估患者停止使用该物质的动机是什么？

2. 患者停止使用该物质的动机是否强烈？

3. 患者的家庭支持系统如何？家庭关系如何？

4. 患者的家属对物质依赖相关知识了解多少？家属对参与患者治疗的动机及意愿如何？

二、护理评估方法及步骤

1. 酒精所致精神障碍的护理评估

（1）入院阶段（入院第 1 周）：

1）建立良好的护患关系：对于酒依赖患者，是否能建立一个相互信赖的护患关系尤为重要，大部分患者由于长期大量饮酒，身体、家庭、工作都受到了严重的影响；甚至受到来自家庭、单位及周围人的指责及不理解，患者自尊心也受到严重影响，内心充满自卑与无助。护士在对患者进行护理评估时应给予患者理解、接纳的态度，一般首先进行自我介绍，介绍身边的同事、周围的环境，其次及时肯定患者自愿治疗的行为，使患者初步建立治疗的信心。

2）评估患者的住院依从性：大部分酒依赖患者都是被家属强制住院戒酒或是在家属、单位同事的劝说下戒酒，只有少部分患者是自己主动要求住院戒酒的，主动住院戒酒的患者并不说明其住院依从性好。这部分患者主要是因为出现严重的躯体损害，不能被准许继续饮酒才被迫住院进行停酒治疗。只有少部分是康复后复饮的患者，他们会在复饮后主动入院戒酒，这部分患者的住院依从性是完全依从的，其他患者均为劝说下依从。对于劝说下依从的患者，在住院期间要与患者达成住院期间不外走、不饮酒的协议。

3）评估患者的饮酒情况：包括饮酒年限、最大饮酒量、饮酒种类、饮酒度数、最后一次饮酒时间，以及既往是否自行停过酒或住院戒过酒。大部分患者饮酒时间都在 10～20 年之间，饮酒量为高度（46°～52°），每日饮白酒 1～2 斤，甚至部分患者每日饮酒量达到 3～4 斤。评估以上内容的目的是判断患者的戒断症状的出现时间及可能的表现。一般患者在停酒或减酒后 6～8 h 出现戒断症状，36～72 h 达高峰。

4）评估患者的戒断症状：首先评估患者的意识状态，患者在醉酒、减酒及停酒的过程中都会出现不同程度的意识障碍。意识障碍的评估主要从时间、地点、人物几方面进行，如果患者出现意识障碍，外走、冲动、摔伤甚至自杀等风险明显增加，护士应密切观察及评估患者的风险，严防意外的发生。除意识障碍外，还应对以下戒断症状进行评估：

①自主神经功能障碍症状：包括心慌、手抖、出汗、呕吐、恶心、静坐不能、肢体震颤等戒断症状，部分患者不能正常进食，呕吐明显并有腹泻的情况，严重患者腹泻一天十余次。

②精神病性症状：评估患者是否出现幻听、幻视、嫉妒妄想、被害妄想等精神病性症状。

a. 幻觉：如听见有人在叫自己，窗户外边有汽车的声音，有唱歌的声音等，看见有动物爬在房顶上或者地上，并会自己动手去抓，在空中挥舞。

b. 嫉妒妄想：如认为妻子有外遇，并与外遇者一起算计自己的钱财。

c. 被害妄想：如认为有人追杀自己，自己要躲起来，感觉紧张、恐惧等表现，部分患者会出现癫痫发作的情况。

在患者出现精神病性症状时，护士一定要详细评估患者对精神病性症状的应对方式，应对方式的不同患者的自杀、冲动、伤人、摔伤等护理风险的等级也不同。

③评估患者在饮酒及减酒过程中有无癫痫发作史：5％～15％的患者在戒断时出现癫痫大发作，一般发生在停酒、减酒后的6～48 h，一般既往停酒、减酒期间有过癫痫发作、原发癫痫病史，头部有外伤史，低血钾的患者为高危患者，护士应密切观察，防止由于癫痫发作导致意外的发生。

④情绪状态：部分患者入院初期情绪激动，不认为自己有酒依赖的问题，是家里人让自己住院，最先表现出来的可能就是情绪易激惹，易激动，甚至冲动行为。部分患者停饮后会出现情绪低落、兴趣减退，自责，觉得对不起家人甚至有自杀的想法等抑郁症状。

5）评估患者躯体损害：大部分酒依赖的患者由于长期大量饮酒导致躯体出现不同程度的损害，护士需要在入院时详细评估患者的躯体情况，来评估患者在戒断期有无因躯体情况造成猝死、摔伤、烫伤等不可预测的意外风险。根据评估情况，护士有针对性地加强观察，及时采取干预措施，防止意外的发生。对以下方面进行评估——①评估患者有无高血压、糖尿病、心脏功能、肝肾功能异常；②评估有无酒精肝及腹水，有无急、慢性胰腺炎等躯体损害；③评估患者的皮肤情况，有无长期饮酒造成皮肤的瘙痒、破溃、红肿等情况；④评估患者有无末梢神经的损害，表现为四肢末梢神经对痛、热、凉等刺激感觉迟钝、皮肤疼痛；⑤评估患者四肢有无行走障碍，有无缺损，酒依赖患者常常因为长期饮酒造成股骨头坏死、酒后摔伤甚至骨折等情况；⑥评估患者的基础生命体征，酒依赖患者长期饮酒，躯体合并多种疾病，生命体征（体温、血压、脉搏、呼吸）的变化是反应患者躯体情况变化最直接的反应。

6）评估患者的进食、营养状况：酒依赖患者长期饮酒，进食不规律，部分患者有饮酒不进食的情况，长期饮酒患者胃肠功能紊乱，吸收较差，造成患者消瘦，营养不良，大部分患者入院时出现电解质紊乱。护士要详细评估患者的进食情况，对于进食较差的患者应加强饮食护理。

（2）治疗阶段（入院第2～3周）：

1）经过一周的戒断治疗后，部分患者戒断症状缓解，一般躯体疾病逐渐恢复，详细评估患者戒断症状的缓解情况，包括自主神经功能、精神病性症状、情绪状态、躯体情况等。评估患者目前持续存在哪些戒断症状及其严重程度，评估护理风险是否持续存在。

2）评估在替代药物——苯二氮䓬类药物逐渐减量过程中，患者的戒断症状有无变化。部分患者在减、停苯二氮䓬类药物时，戒断症状会加重。部分患者出现短暂的意识障碍。

3）评估患者的药物不良反应，部分患者在戒断过程中由于精神病性症状、情绪问题等使用相应的抗精神病药物及抗抑郁药物，护士针对患者所服用的药物密切观察患者服药后的不良反应，由于酒依赖患者长期饮酒合并各种躯体疾病，对药物的耐受性较差，敏感性较高。

4）评估患者的戒酒动机，大部分患者经过2～3周的治疗，身体逐渐恢复，患者认为戒酒很容易，对"酒依赖是一种慢性疾病，复发和依赖是其主要特点"这点一无所知。对于戒酒动机强烈的患者给予积极的鼓励，帮助患者积极寻找使其维持长期清醒的资源。对于戒酒动机缺乏的患者，引导患者加强对酒依赖危害的认识，启发和加强患者的戒酒动机。防止患者住院期间复饮。

（3）康复阶段（入院第3~4周）：

患者经过3周的戒断治疗，戒断症状消失，躯体情况逐渐恢复，患者此阶段摔伤、冲动、自杀等严重的精神科护理风险已不是评估重点，患者的心理社会支持系统、对酒依赖的知识及如何长期保持不饮酒的状态的能力的评估应作为此阶段主要的内容。

1）评估患者对饮酒所造成的危害是否有充分的认识。

2）评估患者对"瘾"的有效应对方法。

3）评估患者家庭支持系统如何，患者出院后和谁生活在一起，是否能对患者保持长期不饮酒提供足够的支持及影响。

2. 药物所致精神障碍的护理评估

（1）入院阶段（入院第1周）：

1）建立接纳、尊重、信任的护患关系：药物依赖患者比酒依赖患者更加自卑，羞耻感更加强烈，尤其是使用非法药物后合并精神病性症状的患者更为突出。作为护士在初次接触患者时，就应显示出专业的态度，不歧视并理解接纳患者的处境，对患者能主动寻求医院等专业机构的帮助表示肯定及认可。减轻患者的羞耻感，积极配合治疗。

2）住院依从性：与酒依赖患者不同的是，大部分药物依赖患者是主动住院进行戒药治疗的，只有少部分患者是在家属的劝说下住院治疗的，所以住院初期的住院依从性比较好。

3）评估患者的戒药动机：使用的药物是否为非法药物；戒药的动机是来源于家庭的压力，还身体受到损害。

4）评估患者使用药物的病史：①评估患者所服药物的名称、方式、服药时间、服用药物的量以及使用的途径等；②如果使用的是注射药物，则需评估注射的方法，由谁来注射，有没有重复使用针头或与其他人共用针头；③评估开始使用药物的时间、年龄；④评估最近药物使用情况，如种类、剂量等；⑤评估患者有无自己试图减少使用或停止使用的经历，减少使用时有无戒断症状，戒断症状的具体表现如何。这些都可以为护士评估患者停药或减药过程中可能出现的戒断症状提供依据。

5）评估患者减药过程中的戒断症状：戒药与戒酒完全不同，酒依赖患者是一次性戒断，药物的减停是逐渐减停，部分药物依赖的治疗目标也可能是维持治疗。从不稳定的自行使用到处方依赖使用，再到有效的改变，直到最后戒除。在戒除药物的过程中不要进行违背患者期望的递减，患者的戒断症状应在患者可以忍受的范围之内。大部分患者在减药初期时戒断症状并不明显。随着所服药物的逐渐减停，患者的戒断症状逐渐明显，但根据所服药物的不同戒断症状也有很大差别，①首先询问患者最后一次使用药物的时间，以期评估患者出现戒断症状的时间及症状。使用阿片类药物患者的戒断症状一般会出现在最后一次使用后 6～12 h；②典型的戒断会持续 5～7 天，高峰期在 2～3 天出现，长效的美沙酮的戒断症状持续时间更长，高峰在 7 天左右，持续超过 14 天；③阿片类药物依赖患者的戒断症状包括出汗、瞳孔放大、心动过速、血压升高、竖毛症（gooseflesh）、黏液分泌增多、鼻头出汗、打呵欠、腹部痉挛、恶心、呕吐、腹泻、震颤、关节疼痛、肌肉痉挛等症状。对于使用苯二氮䓬类短效与长效药物出现戒断症状的时间相差很大，①使用短效药物的戒断症状在停药的 24 h 之内出现，但对于长效药物来讲，戒断症状的出现可能延迟到 3 周；②戒断症状包括焦虑、失眠、震颤、激越、头痛、恶心、出汗、人格解体、癫痫甚至谵妄。

6）评估患者长期使用药物的躯体损害：评估患者的基础生命体征，有无肝肾功能受损，有无造血系统、神经系统的损害。临床上偶见患者长期大量使用止疼退烧药物造成体温调节中枢功能失调，持续高热，脾功能亢进等症状。评估患者有无因长期注射药物出现蜂窝织炎、脓肿、静脉炎、乙肝、丙肝或 HIV，有无故意或意外的药物过量情况，是否经过抢救或治疗。

7）评估患者服药的同时出现的精神病性症状：在临床上物质成瘾及滥用，与精神病性症状的关系很密切。评估患者在急性中毒和戒断期有无幻觉、妄想等精神病性症状及意识障碍，或者不典型的谵妄等症状，幻觉、妄想等症状可能是波动性的，妄想也可能是不成形的被害妄想。患者一旦出现精神病性症状，冲动、自杀、伤人等风险明显增高，护士此时应加强评估，准确判断应对方式，及时采取相应的干预措施，防止安全意外的发生。

8）评估患者戒断期间的生活自理情况：如进食、如厕、沐浴等在症状的影响下是否能够独立完成。

（2）治疗阶段（入院第 2～3 周）：

经过一周的戒断治疗，护士对患者的戒断症状及对戒断症状的耐受情况有了初步了解，第二阶段护士应将评估重点放在以下几方面：

1）评估患者减药过程对戒断症状的耐受性，减药过程中出现哪些戒断症状，患者是否能够耐受。对不能耐受的患者可以建议医生降低减药速度，以保证减药过程的顺利进行。

2）评估患者在减药过程中是否出现焦虑、抑郁等情绪变化，或激惹度明显增高的情况。在情绪的影响下有无自杀、冲动、伤人、偷服药物的风险。

（3）康复阶段（入院第 3～4 周）：

经过 3 周的减药治疗，大部分患者躯体症状明显好转，严重的精神病性症状得到控制。但是只有少部分患者能够做到药物完全减停，躯体情绪各方面趋于稳定。对于绝大部分患者，药物的替代计划刚刚开始实施，部分患者选择在医院继续进行减药治疗，这可能要经过三个月到半年的时间，大部分患者被鼓励在门诊继续进行减药治疗，在患者离院前护士应做好以下几方面的评估：

1）评估患者出院后戒药的动机及有无有效的医疗支持。

2）评估患者的家庭支持系统是否能对患者的服药行为给予有效的监督和管理。

3）评估患者是否存在精神病性症状，若存在，有无风险，告知家属防止意外的发生。评估有无残留的焦虑、抑郁症状，若存在精神病性症状及焦虑、抑郁等情绪症状的患者除评估风险外，建议继续进行精神科药物的治疗及随诊。

4）如果患者计划维持低剂量服用药物，无法减停。评估由谁负责有效监督、管理患者的日常药物，防止患者自行加大剂量，返回依赖状态。

三、护理措施

对于物质依赖患者的护理主要分为戒断期的护理及防止再复发的康复期护理。

（一）戒断期的主要护理

1. 密切观察患者停止使用物质后的意识状态、戒断症状，做好患者生命体征的观察，及时做好对症处理，防止躯体合并症的发生，特别是对于躯体状况较差的患者，防止由于戒断期长时间卧床而导致肺部感染从而加重戒断症状。

2. 针对患者戒断期出现的精神病性症状及应对方式的不同，有针对性地做好冲动、自杀、伤人及外走等暴力行为的护理。

3. 做好患者的基础护理，根据患者戒断症状的程度，有针对性地做好饮食、沐浴、更衣、如厕等基本生活的护理，保证患者的基本生理需求。

4. 对于安定类替代药物，使用剂量较大或抗精神病药物剂量使用较大的患者，戒断期应做好患者的药物护理，主要是观察患者服药的不良反应，并做好防摔伤的评估与护理。

（二）康复期主要护理

1. 对于康复期的患者主要是启发患者治疗的动机，使患者自行寻找长期康复的环境及支持系统。

2. 对家属做好疾病相关知识的宣教，使家属掌握疾病复发的危险因素，帮助并理解患者面对药物时的无能为力。

3. 向患者及家属介绍互助会对患者康复的帮助，并鼓励患者及家属各自参加家属或患者的互助会，彼此在康复的过程中不断学习与成长，以加强对患者的长期帮助。

（柳学华）

第**6**章 进食障碍护理评估

第一节 进食障碍概论

一、概述

近三十年，进食障碍（eating disorders，ED）的患病率呈增高趋势，越来越多的青少年和他们的家庭遭受着疾病的折磨。ED是一类具有慢性化倾向的精神疾病。ED不仅严重影响患者本人的身体与心理健康，还影响其家人的正常生活，造成严重的家庭和社会负担，因此该病日益受到精神医学和社会的重视。

（一）进食障碍的概念

进食障碍主要指以进食行为和态度的异常，伴有对于食物和体重、体型的过度关注为特征的一组综合征，包括神经性厌食症和神经性贪食症。

（二）神经性厌食症（anorexia nervosa，AN）的概念

神经性厌食症即厌食症，是一类患者自己有意严格限制进食，造成体重明显下降并明显低于正常，造成身体功能的损害为特征的进食障碍。

（三）神经性贪食症（bulimia nervosa，BN）的概念

神经性贪食症即贪食症，是一类以反复发作性暴食及强烈的控制体重的先占观念为特征的进食障碍，导致患者采取极端措施以削弱所吃食物的"发胖"效应。

二、病因与发病机制

（一）生物学因素

1. 遗传因素　进食障碍存在家族聚集现象。双生子和家系研

究结果表明进食障碍是复杂的遗传性疾病。因此克勒姆
（Klump）等认为进食障碍是严重的可遗传的大脑功能异常的疾
病。在基因组研究中发现 1 号、2 号、4 号、10 号、13 号染色体
与进食障碍相关。

2. 神经生物因素　去甲肾上腺素（NE）有促进进食的功能，
研究者认为 NE 含量的减少与 ED 的特征性病态心理所表现出的
症状有关，是该类障碍的特点。5-羟色胺（5-HT）可以使人产生
饱腹感。瘦素是当身体脂肪减少时调节生殖功能和下丘脑向下传
递信号的激素，被证实能够通过调节食欲和（或）能量消耗而控
制体重。

进食障碍的神经内分泌研究主要集中于下丘脑功能的异常，
HPA 轴、HPG 轴、HPT 轴以及一系列激素等多种神经肽，这些
物质涉及人类的代谢和三大物质的调节，也与食欲和饱腹感有
关。下丘脑也是摄食中枢和饱食中枢的所在地，而下丘脑功能紊
乱是神经性厌食症的重要特征。有 1/4 左右的人闭经出现在体重
下降之前。

3. 脑影像学研究　部分神经性厌食症患者的 CT 或 MRI 检
查结果提示脑结构改变，发现葡萄糖代谢率异常的"损伤点"，
大脑区域存在血流灌注不足。

（二）个性特征

性格特征是进食障碍高危因素之一，最重要的特征是低自尊
和完美主义。

（三）社会因素

发达国家、富裕阶层上流社会的女性患病率高，"瘦"文化、
社交缺乏、同伴压力同样会促发进食障碍的发生。

（四）家庭因素

1. 家庭内控制和反控制　它成为子女反抗父母控制，达到反
控制的一种手段，或以自我控制进食作为自己独立的象征。

2. 家庭关系紊乱　Minuchin 等认为，厌食症患者中存在着
特定的家庭关系模式。

3. 家庭进食观念 患者母亲的饮食习惯和注意形体更突出，影响女儿的饮食态度，女儿将母亲的形体视为样板而刻意效仿。

三、流行病学

国际进食障碍流行病学资料显示：Treasure（2010）报道称目前所有进食障碍的终身患病率约为 5％。关于神经性厌食症，Treasure（2010）的综述提到成人神经性厌食症的终身患病率为 0.6％，神经性厌食症的发病率为 4.2/10 万人；多见于女性，女男比例为 11∶1；发病的两个高峰年龄是 13～14 岁和 17～18 岁。关于神经性贪食症，美国精神病学会（2000）资料显示神经性贪食症的终身患病率为 1％～4.2％，性别比例和神经性厌食症相似，90％～95％的神经性贪食症患者是女性；发病年龄较厌食症晚，发生在青少年晚期和成年早期。

我国进食障碍的流行病学资料显示：2003——2013 年间，北京、上海、湖南、浙江、江西、山东、安徽等地女学生（11～25 岁之间的不同阶段）采用进食障碍问卷（EDI）进行调查，进食障碍患病率为 1.47％～4.62％。一般认为，我国的进食障碍的患病率低于欧美国家。

来自精神卫生机构的数据显示，进食障碍的发病率在我国存在逐年上升的趋势。近三十年，北京大学精神卫生研究所年平均收治的进食障碍患者，从 1988 年的 3.9 例/年增长到现在的 250 例/年。上海市精神卫生中心的信息统计资料也发现类似特点。

四、临床表现

（一）进食障碍的心理和行为症状

1. 神经性厌食症的心理和行为症状

（1）关于体重、体型的先占观念：这是神经性厌食症的核心症状。厌食症患者给自己设定的理想体重往往明显低于按照身高计算的最低标准体重。

（2）采用极端的方式控制体重：患者为了达到自己的极端目

标，常限制进食食物的数量和种类；过度锻炼、饭后催吐，常常用手抠喉，导致手背有咬伤瘢痕；滥用泻药、利尿药、抑制食欲的药物，拒绝增加进食；大剂量或同时服用多种减肥药，导致出现机体功能紊乱，甚至短暂出现幻觉、妄想、行为紊乱等精神病性症状。

（3）否认病情：是神经性厌食症的另一个显著特征，甚至拒绝求医和治疗。

（4）对食物的兴趣增加：喜欢收集有关食物的各种书籍和杂志，逛食品商店，研究烹调技巧等。

（5）情绪症状：焦虑抑郁情绪。在严重营养不良时，表现为淡漠和乏力。

（6）强迫行为和思维：表现为对于食物和体重的斤斤计较，强迫家人进食，强迫性运动等。

2.神经性贪食症的心理和行为症状

（1）频繁的暴食发作，暴食发作具备以下几个特点：

1）进食量为正常人的数倍：暴食发作时进食速度很快。患者所食之物多为平时严格控制的"发胖"食物，如蛋糕、面食、含大量脂肪的食物等。

2）患者有强烈的失控感：在暴食发作时患者有不可抗拒的进食欲望，一旦开始暴食，患者很难自动停止，很难被他人阻止，暴食过程常以腹部胀满、疼痛或者精疲力竭而结束。无论患者在发作后怎样痛苦自责、决心改正，也很难控制症状的反复发作。

3）患者常掩饰自己的暴食行为：对暴食发作充满内疚、自责。

（2）暴食后的抵消行为：用手指抠吐或自发呕吐，过度运动，禁食，滥用泻药、灌肠剂、利尿剂、减肥药（包括食欲抑制剂、加速机体代谢的药物如甲状腺素片等）。

（3）对体重和体型的先占观念：大多数贪食症患者体重在正常范围内，也有些患者体重过低。但是他们仍然对自己的体重或体型感到不满意，关注自己的性吸引力，在意别人如何看他们。

（4）情绪症状：特点是情绪波动性大，易产生恐惧感、失控感、痛苦感、愧疚感。这些情绪影响患者的社会功能，加重暴食-催吐行为，形成恶性循环，易罹患抑郁症，甚至采用自残、自杀方式来寻求解脱。

（二）进食障碍常见的躯体表现

1. 神经性厌食症常见的躯体表现

（1）外表：

1）皮肤：苍白干燥、脱屑，易生冻疮。皮肤松弛，缺乏弹性，骨骼明显，肌肉萎缩，最后成恶病质状态。突出部位皮肤发黑，甚至并发难于愈合的褥疮。

2）毛发：干枯、脱落。身体外侧表面发生毳毛的增长。衰弱无力需搀扶，劳动能力丧失。

（2）中枢神经系统（CNS）：

1）精神状况：早期精力充沛甚至欣快，睡眠少、非常关注周围事物。当营养状况持续恶化时，反应迟钝、精神萎靡。

2）思维能力下降：饥饿对 CNS 功能影响很大。患者注意力不集中、记忆力下降、学习能力下降、对噪声过度敏感，还可表现强迫性思维，反复思考，尤其是在体重、食物热量方面过分计较，过分追求完美。患者对体重和食物态度固执，难以改变先占观念。

3）情绪异常：早期感到精力充沛甚至欣快，但情绪不稳定，易极端化，晚期出现抑郁、焦虑甚至自杀观念与行为。

4）意识障碍或癫痫发作：部分患者在营养状况差、合并感染或代谢紊乱时，会出现意识模糊、谵妄、癫痫发作甚至昏迷。

（3）消化系统：

1）口腔与腮腺：牙齿舌侧的釉质和牙质被腐蚀，唾液腺肿胀。

2）食管：患者常会胃灼热、反酸、反胃、上腹部疼痛、胃胀。

3）胃部：患者常诉"吃不下"，典型症状是腹部疼痛、胃胀、恶心和呕吐。

4）小肠：功能紊乱，钡餐 X 线检查可见十二指肠、空肠轻度暂时性扩张。胃肠梗阻，肠鸣音异常。

5）结肠：出现便秘。

6）胰腺：胰腺出现纤维化，患者出现吸收不良性腹泻。

7）肝：可见肝功能异常、肝大。

（4）内分泌改变：患者出现闭经、甲状腺功能减退、肾上腺皮质激素分泌增加、雌激素水平低，生殖能力低下等症状。

（5）血液系统：患者易出现营养不良性贫血，全血或白细胞计数降低。

（6）心血管系统：患者出现心悸、疲乏、头晕、肢体末端发凉、发绀，心动过缓或过速、低血压、心电图改变是最常见的症状。严重者可感染、休克、心功能异常或猝死。

（7）泌尿系统：最常出现水肿、尿量增多的改变。

（8）基础代谢率：下降，空腹血糖降低（$<3.5\ mmol/L$），出现胆固醇水平增高和高胡萝卜素血症。

（9）电解质紊乱：低钾、低钠、低氯及低氯性代谢性碱中毒。

（10）再进食综合征（refeedingsyndrome，RFS）：是指机体经过长期饥饿或营养不良，重新摄入营养物质导致以低磷血症为特征的电解质代谢紊乱，以及由此而产生的一系列症状。

（11）骨骼系统：肢体末端疼痛，骨骼发育停止，骨质疏松和张力性骨折。易发生骨质疏松的部位是腰椎和髋部。

神经性厌食症的躯体并发症很多，需关注的是可能危及生命的电解质改变和心脏并发症，以及可能造成不可逆后果的骨质疏松。

2. **神经性贪食症常见的躯体症状**

（1）体重：常处于正常范围或波动范围很大。体重偏低的贪食症患者也会出现营养不良的表现，这部分患者的躯体症状可参见神经性厌食症。

（2）异常行为带来的损害：由于贪食症患者的暴食、呕吐、导泻等行为，使得贪食症患者较厌食症患者更容易出现胃肠道损害以及电解质紊乱。用手抠喉呕吐者，手背被牙齿咬伤，而出现瘢痕（称为 Russell 征），腮腺的良性肿大。干呕可造成结膜充血，还可能出现碱中毒、低钠、低镁和低磷，严重者可出现癫痫发作，更容易诱发心脏功能异常。

五、诊断及治疗要点

（一）诊断

1. 神经性厌食症（F50.1）

（1）明显的体重减轻：比正常平均体重减轻 15% 以上，或者奎特利体质量指数（Quetelet body mass index）为 17.5 kg/m² 或更低，或在青春期前没有达到所期望的躯体增长标准，并有发育延迟或停止。

（2）自己故意造成体重减轻：至少有下列 1 项。

1）回避"导致发胖的食物"。

2）自我诱发呕吐。

3）自我引发排泄。

4）过度运动。

5）服用厌食剂或利尿剂等。

（3）常可有病理性怕胖：病理性怕胖指一种持续存在的不寻常地害怕发胖的超价观念，并且患者给自己制定了一个过低的体重界限，这个界值远远低于其病前医生认为是适度的或健康的体重。

（4）常可有下丘脑-垂体-性腺轴的广泛内分泌紊乱：女性表现为闭经（停经至少已连续 3 个周期，但妇女如用激素替代治疗可出现持续阴道出血，最常见的是用避孕药），男性表现为兴趣丧失或性功能低下。患者可有生长激素升高，皮质醇浓度上升，外周甲状腺代谢异常及胰岛素分泌异常。

（5）症状至少已 3 个月。

（6）可有间歇发作的暴饮暴食（此时只诊断为神经性厌食症）。

（7）排除躯体疾病所致的体重减轻（如脑瘤、克罗恩病或吸收不良综合征）等。

正常体重期望值可用身高厘米数减 105，得正常平均体重公斤数；或用奎特利体质量指数＝体重（kg）/身高² （m²）进行评估；有时厌食症可继发于抑郁症或强迫症，导致诊断困难或在必要时需并列诊断。

2. 神经性贪食症（F50.2）

（1）存在一种持续的难以控制的进食和渴求食物的优势观念，并且患者屈从于短时间内摄入大量食物的贪食症发作。

（2）至少用下列一种方法抵消食物的发胖作用：

1）自我诱发呕吐。

2）滥用泻药。

3）间歇禁食。

4）使用厌食剂、甲状腺素制剂或利尿剂，如果是糖尿病患者可能会放弃胰岛素治疗。

（3）常有病理性怕胖。

（4）常有神经性厌食症既往史，二者间隔数月至数年。

（5）发作性暴食至少每周 2 次，持续 3 个月。

（6）排除神经系统器质性病变所致的暴食及癫痫、精神分裂症等精神障碍继发的暴食。有时本症可继发于抑郁症，导致诊断困难或在必要时需并列诊断。

（二）治疗

1. 药物治疗

（1）神经性厌食症的精神药物治疗：药物治疗对神经性厌食症患者的体重增长或核心症状的显著改善作用并不确定，因此不建议将药物治疗作为治疗神经性厌食症的单独或主要方法。

1）抗抑郁药：①氟西汀为选择性 5-羟色胺再摄取抑制剂（selective serotonin reuptake inhibitors，SSRIs）。神经性厌食症患者体重恢复正常后依然有强迫、抑郁及焦虑症状时，SSRIs 在临床上被用于治疗神经性厌食症患者的上述症状；②西酞普兰（20 mg/d）和舍曲林（100 mg/d）可能对不同的神经性厌食症患者的体重、抑郁、强迫症状及冲动行为有一定改善。

2）抗精神病药：奥氮平（5～10 mg/d）、喹硫平、利培酮、氟哌啶醇（1～2 mg/d）应用于神经性厌食症患者后分别有改善体重、抑郁、焦虑、强迫、攻击倾向，改善强迫思维，改善进食态度、认知偏差，降低激越与攻击倾向，促进体重增加及改善自知力的疗效。

3）抗焦虑药：神经性厌食症患者在餐前 20～40 min 服用 0.25～0.50 mg 的劳拉西泮可以帮助其缓解焦虑，可能有助于减轻患者的预期焦虑，提高对饮食恢复的依从性。

（2）神经性贪食症的精神药物治疗——抗抑郁药：①氟西汀对神经性贪食症患者的饮食限制、食物关注、体重顾虑及体型不满亦有改善作用，可能有助于预防神经性贪食症的复发，建议连续使用抗抑郁药治疗至少持续 9 个月～1 年，氟西汀治疗神经性贪食症的推荐用量是 60 mg/d，从小剂量开始，根据副反应和疗效进行药物加减；②舍曲林是少数可以安全应用于未成年患者的抗抑郁药。

2. 营养治疗

（1）治疗目标：对于体重远远低于标准的神经性厌食症患者，营养治疗的目标就是恢复体重，使饮食模式正常化，获得对于饥饿和饱胀的正常感知，以及治疗由于营养不良导致的生理和心理的后遗症。对于神经性贪食症（体重接近正常及正常范围）患者，营养治疗的目标是纠正暴食-清除的恶性循环模式或暴食-节食的紊乱进食模式，减轻节食的程度和损害，减少暴食的冲动，使饮食模式正常化；对于伴有暴食清除行为的神经性厌食症患者，营养治疗则包含了上述两个部分。

（2）神经性厌食症的营养治疗：

1）制订健康目标体重：可先设定为正常体重的低限体质量指数至少为 18.5 kg/m^2（正常范围为 $18.5～23.5 \text{ kg/m}^2$）。

2）营养重建方案：对于显著低体重的个体，营养重建至少要经历三个阶段。

a. 稳定化阶段的目标：是纠正患者的脱水、水电解质平衡，阻止体重进一步下降和促进体重初步恢复，稳定生命体征；本阶段应保证患者每日热量摄入在 1400～1500 cal。

b. 恢复阶段的目标：是增加热量摄入，恢复正常的饮食结构，保证体重稳定恢复；每日总热量摄入至少在 2200～2500 cal。

c. 巩固维持阶段的目标：是维持体重，练习自主进食和自我监控。

（3）神经性贪食症的营养治疗：神经性贪食症患者一般都存在与节食、暴食、清除的循环交替饮食模式相关的营养紊乱。营养康复最初的着眼点应在于帮助患者建立一套规范的饮食计划，这有助于减少节食的发作频率及由节食引发的暴食和清除。另外，尽管神经性贪食症患者的体重从统计学上来看在正常范围内，但很多患者的体重低于生物学上的正常值（不是患者的健康体重），所以为了身心的稳定还需要增加体重。

（4）讨论和执行进食计划：也是营养方案实施中的必要部分。对于严重低体重的患者，应该严格限制运动并经常监督和监测。一旦达到安全的体重，运动计划的焦点应该放在身体健康上，而不是消耗能量。

3. 躯体治疗　进食障碍需要进行特殊治疗的躯体并发症很多，治疗的原则是多专家合作和联络会诊与转诊。以下是住院患者常见的躯体治疗内容：

1）血液系统、消化系统问题、肝功能异常问题、胃扩张和穿孔、上消化道出血、高淀粉酶血症、胰腺炎和腮腺增生，遵从相应专业会诊建议。

2）闭经：处理原则为促进体重恢复，因为月经恢复的前提是体重恢复。

3）便秘：处理原则为①积极改善营养，恢复体重，多数患者在体重增加 4～5 kg 后，排便功能自然恢复；②非常规给予肠道黏膜刺激性泻剂；③酌情进行药物对症治疗，通常选用具有养生作用的缓泻剂（如乳果糖），辅以肠道益生菌制，必要时使用开塞露、灌肠等实现即刻排便；④顽固性便秘者可以服用容积性泻药，在保证每天液体入量在 2000 ml 以上的基础上可合并服用容积性泻药，如乳果糖、聚乙二醇等。此外，还可服用复方芦荟胶囊、外用开塞露等，但不要长期依赖这种药物，注意促进患者自身生理功能的恢复，选择精神类药物时应避免使用具有较明显胆碱能拮抗作用的药物。

4. 再喂养综合征的防治

（1）再喂养综合征发生的危险因素：长期慢性营养不良；禁食时间超过 10 天；体重下降迅速；有利尿剂、导泻剂和胰岛素滥用史；再喂养前存在电解质异常，尤其是低磷血症的患者。

1）再喂养综合征可以发生在任何年龄的患者当中；由经过专业训练的医生进行住院治疗并严密监测。

2）严格控制再喂养的速度和方式，尽量避免胃肠外营养。

3）密切监控液体出入量、血电解质（钾、钠、氯、钙、镁、磷）和血糖。通常在进行再喂养的第一周，血清磷水平达到最低点。

4）在再喂养过程中监测患者的生命体征、心脏功能和精神状况。

（2）再喂养综合征的治疗：

1）监测电解质（钾、钠、氯、钙、镁、磷）、血糖，记录出、入水量以保持体液平衡。

2）放慢再喂养的速度，从每天 800～1200 cal 逐渐加量，数天内加至每天 1800～2200 cal。

3）病情严重的进食障碍患者的躯体治疗是一个相当困难的挑战，患者在内科状况恢复的同时，就需要改善相关的心理状态。

5. 心理治疗

（1）认知行为治疗（cognitive-behavioral therapy，CBT）：是循证有效的进食障碍的心理治疗方法之一。当厌食症患者体重增加后，CBT 的效果得到了明确肯定，在维持疗效和防止复发方面明显优于营养咨询。目前认为，神经性贪食症的一线治疗是心理治疗。

（2）家庭治疗：它以整个家庭为对象来规划和进行治疗，把焦点放在家庭成员之间的关系上。家庭治疗在儿童和青春期的神经性厌食症治疗中至关重要，可作为一线推荐的治疗方法。

（3）人际心理治疗（interpersonal psychotherapy，IPT）：是一种短程、限时和操作性强的心理治疗方法，治疗的焦点在人际关系上，把情绪及其他心理问题与人际关系联系起来，通过适当的人际关系调整和改善，改变患者对人际关系的期望，以及帮助其改善社会支持网络，以便能更好地处理他们当前的问题，用于治疗抑郁症、进食障碍及其他心理卫生问题。

（4）心理动力学心理治疗（psychodynamic psychotherapy）：通过言语交谈，探索患者的内心情感，也探索患者内心世界和人际交流中的行为，将患者过去的体验与现在的症状联系起来进行理解，从而改变患者现在的行为模式，以此达到治疗目的。对于进食障碍心理动力学心理治疗的研究有很多。

第二节　进食障碍临床护理特点

一. 症状特点

进食障碍是患者在心理因素、社会因素及特定的文化因素的交互作用下，导致进食行为异常。临床常见的是神经性厌食症及神经性贪食症。

1. 怕胖是神经性厌食症的核心症状。患者常采用主动控制饮食、过度运动、滥用利尿剂、自我催吐等方法使体重明显低于正常指数，长期的异常饮食行为导致患者出现严重的营养不良、内分泌紊乱，情绪不稳、人格改变、焦虑、抑郁或自伤自杀行为，严重者可因躯体合并症而死亡。

2. 频繁的暴食和不可控制的暴食行为是神经性贪食症的核心症状。患者常在不愉快的心境下食欲大增，食量为常量的数倍，出现不可自控的暴食，暴食后患者自行采取呕吐、导泻、利尿、过量运动等手段，补偿暴食带来体重增加的恐惧心理。患者有明显的人格改变，焦虑、抑郁情绪，自杀风险极高。严重的暴食行为可导致患者出现急性胃扩张。

二、常见风险

1. 跌倒、坠床的危险。
2. 褥疮的危险。
3. 电解质紊乱的危险。
4. 肠梗阻的危险。
5. 感染的危险。
6. 心脏骤停的危险。
7. 骨折的危险。
8. 窒息的危险。
9. 自杀、自伤的危险。

第三节　进食障碍护理评估内容及步骤

一、评估内容

　　对进食障碍患者的护理包括对患者躯体状况、精神状况、进食相关的症状和行为的评估与监测，对患者安全性的整体评估（包括躯体风险和自伤自杀风险），以及对患者的家庭系统的评估。对于儿童和青少年的评估，除了家长，把和患者经常在一起的学校老师以及健康专业人士也纳入资料搜集过程中是非常重要的。

二、护理评估方法与步骤

（一）一般状况评估

1. 患者健康状况

（1）发病年龄、性别、大小便及睡眠情况。

（2）对患者进行全面的体格检查，测量生命体征，身高、体重，并计算体重指数（body mass index，BMI＝kg/m^2）。评估外表、头面部、心血管系统、肌肉骨骼系统、消化系统等。实施必要的实验室检查和必要的生命监护，以确定患者的躯体风险、肢体活动能力以及有无神经系统阳性体征等。

（3）症状表现：

1）评估患者发病以来进食情况。

2）评估患者的体重变化情况。

3）评估抵消行为：有无呕吐；有无使用减肥药、导泻剂、利尿剂，或其他药物（如甲状腺素片）等；有无过度运动。

4）评估发病过程中患者是否出现水肿、心动过缓、甲状腺功能减低、消化道症状（腹胀腹痛、便秘）等；评估患者的月经情况。

（4）评估治疗情况：患者是否曾到综合医院住院甚至急诊抢救；或者患者是否曾接受过心理治疗、精神科药物治疗。

（5）评估家属和患者对上述症状表现的态度，发病后家庭关系和家庭动力的变化。

2. **既往史**　评估患者既往是否有过癫痫、胃肠功能欠佳或者胃炎，是否有酒精或药物滥用史。

3. **家族史**　评估进食障碍患者的家族中抑郁症、焦虑障碍、物质滥用及依赖、进食障碍、肥胖的发生率，其发生率通常高于普通人群。

4. 评估食物药物过敏史、既往手术史和外伤史等。

（二）精神状况评估

1. **一般情况**

（1）接触情况：评估患者的意识清晰程度、接触主动性、合作程度、对周围环境态度，自愿或非自愿住院。

（2）日常生活：评估患者的仪容、大小便和睡眠情况、参与病房活动情况、与工作人员和病友的接触情况。

2. **认知活动**

（1）感知觉：评估患者是否有体像障碍，与进食相关的腹胀、腹痛，有无幻觉、错觉。

（2）思维和思维障碍：评估患者是否有怕胖的超价观念，对于躯体不适与消瘦的解释，以及暴食患者对食物不可抗拒的欲望和强迫思维。此外还需询问患者有无其他思维障碍。

（3）进行注意力、记忆力、智能方面的测查。

（4）自知力：对疾病性质和危害的认识以及对治疗的态度。

3.情感活动　患者可能存在焦虑、恐惧或者抑郁，情绪不稳定。

4.意志行为　评估患者的饮食方式（进食量、饮水量、进食速度，特殊的饮食模式：如进食速度过快/过慢、搅拌/碾碎食物、比较/偷换他人食物、挑食等，暴食患者难以克制的发作性暴食冲动等）和行为矫正计划执行情况，是否存在藏匿食物、呕吐、强迫运动等。注意抑郁情绪伴发的精力下降和低血糖、低血钾导致的无力症状之间的区分。

评估患者是否存在自伤、自杀企图、冲动攻击等行为，是否涉及法律问题，如撒谎、偷窃等。

（三）心理社会因素评估

1.患者性格特征　评估患者病前、病后性格特点及其变化；评估患者人际关系是否发生了改变，评估患者的兴趣爱好、生活能力等。

2.患者认知能力　评估患者的记忆、理解能力、注意力、计算能力、应答和书写、阅读能力以及综合分析判断能力。

3.患者社会能力　评估患者目前的症状对其日常生活能力、人际关系有无影响。

4.家庭背景　询问患者家庭成员组成；父母各自职业、文化程度、社会地位、性格特点；父母之间的关系、婚姻质量；亲子关系、同胞关系。

5.其他　评估患者个人发育特点及幼年生活环境；患者病前的学习情况、人际关系；影响患者的重要人物（如祖父母）的性格特点及与患者的互动模式；重大生活事件。

6.评估发病前心理社会因素　如罹患躯体疾病、父母离婚、学习压力大、同伴关系紧张、求学离家、换学校、失恋等。

三、护理措施

（一）一般护理

保证营养和水分的摄入量，执行饮食和饮水计划。对新入院和水肿患者准确记录出入量。检测体重变化，每周空腹测量体重1次，并记录。观察大小便情况，发现尿量过少或过多、便秘、腹泻，特别是强迫如厕的患者要观察汇报、根据医嘱处理并记录交班。观察睡眠情况，患者常有入睡困难、早醒、拒绝睡眠的情况，要连续观察，及时提醒，耐心指导，正确处理，做好交班。创造与外界交流的便利条件。促进电话与电子设备的使用，探视和临时外出制度的改进，使之最大限度地促进住院依从性与康复。

（二）安全护理

要求随时做好躯体抢救和精神科意外应急事件的处理准备，以应对进食障碍患者的突然休克、窒息、猝死、噎食，以及自伤、自杀、伤人等暴力事件的发生。随时做好转诊、接诊工作。做好连续及时的风险评估，特别是对于易摔伤、跌倒、坠床的患者。要随时发现并制止患者的过度运动，避免滑倒、跌倒、骨折、肌肉拉伤等。要随时防止患者坠床、跌倒、自杀、冲动、外逃的发生；密切观察病情变化，必要时设立陪护。关注患者进食后胃肠腹部不适，对于抠喉、诱吐者要防止误吸或窒息。做好安全宣教与检查。

（三）用药护理

特别是低体重患者对药物敏感，容易发生药物不良反应。便秘患者按原则用药，及时观察排便和腹部情况。

（四）特殊护理

进食障碍患者的护理包括严重躯体并发症和精神科问题的护理，因此要密切监控液体出入量、血电解质（钾、钠、氯、钙、镁、磷）和血糖。通常在进行再喂养的第一周，血清磷水平达到最低点。监测患者的生命体征、心脏功能、水肿情况、胰腺和胃肠功能变化、肌肉张力以及神经系统症状和体征。预防和控制感染，要切实做好医院内感染控制工作。做好输液过程的监测，防止患者输液时拔出管路或有意加快输液速度而诱发急性心功能不全。做好患者非自愿基础上的保护性干预，防止意外发生。对于体重指数明显低于正常、生命体征明显降低、严重低血钾、身体虚弱无力的患者，遵医嘱连续进行心电监护。

（五）心理护理

营养重建计划应在共情、包容的氛围中进行。要向患者传递这样的信息：我们要照顾你，即使你因疾病不能照料自己；在使用可能使患者反感的干预措施时，应当清楚地表明护士并非想控制他/她，也不带有惩罚的目的；给予患者一些积极的支持性治疗（比如一些特别待遇）；使用消极的支持性治疗时（比如要求卧床休息，限制运动，限制一些特权如会客、打电话）要做好解释。建立治疗关系，强调患者在治疗关系中的积极作用，鼓励患者成为治疗的主人，才能够完成规范进食行为和增加体重的计划，也能进一步激发患者的治疗动机。

（六）康复护理

目标是体重维持在正常范围，情绪基本稳定，基本停止抵消行为。能够处理与他人的冲突。能够应对由于生活状态变化所产生的任何困难（例如离开家、去上学、健康或家庭的改变）。能够形成新的人际关系来帮助患者减少人际隔离。具体做法是：鼓励患者坚持门诊治疗；鼓励患者发展新的兴趣爱好，增加其他活动项目，建立良好的人际互动关系。总之，鼓励患者去发现和巩固治疗的成效，培养其独立性，减轻对预后的担心，提高自信，使患者感到有能力控制自己的进食行为和人际关系。通过康复护理来维持治疗的希望和将希望保留在治疗中。

（七）健康指导

健康指导的目标是使患者认识疾病的严重性，提高治疗康复信心。健康指导包括对进食障碍照料者的心理社会干预，提供关于健康营养和饮食模式方面的教育；通过提供照料者进行指导和家庭治疗来争取家庭的支持；实施动机激发和进行心理教育，内容包括进食障碍对躯体、心理功能的影响，关于体重的常识、BMI和正常体重的意义；使患者了解清除行为控制体重的无效性，以及避免节食、贪食行为的相互转化。

（耿淑霞）

第7章 睡眠障碍护理评估

第一节　睡眠障碍概论

一、概述

睡眠是人体生理节律的重要环节，是健康的基础，提供健康个体必要的清晰度和敏感度。在人的一生中，大约有 1/3 的时间是在睡眠中度过的，睡眠作为生命必需的过程，是健康不可缺少的组成部分，以保证机体各种生理功能的正常与稳定。睡眠和觉醒都是生命活动所必需的，机体只有在觉醒状态下才能进行各种活动，通过睡眠，精神和体力才能得到恢复。因此，我们不仅要认识睡眠与健康相关，更要意识到睡眠障碍可能加重其他疾病的发生。睡眠障碍（sleep disorders）是指睡眠-觉醒过程中表现出来的各种功能障碍，在全球发病率为 27%，我国发病率为 38.02%，持续的睡眠障碍可导致躯体和精神损害、社会经济损失等不良后果，包括心血管疾病、精神疾病的发生，免疫力低下，甚至死亡率的增加等问题。睡眠障碍已成为严重的公共卫生问题，可以由多种原因引起，临床上主要表现为失眠、睡眠过度和睡眠过程中出现的行为异常。睡眠质量下降是人们常见的主诉，长期失眠会导致大脑功能紊乱，对身体造成多种危害，严重影响身心健康。为唤起人们对睡眠重要性的认识，国际精神卫生和神经科学基金会，将每年的 3 月 21 日，即春季的第一天定为"世界睡眠日"，以引起人们对睡眠重要性和睡眠质量的关注。

二、病因及发病机制

（一）正常睡眠周期

睡眠根据脑电图、眼动图变化分为两个时期，即非快眼动期

（NREM）和快眼动期（REM）。非快眼动期（NREM）时，肌张力降低，无明显的眼球运动，脑电图显示慢而同步，此期被唤醒则感倦怠。快眼动期（REM）时肌张力明显降低，出现快速水平眼球运动，脑电图显示与觉醒时类似的状态，此期唤醒，意识清楚，无倦怠感，此期出现丰富多彩的梦。

生理学上，一般习惯根据睡眠深度的不同，将人类 NREM 睡眠由浅入深细分为四期。

1. NREM 睡眠 1 期　正常成年人上床后，首先经历的是身体松弛，但头脑还清醒的入睡阶段。一般卧床 5～10 min，进入 NREM 睡眠 1 期，此时人对周围环境的注意力已经丧失，处于意识不清醒状态，然后进入第 2 期。

2. NREM 睡眠 2 期　这一期全身肌张力降低，几乎无眼球运动。30～45 min 后进入 3～4 期睡眠。

3. NREM 睡眠 3 期　肌张力进一步受抑制，此时、受检者睡眠程度加深，不容易被唤醒。

4. NREM 睡眠 4 期　此时肌张力低下，受检者处于深度睡眠，难以被唤醒。

一般而言，正常睡眠周期起于 1 期睡眠或困倦。1 期后是 2 期睡眠，人类 NREM 睡眠 1～2 期被称为浅 NREM 睡眠，NREM 睡眠 3～4 期被称为深 NREM 睡眠，NREM 睡眠 3～4 期又称为慢波睡眠（slow wave sleep，SWS），成年人绝大部分的深 NREM 睡眠出现在上半夜，而下半夜则以浅 NREM 睡眠为主。深 NREM 睡眠时心率减慢血压降低，呼吸慢规则，耗能减少，可促进儿童成长发育和成年人恢复体力，维持良好的新陈代谢。健康年轻人每天平均睡眠 8 h 左右，深度 NREM 睡眠的总时间平均不超过"全夜睡眠总时间"的 15%～20%。动物的 NREM 睡眠不被明确区分，整个 NREM 睡眠基本等同于人类慢波睡眠。

REM 睡眠脑电活动的特征与觉醒期相似，呈现低波幅混合频率波以及间断出现 θ 波，但 REM 睡眠时眼电活动显著增强（50～60 Hz），肌电活动显著下降甚至消失，尤其颈后及四肢肌肉的抑制更为显著，呈姿势性肌张力弛缓状态，由此可以与觉醒相区别。而根据是否存在眼球运动，REM 睡眠可以分为两种不同类型即时相性 REM 睡眠（以快速眼球运动大量出现为特征）和紧张性 REM 睡眠（不出现快速眼球运动）。

（二）病因

研究发现脑干尾端与睡眠有非常重要的关系，被认为是睡眠中枢之所在。此部位各种刺激性病变引起过度睡眠，而破坏性病变引起睡眠减少。另外还发现睡眠时有中枢神经介质的参与，刺激 5-羟色胺能神经元或注射 5-羟色胺酸，可产生非快眼动期睡眠，而给予 5-羟色胺拮抗药，产生睡眠减少。使用去甲肾上腺素拮抗药，则快眼动期睡眠减少，而给予去甲肾上腺素激动药，快眼动期睡眠增多。

（三）发病机制

医学上对睡眠的探讨，始于寻找"睡眠中枢"，位于下丘脑或第三脑室侧壁的病变能够产生持久的昏睡，但非生理性睡眠，亦不能解释醒-睡周期。当前认为和睡眠有关的解剖部位相当广泛，至少包括额叶底部、眶部皮质、视交叉上核、中脑盖部巨细胞区、蓝斑、缝际核、延髓网状结构抑制区，以及上行网状系统等。牵涉的递质包括乙酰胆碱、多巴胺、去甲肾上腺上素、腺苷、γ-氨基丁酸、5-羟色胺，以及神经肽类如 S 因子、δ 睡眠导致肽（DSIP）等。

例如，视交叉上核及其相关联的视网膜-下丘脑束，具有自身节律性活动功能，在动物中为醒-睡周期的起步点，在人类可能为复杂的起步机构的一部分。又如缝际核含有 5-羟色胺能神经元，破坏脑桥的缝际核可以抑制 REM 的发生，同时破坏中脑的缝际核则 SWS 消失；蓝斑和蓝斑下区含有去甲肾上腺能神经元，在觉醒和 REM 中放电频率增加，而 SWS 中则减少。破坏蓝斑和蓝斑下区也可使 REM 消失。神经肽中 S 因子和 DSIP 已可浓缩成药剂，注射后能产生 SWS。

三、流行病学

睡眠障碍是一种很常见的疾病，其发病率占临床甚至超过10％。因此，睡眠障碍成为一个重要的临床和公共卫生问题。

（一）失眠

在年轻人群中的患病率是5％～10％，在中年人群中的患者病率是20％，失眠的患病率随年龄增长而增加，女性通常比男性高1.5倍甚至更多；与中年男性相比，绝经期和绝经后妇女更为明显。失眠包括入睡困难、时常觉醒和（或）晨醒过早；患者在床上保持清醒而很难入睡，我们将其称为睡眠潜伏期；患者入睡后，在半夜醒来，我们称其为睡眠觉醒（WASO）。WASO随年龄增加而增加；但睡眠潜伏期不随年龄变化而变化，基本是保持一致的，这对于治疗失眠是很有挑战的。因为有些药物可以使患者快速入睡，但无法使患者一直保持较好的睡眠状态。失眠的患者睡眠效率降低，睡眠开始后的觉醒显著增加，睡眠潜伏期延长；快动眼睡眠和慢波睡眠减少。

（二）睡眠呼吸暂停综合征（OSAHS）

睡眠呼吸暂停综合征（OSAHS）的发病率占总人口的1％～4％，各个年龄均可发病，患病率与研究对象性别、年龄、肥胖程度、饮食结构、种族，并受诊断标准、抽样方法和诊断手段不同的影响。相关研究认为，65岁以前年龄和OSAHS的患病率具有正相关，65岁以后患病率相对平稳甚至有下降趋势。

（三）发作性睡病

有关发作性睡病的发病率，国外报道通常在10～20岁开始起病，人群患病率在0.02％～0.18％，男性和女性患病率大致相当，是继睡眠呼吸障碍之后，引起日间过度思睡的第二大病因。中国人的患病率估计在0.04％左右，起病于儿童时期者也不少见，男女比例约为2：1。

（四）克莱恩—莱文综合征（Kleine-Leine syndrome，KLS）

KLS也称反复发作性睡眠增多或周期性睡眠增多，与月经周期相关的思睡反复发作已经归为 Kleine-Leine 综合征的一种亚型。该病罕见，估计患病率约为每百万人群中 1～2 例，80％的患者起病于 10～20 岁，大部分在青春期，成人和幼儿也可患病。男女比例约为 2：1。

四、临床表现

（一）睡眠障碍的临床分类

国际上关于睡眠功能障碍的分类并不规范，各国诊断标准亦不统一。主要的分类包括睡眠障碍和深眠状态两大类。

1. 睡眠障碍

（1）内源性睡眠障碍：如睡眠过度，失眠、睡眠呼吸暂停综合征、不宁腿综合征、周期性腿动。

（2）外源性睡眠障碍：如不良睡眠卫生和睡眠节律紊乱（跨时区睡眠节律紊乱、工作变动综合征）。

2. 深眠状态包括非 NREM、睡眠相关梦行症、REM 行为障碍，指一些出现在慢波睡眠即大多在睡眠 3、4 期间的临床表现，但其睡眠过程本身并无异常。其中之一是梦游症，多见于儿童及成人的癔症患者。梦游常发生于睡眠 3、4 期中。即患者在夜间睡过一段时间后，会从床上坐起，甚至离床而四处走动，行为较呆板，意识恍惚，问之不答或呼之不应，走动一阵后又睡，次日不能回忆。儿童的梦游症一般会随着年龄的增长而自然消失。其他这类睡眠障碍还包括睡中惊恐、遗尿和夜间磨牙。儿童中比较普遍的夜惊约在睡眠 1 h 后出现，其特征是突然尖叫。成人的夜惊是梦魇，可以使人惊醒，好似感觉到胸部被什么东西压住一样。此种情况都发生在睡眠 4 期中。如果梦魇不醒，常常没有梦境的回忆。遗尿亦多半出现在夜间睡眠前 1/3 阶段的 3、4 期中。

（二）美国睡眠医学会的分类

ICSD-2 分类列出 85 项睡眠障碍，临床常见的包括：

1. 失眠症　或称之为入睡和保持睡眠的障碍。这是最为普遍的睡眠障碍，是指反复入睡困难，睡眠维持困难，睡眠持久困难。尽管患者有足够的时间和机会睡眠，但是患者依然睡眠质量差，其结果以多种形式影响白天生活。失眠症有三种不同的类型，患者都有慢性睡眠障碍和白天倦怠的主诉。

（1）入睡障碍性失眠：指入睡困难。

（2）保持睡眠障碍性失眠：指以频繁的夜间易醒为特征。

（3）终末性失眠：指清晨早醒，而且不能再度入睡。这些类型可单独发生，亦可合并出现，但在环境允许睡眠的情况下出现通宵失眠者比较少见。

2. **睡眠呼吸障碍**　常见的是成人阻塞性睡眠呼吸暂停低通气综合征（OSAHS），是患者在熟睡中反复出现呼吸停顿，并突然惊醒以恢复呼吸。此类睡眠障碍的特征是患者早晨醒来感到精神不振和昏昏欲睡。亦可视其为入睡或保持睡眠的障碍。凡主诉失眠以及白天明显嗜睡的患者，有睡眠呼吸暂停存在的可能。

3. **中枢性睡眠增多**

（1）发作性睡病：其典型症状是嗜睡，猝倒，睡眠麻痹或称睡瘫，入睡前幻觉和睡眠中断。

（2）特发性睡眠过度：临床特点为白天过度嗜睡，患者主观感觉夜间睡眠常常是漫长的和安逸的，但是晨起觉醒比较困难，并伴有头痛和其他自主神经症状，如手脚冰凉、立位后头晕、体位性低血压或昏厥。

（3）Kleine-Leine 综合征：以反复发作的严重思睡伴认知、精神和行为异常为主要表现，发作间期功能状态正常。典型发作持续时间约 10 天（2.5～80 天），极少数持续数周至数月。每次复发的症状并不完全相同。发作期间患者每天睡眠时间可长达 16～20 h，可自动醒来进食和上厕所，不伴大小便失禁。经典表现为贪食、多睡、性欲亢进，但大量病例报告表明贪食者只占 66％，而 33％的患者表现为厌食，中国患者厌食者更为多见；性欲亢进占 53％，以男性为主。在发作间期，患者的睡眠、认知、情绪和进食均表现正常。

4. **异态睡眠**　最常见和被研究最透彻的是 REM 睡眠行为障碍（RBD），RBD 患者通常躯体肌张力弛缓缺乏，导致梦境中的思想活动以动作的形式表现出来，并往往导致暴力或伤害的结果，越来越多的精神类药物（主要是选择性5-羟色胺再摄取抑郁剂）的使用是导致 RBD 的原因。氯硝西泮对绝大多数 RBD 有效。

5. 睡眠相关性运动障碍——不宁腿综合征（RLS） 是一种以强烈渴求肢体活动为特征的神经系统综合征，它通常伴有感觉异常，在安静时发生或加重，运动后减轻。RLS 的核心症状是在晚上和夜间加重。研究表明腿部不适症状的严重程度具有昼夜节律性，在午夜后达到最严重。RLS 的临床症状对夜间睡眠和白天的生活有很大的影响。绝大多数患者主诉难以深睡，或者入睡后不久就因为腿部难受的感觉而醒来。同时由于夜间睡眠障碍使得他们白天感到过度嗜睡。

五、诊断及治疗要点

（一）睡眠周期

熟悉各年龄段个体的正常睡眠周期，在婴儿期，一昼夜大致可分为3个期，即清醒期、NREM 睡眠和 REM 睡眠；幼年期的睡眠则为间歇性；青少年的睡眠则变得很有规律：入睡后很少醒转，睡眠潜伏期短，夜间睡眠质量高。在青少年这种正常的睡眠模式中，δ 波睡眠出现频率最高，在前半夜的睡眠中每 45～90 min 出现 1 次。成年人睡眠质量和时间均可有下降，睡眠后醒转次数增加。老年人中，δ 波睡眠可完全缺失，睡眠时间缩短，睡眠的坚实性丧失，入睡后醒转次数更多，但白天却有更多的小睡以补充足够的全天睡眠时间。

（二）诊断

睡眠医学的诊断和评估方法在睡眠疾病的诊断和治疗方面有重要的地位，常用的诊断方法分为客观和主观两类，客观诊断方法有多导睡眠图、移动式睡眠记录方法等，主观诊断方法主要为睡眠相关的评估量表。

1. 多导睡眠图（polysomnogram，PSG）记录能精确确定非特异性的临床症状来自何处。一般情况下，完整的 PSG 研究比日间小睡研究更有参考价值。在总结 PSG 研究的资料时，应归纳总卧床时间、总睡眠时间、睡眠潜伏期以确定睡眠的有效性，应具备 REM 睡眠、δ 波睡眠的记录，亦应常规记录活动、警觉、清醒、呼吸暂停、换气不足、睡眠潜伏期和 REM 潜伏期。

2. 诊断主要依靠病史，MSLT 可发现患者在 1 天的数小时中可有数次小睡，总的日间睡眠时间增加，睡眠潜伏期正常或缩短，特征性的表现为以 REM 为起始的睡眠（SOREMPs），SOREMPs 出现的越多，越有助于发作性睡病的诊断，发现两次以上的 SOREMPs 一般即可诊断为发作性睡病。但 1 次以上的 SOREMPs 对该病诊断的特异性不是绝对的。心律失常、无计划地变动工作、慢性睡眠剥夺、阻塞性睡眠呼吸暂停、睡眠中周期性腿动等均可出现 2 次或以上的 SOREMPs，临床上均应注意鉴别。

（三）治疗

不同类型的睡眠障碍，应施用不同的治疗方法。

1. 如睡眠呼吸暂停多见于肥胖、高血压和任何原因造成的上呼吸道狭窄的患者。持续气道正压通气治疗是中、重度睡眠呼吸暂停综合征患者的最有效治疗方法。

2. 治疗失眠的常用药物主要包括：①镇静催眠药（苯二氮䓬类药物、非苯二氮䓬类药物、褪黑素受体激动剂）；②镇静类抗抑郁药（如曲唑酮、米氮平、氟伏沙明、多塞平），尤其适用于伴有抑郁/焦虑障碍的失眠患者；③抗精神病药（喹硫平、奥氮平等）。失眠的认知行为治疗（CBT-Ⅰ），是一种结构式非药物干预的失眠治疗方法，内容包括睡眠卫生、兴奋刺激物质控制、睡眠限制、放松训练、认知重建，CBT-Ⅰ 通常被认为与药物治疗一样有长期疗效。

3. 发作性睡病的治疗主要包括药物治疗和行为心理治疗：中枢兴奋剂（首选药物为莫达非尼、次选哌甲酯，其他药物包括安非他明、咖啡因等）治疗日间嗜睡，抗抑郁药改善猝倒发作，镇静催眠药治疗夜间睡眠障碍。

4. 睡眠运动障碍包括不宁腿综合征和周期性肢体运动障碍，首选药物为多巴胺与多巴胺受体激动剂，苯二氮䓬类药物主要是用来改善不宁腿综合征患者的睡眠障碍，抗惊厥药物如加巴贲丁具有主观改善不宁腿症状的作用，且不良反应较少。

5. 快速眼动睡眠期行为障碍最有效的治疗手段是氯硝安定和褪黑素的应用，保证睡眠环境的安全是首要的治疗措施。

6. 睡眠障碍常易使个体出现心理困扰，从而导致精神疾病发生或加重，精神障碍和睡眠障碍"同治"成为患者的标准治疗手段。

第二节　睡眠障碍临床护理特点

普通人群中睡眠障碍十分常见，它可以对学习或工作效率造成负面影响，睡眠障碍还可能导致或加重神经系统和精神方面的疾病。睡眠障碍患者通常描述三种类型中的一种或多种睡眠障碍的症状，①失眠，②睡眠中异常动作、行为或感觉，③夜间觉醒或日间嗜睡。睡眠障碍是精神疾病最常见的症状之一，睡眠问题往往也是驱使患者主动就医的重要原因之一。目前，大量研究表明各种睡眠障碍与精神疾病，尤其是与焦虑障碍、抑郁障碍有很高的共病率。睡眠障碍常使易患个体出现心理困扰，从而导致精神疾病的发生或加重。同样，精神疾病的存在也可使睡眠障碍的诊治更为复杂。因此，精神疾病相关的睡眠障碍必须引起足够的重视。

一、症状特点

（一）精神科常见疾病导致或伴发的睡眠障碍

1. 焦虑障碍

（1）广泛性焦虑障碍：广泛性焦虑障碍所致睡眠紊乱的基本特征是入睡困难、夜间觉醒次数增多、深睡眠减少、早醒、睡眠时间短、睡眠效率差。原因在于患者对某些生活事件的过度焦虑和期待，或与焦虑性梦游导致的频繁醒转或觉醒有关。广泛性焦虑障碍的核心认知特点是"过度担心"，这种担心常常是引起失眠和易醒的根源。患者常常抱怨这种担心无法控制和令人讨厌，并且妨碍了他们正常入睡。患者即使躺在床上，也会感到无法做到"放松""丢掉烦恼"和"停止思考"。无论是清醒还是刚入睡都会受到胡思乱想和焦虑不安的影响。在白天或就寝前，患者常常对夜间可能出现难以摆脱的失眠而预期性焦虑。因此，焦虑与失眠常常互为因果。

（2）惊恐障碍：入睡困难、浅睡眠、觉醒次数增加、早醒、夜间或睡眠中惊恐发作等是最常见的惊恐障碍的患者的睡眠问题。大约 2/3 的惊恐障碍患者出现入睡困难或睡眠维持困难。睡眠中惊恐发作时，表现为患者突然惊醒，随后出现过度警觉，伴有呼吸急促、心动过速、心悸、窒息感、胸部不适、寒战或潮热。除出现上述的典型惊恐症状外，患者随后出现过度清醒，很难再次入睡。许多患者出现继发性预期性焦虑和回避行为，有些患者可能因此而形成条件反射性害怕睡眠或回避上床睡眠，以各种借口推迟上床时间或要人陪伴，或者设法使自己只休息而不入睡（如开灯坐着）。调查发现，大多数惊恐障碍患者出现过至少一次与睡眠相关的夜间惊恐发作，至少 1/3 的患者反复出现夜间惊恐发作。

（3）社交焦虑障碍：社交焦虑障碍患者通常不会主诉睡眠紊乱，但通过详细的病史采集发现睡眠问题在患者中并不少见。患者通常感到睡眠质量差，入睡困难，睡眠中易受干扰，夜间觉醒偏多，并且在白天感到功能失调。社交焦虑障碍患者容易发生酒精和药物滥用，从而可能导致或加剧睡眠紊乱。因此当患者存在睡眠紊乱主诉时，应进一步追查病因，了解有无物质滥用史。

2. 抑郁障碍

（1）重度抑郁障碍相关性睡眠障碍是重性抑郁障碍的一个具有诊断价值的症状，其表现与一般性失眠或睡眠增多患者的临床症状基本相同，但也有其自身特点，如患者的主观失眠障碍更严重，负面情绪更明显，这可能与抑郁障碍导致的认知功能下降有关。

（2）失眠或者睡眠质量差是患者最常见的主诉，可能早于其他抑郁症状许多年出现。特征性表现有入睡困难、频繁的夜间觉醒、早醒、未恢复性睡眠、睡眠总量减少、多梦或噩梦等。此类患者还常常表现出抑郁相关症状，如心境低落、愉快感缺乏或对大部分活动兴趣丧失，伴有其他躯体症状如头晕、头痛、四肢麻木、胸闷以及胃肠道症状等，多伴有不同程度的认知功能下降，如记忆力减退、注意力分散、思维缓慢等。患者的精神活动效率下降，并严重影响到社会生活功能。

3. 双相情感障碍

（1）发病前驱期的生物节律紊乱：患者在抑郁和躁狂发作前的几个星期常主诉存在睡眠障碍。躁狂发作的前驱失眠症状比抑郁发作更常见。很多患者由失眠阶段缓慢或突然进入躁狂发作期。另外，睡眠模式的紊乱可能是躁狂复发的最好预测因子。大量研究发现，双相障碍患者在发病前8周经历的生活节律紊乱事件增多。患者至少经历一个生物节律紊乱事件的比例（55%）远高于对照组（10%）。生物节律紊乱事件的8周时间窗可能促发躁狂发作，而对抑郁没有该作用。

（2）急性期睡眠表现：双相障碍患者的睡眠障碍通常在急性期会加重，即使到疾病缓解期睡眠仍可能未恢复正常。躁狂发作急性期几乎总是以对睡眠需求和总睡眠时间的减少为特点。双相障碍急性期睡眠紊乱十分突出。患者急性期的睡眠模式常表现紊乱，睡眠节律呈片段化，并且日间稳定性更差。有关双相障碍发作期睡眠紊乱的 Meta 分析发现，躁狂或轻躁狂相大部分患者（69%～99%）体验到睡眠需求减少，而在抑郁相有 23%～78% 的患者存在过度思睡。

（3）双相障碍缓解期睡眠表现：研究发现，在双相障碍缓解期，患者同样存在生物节律的紊乱。双相障碍缓解期患者活动量明显低于正常人群，昼夜变异性较正常人群有显著差异，提示缓解期患者仍然具有生物节律的紊乱，也许为以后疾病复发提供了有效的生物学指标。

4. 精神分裂症

（1）精神分裂症患者可存在习惯性睡眠障碍。精神病性症状的出现、复发往往也伴随睡眠异常的出现。

（2）在患者处于精神病性激越期间，睡眠特异性表现为无眠时间延长，在精神激越症状减轻阶段，失眠特征表现为睡眠潜伏期延长，总睡眠时间减少，由于反复觉醒而表现为片段睡眠，夜间睡眠和觉醒的频繁转换导致患者白天打瞌睡、困倦。患者还可体验到明显的入睡前幻觉。多数患者做噩梦。

（3）由于某些抗精神病药物的过度镇静作用，可能会引起某些患者在治疗过程中出现睡眠过度。

5. 进食障碍　与健康人群相比，进食障碍的患者更容易出现睡眠异常，而且饥饿和过度进食均能影响睡眠结构。

（1）神经性厌食：患者更容易患失眠，睡眠脑电图检查发现该类患者睡眠效率降低，总睡眠量减少。

（2）神经性贪食：患者常把他们减少睡眠需求获得的时间用于活动锻炼。患者时常等到夜晚或整个夜晚都在暴饮暴食，午夜之后睡觉，并且常常整个上午都在睡觉。患者暴饮暴食后可能出现睡眠量增加。

6. 药物与物质滥用　几乎所有精神活性物质都对夜间睡眠和日间警觉存在一定的影响。酒精导致总睡眠时间、睡眠效率、慢波睡眠的减少，并继发日间过度思睡。酒精对一些人有轻度的兴奋作用，但更常见的是短暂镇静作用，特别是对思睡或焦虑的个体。

（二）临床上常见的睡眠障碍

1. 失眠障碍　患者主诉对睡眠时间或质量不满意，伴有下列1项（或更多）相关症状。

（1）入睡困难。

（2）睡眠维持困难，其特征表现为频繁的觉醒或醒后再入睡困难。

（3）早醒，且不能再次入睡。

2. 不宁腿综合征（restlesslegssyndrome，RLS）　主要表现为夜间睡眠时双下肢出现极度不适感，迫使患者不停移动下肢或下地行走，导致患者出现严重失眠。

3. 阻塞性睡眠呼吸暂停低通气综合征

（1）夜间呼吸障碍：打鼾、打鼾/喘息，或在睡眠时呼吸暂停。

（2）日间有睡意、疲劳或尽管有充足的睡眠机会，但睡眠仍不能让人精力充沛，且不能用其他精神障碍来更好的解释，也不能归因于其他躯体疾病。

4. 快速眼动睡眠行为障碍

（1）睡眠中反复发作的，与发声和（或）复杂的运动行为有关的唤醒。

（2）在 REM 睡眠期出现这些行为，因此通常出现在睡眠开始超过 90 min 后，且在睡眠周期的后期更频繁，在白天打盹时不常出现。

（3）一旦从这些发作中觉醒，个体会完全清醒、警觉，而不是意识模糊或失定向。

5. 非快速眼动睡眠唤醒障碍

（1）反复发作的从睡眠中不完全觉醒，通常出现在主要睡眠周期的前 1/3，伴有睡醒和（或）夜惊。

（2）没有或很少梦境能被回忆起来。

（3）存在对发作的遗忘。

（4）此发作引起有临床意义的痛苦，或导致社交、职业或其他重要功能方面的损害。

（5）共存的精神和躯体障碍不能解释睡醒或夜惊的发作。

6. 发作性睡病在同一天内反复地不可抗拒地需要睡眠、陷入睡眠或打盹。

（1）猝倒发作（维持清醒状态，可通过大笑或开玩笑诱发），每月至少出现几次。

（2）夜间多导睡眠监测呈现出快速眼动期的睡眠潜伏期≤

15 min，或多次小睡试验显示平均睡眠潜伏期≤8 min，以及 2 次或更多次的睡眠发作 REM 期

二、常见风险

有文献报道，30％～80％的精神障碍患者都存在不同程度的睡眠障碍。宽泛的患病率跟几个因素的变化有关，如疾病的程度，特别是精神症状的严重程度、年龄、性别和药物治疗现状。83％的精神分裂症患者急性期有睡眠障碍，而在慢性精神分裂症患者中的患病率为 47％。抗精神病药物的干预效果临床试验研究发现，16％～30％的患者在治疗过程中存在失眠，而 24％～31％的患者则存在嗜睡。在抑郁障碍患者中，即便经过治疗（氟西汀），仍有 45％的患者以失眠为常见的残余症状。因此对患者进行全面的评估，了解其风险是十分必要的。风险不仅来源于疾病的症状、疾病对患者社会功能的影响，还包括在治疗疾病的过程中、使用药物治疗之后出现的一系列风险。

（一）躯体方面

1. 有跌倒的风险

（1）因年老体弱、躯体疾病、服用抗精神病药物的不良反应等原因致患者步态不稳、摔伤。

（2）患者突然冲动导致摔伤。

2. 有受伤的风险

（1）睡眠障碍患者在睡眠过程中出现的异常行为所导致。

（2）由于睡眠问题导致对周围环境的识别能力减弱导致受伤。

（3）患者受幻觉、妄想支配、自知力缺乏；不适应住院环境，或在会客时外逃。

3. 有噎食的风险

（1）服用抗精神病药物的患者因锥体外系不良反应所致吞咽困难。

（2）老年人或合并脑器质性疾病，如帕金森综合征患者吞咽

反射迟钝、抢食或进食过急。

（3）癫痫发作的患者在进食时发生抽搐发作。

4. 有窒息的风险

（1）患者由于药物反应或者木僵状态导致口水潴留。

（2）肺部感染严重、痰液多、浓稠，不易咳出。

（3）给不合作的患者进行治疗（给药）、护理操作（鼻饲）时。

5. 有营养失调、低于机体需要量的风险

（1）患者因伴有幻觉、妄想或极度兴奋、躁动、睡眠障碍、情绪抑郁等不思饮食。

（2）处于木僵、退缩状态而拒食。

（3）厌食症患者因怕发胖而拒食。

（4）木僵状态、谵妄状态、痴呆状态、精神发育迟滞的患者自理能力下降。

6. 有皮肤完整性受损的风险

（1）患者呈木僵状态、躁动、长期卧床引起。

（2）保护过程中约束带使用不当致局部皮肤破损。

7. 有感染的风险患者由于抵抗力下降、病原微生物的感染所引起。

（二）精神科的风险

1. 自伤、自杀的风险

（1）患者因睡眠障碍、抑郁、妄想、幻觉等因素发生自伤、自杀行为。

（2）心理社会因素的影响：如家庭、婚姻、社会、躯体疾病的影响等。

2. 冲动、伤人、毁物的风险

（1）患者由于长期失眠导致烦躁出现冲动的风险。

（2）患者受幻觉、妄想支配，或情绪高涨、易激惹而出现冲动、伤人、毁物的风险。

（3）患者对住院环境不满意而出现冲动的风险。

3. 外走的风险患者受幻觉、妄想支配，自知力缺乏，不适应住院环境而出现外走的风险。

第三节 睡眠障碍的护理评估

目前临床上使用的评估方法通常采用与患者及家属交谈、观察、身体检查、精神检查、查阅病历记录及检验报告等方式,从生理、心理、社会文化、社会功能等多层面、多维度去了解、收集睡眠障碍患者主、客观资料,评估了解患者的健康问题。

一、护理评估内容

(一)常用评估量表

使用睡眠量表进行评估是患者对睡眠问题进行主观评定,对于睡眠障碍的临床护理具有重要的价值。

1. **睡眠日记** 填写睡眠日记可以引导患者注意一些容易被忽视的行为,并且能够帮助患者识别睡眠时间和不良的睡眠卫生。记录内容包括:日常入睡时间及起床时间,是否服用酒精及咖啡因,是否服用催眠药物,疲劳程度和思睡的情况等。

2. **晨起睡眠问卷** 用于患者对夜间睡眠行为进行主观评估,在夜间 PSG 监测结束后的早晨填写,有助于发现夜间睡眠主观和客观评估的差异。

3. **失眠评估量表** 是对睡眠质量进行评估,判断患者失眠的严重程度及治疗效果。目前常用的是失眠严重程度指数量表(ISI)、匹兹堡睡眠质量指数量表(PSQI)和阿森斯失眠量表等。

4. **睡眠呼吸暂停综合征问卷** 用于对可疑患有睡眠呼吸暂停综合征的人群进行评估。主要是通过对自身及床伴观察到的症状进行评估,从而判断患者发生睡眠呼吸暂停综合征的风险程度。STOP 问卷共包含 4 个问题:

(1)S(snoring):您打鼾声音大吗(比昙花声音更大或者关上门都能听得到)?

(2)T(tired):白天,您常常感到困倦吗?

(3)O(obstructive sleep apnea):有人观察到您在睡眠过程

中有停止呼吸的现象吗？

（4）P（blood pressure）：您患有高血压或正在进行高血压治疗吗？

（二）主观资料

1. 评估患者起病诱因，有无生活事件的影响。

2. 评估患有无对睡眠数量或质量的不满意，包括入睡困难、睡眠维持困难，频繁的觉醒或醒后无法继续入睡、早醒，醒后全身疲乏。

3. 评估患者有无夜间睡眠时双下肢出现极度不适感，导致患者需要不停移动下肢或下地行走。

4. 评估患者有无夜间呼吸障碍，如有无打鼾、喘息、或在睡眠时呼吸暂停。

5. 评估患者有无日间疲劳、困倦、睡不醒，或主诉尽管有充足的睡眠，但仍不能保持充沛的精力。

6. 评估患者睡眠过程中有无反复发作的说梦话、腿动、腿抽筋、行为异常或夜惊等。

7. 评估患者有无大笑或开玩笑后出现的猝倒发作，有无摔倒、摔伤。

8. 评估患者有无记忆力下降、注意力不集中。

9. 评估患者的睡眠习惯如，上床时间、入睡时间、醒来时间、起床时间、午睡时间、运动情况等。

（三）客观资料

1. 躯体评估

（1）评估患者有无躯体不适，是否合并躯体疾病，以及躯体疾病对患者睡眠的影响程度。

（2）评估患者有无疲乏无力、心慌心悸、胸闷、大汗等自主神经功能紊乱的症状。

（3）评估患者有无因睡眠问题而引起的食欲缺乏，进食量的减少、体重下降。

（4）评估患者的生命体征、营养状况、有无大、小便失禁。

2. 精神症状的评估

（1）评估患者有无幻觉、妄想等精神病性症状、症状的内容、症状对日常生活的影响，以及患者对症状的应对方式。

（2）评估患者有无焦虑不安的表现。

（3）评估患者有无情绪低落的体验。

（4）评估患者有无精力旺盛、易激惹、好购物、情感高涨的体验。

（5）评估患者是否有酒精、烟草、咖啡因等物质的使用。

3. 评估患者有无因睡眠问题影响了社会功能，如工作生活学习的能力。

4. 评估患者的性格特点，有无家族史。

二、护理评估方法与步骤

（一）评估前的准备

1. **环境的准备** 首先要保证在与患者交谈时环境安静、清洁、舒适。此外，还要注意保护患者的隐私，必要时选择单独的交谈室及检查室。

2. **评估内容的准备** 事先考虑好评估过程中需要了解的主要资料及其顺序，必要时可先拟出交谈的提纲，以免评估不全面和遗漏。

3. **预测评估过程中可能出现的问题** 事先应了解患者的基本情况，预测交谈中可能出现的问题及需采取的相应措施。

4. **评估的时机** 应根据患者的具体情况选择适当的时机进行交谈，必要时可与患者共同协商。

5. **评估者自身的准备** 评估者应保持高度的同情心和责任感，态度真诚，平心静气，耐心倾听患者的诉说，进行恰当的引导、提问、反馈。在交谈过程中要注意观察患者的非语言行为，如眼神、表情、动作等所传递的信息。

（二）评估步骤

护理评估通常以现场的检查和观察为主，目的在于全面、重点地了解患者存在的主要护理问题，确定解决问题的护理干预措施。此外还可以通过护理评估建立良好的护患关系，结成治疗联盟，有利于护理措施、健康教育计划的实施。

1. 建立良好的护患关系，是沟通的基础。护患关系良好，能有效减轻或消除患者来自环境、诊疗过程以及疾病本身的压力，有助于治疗疾病和加速其康复过程。

（1）恰当地称呼患者：护士应根据患者的年龄、性别、职业、文化背景的不同而有礼貌、恰当地称呼患者，应避免使用床号或者患者的职位称呼患者，使交谈在平等、轻松、和谐的气氛中进行。

（2）自我介绍：向患者介绍自己的姓名、职务以及在护理该患者时的角色，消除患者的顾虑，拉近与患者的距离。

（3）介绍住院环境：介绍病区的环境设施、病区设备的使用、饮食安排、各种制度等，可以消除患者对环境的陌生感，缓解患者因环境陌生而导致的焦虑、恐惧。

2. 评估患者的症状以及应对方式

（1）评估患者的一般状况：

1）问患者的姓名、年龄、民族、职业、婚姻状况、文化程度、职业等。许多健康问题的发生与性别、年龄、出生地、婚姻状况及职业等有关。不同的民族往往有不同的饮食、生活习惯和宗教信仰。文化程度及职业等可帮助我们理解和预测患者对健康状况等变化的反应、选择适宜的健康教育方式。

2）一般状况还应包括患者的通讯地址、电话、联系人及联系方式等，以便与其家人联系和今后的随访。同时应注明资料来源（若资料来源并非护理对象本人，应注明与其护理对象的关系）及可靠程度、交谈日期等，便于今后查阅时参考。

3）评估患者既往健康状况：药物过敏史、躯体疾病史，目前是否还在接受治疗之中。

4）评估患者的家族史：主要了解患者父母、兄弟姐妹等有无精神病史，本病虽不具有遗传性，但受遗传因素的影响。此外睡眠问题与焦虑障碍、情感障碍、自杀意念、自杀行为的风险升高有关，睡眠障碍被物质滥用和精神健康服务管理局（SAMSHA）列为自杀十大征兆之一，通过睡眠障碍可以预测自杀风险升高。这里包括睡眠障碍以及常见的睡眠主诉，如失眠症状、自我反应睡眠质量差、梦魇症状。睡眠障碍是自杀的危险因素，有资料显示，自杀给亲人至少造成 10 年的心理压力，每出现一例自杀，平均至少对周围六个人（亲人）产生严重的不良影响。

5）评估患者的生理功能：患者是否能够独立完成日常活动，包括进食、穿衣、洗漱、如厕等，应注意患者有无自理能力受限，受限的范围、程度、原因以及表现，有无使用辅助器具等。

（2）评估患者的主要精神症状：睡眠问题可以是单独存在的一个疾病，但在精神科的众多患者中，常常是精神疾病伴发的一个症状。因此，全面评估患者的精神症状，进而分析可能涉及的风险是十分重要的。

1）失眠综合征：睡不着、睡不醒、睡眠维持困难、睡眠过程出现中的行为异常。

2）情绪状态：评估患者持续的情绪状态（心境），包括抑郁、躁狂、焦虑、恐惧、淡漠等。

3）思维内容：需要注意的是患者是否存在妄想，内容是否涉及周围人物及环境，有无伤害性。

4）意识状态：评估患者对周围意识水平的感知情况。有无意识水平及意识范围的变化，同时评估患者对时间、地点、人物的定向力情况。

5）记忆力：评估患者瞬时记忆、近记忆力和远记忆力的完好程度，睡眠障碍患者合并物质依赖时常常出现虚构、错构。

6）自知力：评估患者对自己睡眠问题的认识，判断患者住院、服药、治疗的依从性。

（3）评估患者对睡眠问题和（或）自身精神问题的应对方式：临床护理工作者尤其需要重视的是患者的应对方式，这对防范患者的风险是十分重要的，值得大家注意的是相同的症状可以有不同的应对方式，不同的症状亦可能出现相同的应对方式。

（4）评估睡眠障碍对患者社会功能的影响。

3. 评估患者接受治疗的态度、服药的依从性判断患者能否安心住院、接受治疗、对药物治疗的态度，有无担心药物不对症，药物剂量大，防止出现患者自行减药或藏药的行为。

4. 评估患者基本生理需求

（1）评估患者的饮食情况：如饮食习惯、有无禁忌、进食是否规律、量多少。

（2）评估患者的排泄状态：包括大小便是否规律、次数，排便是否费力及是否需要药物辅助。

5. 评估即将结束时应对患者有所暗示或提示，对交谈内容做出结语，切忌突然结束话题。结语的内容通常是以简明、扼要的方式对患者存在的问题进行总结、复述，也可以是对患者健康教育的内容，和（或）患者需要配合的主要护理措施的注意事项等。结语可使交谈双方找出所谈论问题的主要内容、所涉及的内容是否全面等。尤其是在患者语言表达不清晰、漫无边际、对事件描述缺乏顺序的情况下，这样做是非常有帮助的。

三、护理措施

（一）一般护理

1. 保证患者维持适当的营养，保持良好的健康状况。

2. 保持规律的作息时间，白天不卧床，鼓励患者参加适当的体力活动，有助于夜间的正常睡眠。

3. 下午和晚间不要摄入咖啡因、浓茶等易使大脑细胞兴奋的物质。

4. 睡觉前 $2 \sim 3\,h$ 不要进食、饮酒或者剧烈运动，保证大小便通畅。

5. 指导患者睡前洗个热水澡，聆听轻松的音乐，换好宽松的内衣，保持放松的心态。

6. 工作人员协助患者创造良好的睡眠环境，保持病室空气流通，温度适宜，光线柔和；被褥干燥、清洁，使患者感觉舒适。

（二）安全护理

1. 与患者建立良好的治疗性人际关系，消除患者对睡眠障碍的恐惧心理。

2. 为患者提供安静的入睡环境。兴奋躁动的患者应安置于隔离室，并及时做安眠处理，避免影响到周围环境。

3. 工作人员应定期到床旁巡观察患者的睡眠情况，睡眠的深浅度、呼吸是否均匀，有无鼾声、呼吸暂停，睡眠过程中有无反复发作的说梦话、腿动、腿抽筋、行为异常等。

4. 对于异态睡眠的患者，需协助患者卧于病床的正中位置，必要时加床档，或予以保护性约束，防止患者睡眠过程中坠床或受伤，对于患者异态睡眠的表现，应做好交班记录。

5. 睡眠障碍的患者通常伴有情绪的不稳定，因此指导患者掌握应对不良情绪的方法，鼓励患者用恰当的方式表达出来。

（三）用药护理

1. 向患者宣教药物治疗的相关知识、药物常见的不良反应，让患者了解药物治疗的重要性，学会识别用药后的反应，配合药物治疗。

2. 严格按医嘱给药，通常情况下，夜间服用催眠药物仅限一次，用药后必须记录并交班，以免下一班重复给药。

3. 注意观察患者用药后的反应，有无大、小便失禁、双下肢无力、眩晕、意识障碍等。如若患者服药后 1~2 h 仍不能入睡，可请示值班医生再次给药处理。给药时需确认患者服下后方可离开，观察患者服药后的不良反应并记录睡眠时间。

4. 如果发现患者对药物治疗不耐受，或出现较严重的不良反应，应及时报告医生，予以处理。

（四）心理护理

1. 与患者建立良好的治疗性人际关系，帮助患者较快的适应病区环境，消除患者对周围环境因陌生感而导致的紧张、焦虑情绪。

2. 多与患者交流，鼓励患者表达内心的感受，了解患者失眠的原因，指导患者应对生活中的不良事件，减轻患者的心理负担。

3. 满足患者的合理要求。

（五）康复护理

1. 培养健康的睡眠习惯，按时睡觉，定时起床，醒来后避免继续卧床。

2. 有规律地进行体育运动，但应避免睡前剧烈运动。

3. 勿用酒精等物质帮助睡眠，睡前避免进行过度兴奋的活动。

4. 不在床上做睡眠以外的事情，如在床上看书、看电视、看手机等。

5. 限制咖啡、茶等兴奋性饮料的摄入。

6. 白天避免长时间卧床或睡眠，午睡时间控制在 20 min 以内。

（六）健康指导

1. 帮助患者分析睡眠与觉醒障碍的原因，并教会患者提升睡眠质量的有效方法。

2. 向患者及家属宣教睡眠障碍的表现，减少由于睡眠障碍引起的心理上的紧张不适感。

3. 指导患者睡前进行"自我放松训练"，通过呼吸和肌肉放松的方法在短时间入睡。

4. 睡眠时要采用健康的睡姿，如仰卧或侧卧，不蒙头睡眠，不俯卧睡眠。

（陈红莉）

第**8**章 儿童青少年精神障碍护理评估

儿童青少年精神障碍是指起病于儿童或青少年时期，由各种原因引起的精神障碍。由于不同年龄阶段的生理、心理发育特点不同，儿童青少年精神障碍的发病、临床表现、病程转归、治疗和护理均有鲜明的特征。儿童和青少年处于生长发育阶段，生理心理均处于变化阶段，护士在制定儿童青少年期精神障碍护理方案时要充分考虑这些变化特点。

第一节　智力发育障碍的护理评估

一、概述

智力发育障碍又称智力残疾、智力低下，这是一组发生在神经系统发育成熟（18 岁）以前，以智力和社会适应能力发育迟缓为临床特征的心理发育障碍。

二、病因与发病机制

从围产期到 18 岁以前影响中枢神经系统发育的因素都可能导致智力发育迟滞，包括生物学因素和社会文化因素，多数患者以生物学因素为主。在精神发育迟滞中的半数患者能够发现明确的生物学病因，且多是中度以上智力损害者。而在轻度患者中绝大多数虽然以生物学因素为主，却难以查出确切的病因。目前明确的病因主要有以下几个方面：

1. **遗传因素**　包括染色体异常，常染色体和性染色体的单体型、三体型、多倍体等染色体数目异常。遗传代谢性疾病，基因异常使机体代谢所需酶的活性不足或缺乏，导致遗传代谢性疾病，其中苯丙酮尿症、半乳糖血症、家族性黑蒙性痴呆等较为常见。

2. 围产期有害因素 包括营养不良、感染、中毒、外伤、使用某些药物、放射线、饮酒和分娩期难产、并发症等。

3. 出生后因素 各种影响大脑发育的疾病及早期缺乏文化教育等。

三、流行病学

智力发育障碍患病率因国家和地区、调查方法和诊断标准不同而各异。世界卫生组织（WHO）1985 年报道精神发育迟滞患病率轻度为 3％，中、重度为 0.3％～0.4％。1987 年全国 29 个省市智力残疾调查显示智力残疾患病率为 1.26％，其中男性高于女性，农村高于城市。

四、临床表现

智力发育障碍主要表现为不同程度的智力低下和社会适应困难。WHO 根据智商（IQ）将智力发育障碍分为四个等级。

（一）轻度

智商在 50～69 之间，在全部智力发育障碍中占 85％。患者在幼儿期表现出智力发育较同龄儿童迟缓，如语言发育延迟，词汇不丰富，理解能力和分析能力差，抽象思维不发达。就读小学以后学习困难，学习成绩经常不及格或者留级。最终勉强完成小学的学业。成年以后智力水平相当于 9～12 岁的正常儿童。

（二）中度

智商在 35～49 之间，在全部智力发育障碍中占 10％。患者从幼年开始智力和运动发育都明显比正常儿童迟缓，语言发育差，表现为发音含物不清，虽然能掌握日常生活用语，但词汇贫乏不能完整表达意思。不能适应普通小学的就读环境。能够完成简单劳动，但质量差、效率低。成年以后智力水平相当于 6～9 岁的正常儿童。

（三）重度

智商在 20～34 之间，在全部智力发育障碍中占 3％～4％。患者在出生后出现明显的发育延迟，经过训练最终能学会简单语句，但不能进行有效语言交流。不会计数，不能上学，日常生活需人照料。常伴随显著的运动功能损害或脑部损害。成年以后智力水平相当于 3～6 岁的正常儿童。

（四）极重度

智商在 20 以下，在全部智力发育障碍中占 1％～2％。完全没有语言能力，对危险不会躲避，不认识亲人及周围环境，以原始性的情绪，如哭闹、尖叫等表达需求为主。生活不能自理，大小便失禁。常合并严重脑部损害，伴有躯体畸形。成年以后只能达到 3 岁以下正常儿童智力水平

部分智力发育障碍患者可能伴随一些精神病性症状，如注意缺陷、情绪易激动、冲动行为、刻板行为或强迫行为、自伤行为等。

五、诊断与治疗要点

（一）诊断

若儿童 18 岁以前有智力低下和社会适应困难的临床表现，智力测验结果提示智商低于 70，则可诊断为智力发育障碍，再根据智力发育的水平和智商确定智力发育障碍的严重程度。智商在 70～90 者列为智力正常与异常之间的边缘状态。对所有确诊为智力发育障碍的患者应通过病史和躯体检查，做出病因学诊断。

（二）预防与治疗

智力发育障碍一旦发生，难以逆转，重在预防。监测遗传性疾病、做好围产期保健，防止和尽早治疗中枢神经系统疾病是预防精神发育迟滞的重要措施。

治疗原则以教育和康复训练为主，辅以心理治疗，对少数伴有精神病性症状的患儿需进行药物对症治疗。

六、智力发育障碍护理

（一）临床护理特点

患儿智力低下，缺乏自我照顾、自我保护的意识和能力。同时智力低下造成认知、感知功能缺陷，语言障碍，通常不能正确申诉自己的不适或不能辨别自己的行为是否有危险性，有时会以伤害自己或他人、毁物来发泄，这样对患儿及他人都不安全。

（二）常见风险

智力发育障碍的患儿长期处于相对稳定的临床状态，对于伴有精神病性症状的患儿可出现精神运动兴奋、冲动攻击行为、自伤自残行为。

（三）评估内容与步骤

智力发育不完善或发育受阻几乎伴随智力发育障碍患儿终身。根据患儿智力受损的分级可从社会交往能力、语言交流能力、生活自理能力、智力、情绪、躯体等方面进行护理评估。

1. 语言交流能力　评估患儿有无言语障碍，能否进行有效言语交流，是否能用语言较好地表达自己的感受与意愿。

2. 智力水平　评估患儿的智力等级及病情程度。

3. 生活自理能力　评估患儿能否独立进食、洗漱、换衣、料理大小便，能否独立外出。

4. 情绪　评估患儿的情绪稳定性、表达能力及控制力等方面是否正常。

5. 其他　评估患儿有无躯体畸形或缺陷，有无贪食、食欲减退、睡眠障碍。

6. 评估患儿的家庭及社会支持系统、家属受教育程度、对本症的知识水平等。

7. 评估患儿以往的健康状况，有无既往病史、药物过敏史、遗传史等。

8. 评估辅助检查结果、与疾病相关的实验室及其他辅助检查。

9. 评估心理社会因素对患儿智力发育的影响。评估患儿有无被隔离，有无被虐待与忽视的经历，是否丧失过学习的机会等。

（四）护理措施

1. 生活护理　首先要保证基本的生活需求，督促协助进食，并要注意饮食卫生、饮食量的控制，保证个人卫生，做好排泄护理，严重者要进行大小便的训练。

2. 安全护理　提供安全的环境，对患儿情绪改变及环境因素做到心中有数，及时制止冲动、伤人及自伤行为。同时要训练患者如何提高防御能力，避免危险，保证自身安全。

3. 心理护理　根据患者智力低下的程度和接受能力，指导患者用正确的方式来表达自己内心的感受、躯体不适以及心中的气愤。

4. 社会适应能力的训练　安排患儿多参加集体性的娱乐活动，指导患者与他人交往，锻炼其与他人合作协调的能力。训练患者注意自己的仪表，与人接触、交往的方式等。

5. 指导家长教养智力发育障碍患儿的知识与技巧，特别是患儿如何回归社会、如何在社会中求生等。

第二节　儿童孤独症的护理评估

一、概述

儿童孤独症是广泛性发育障碍的一种类型，以男性多见，起病于婴幼儿期，主要表现为不同程度的言语发育障碍、人际交往障碍、兴趣狭窄和行为方式刻板。约有 3/4 的患者伴有明显的精神发育迟滞，部分患者在智力普遍低下的背景下，智力的某一方面相对较好或非常好。

二、病因与发病机制

目前还不清楚儿童孤独症确切的病因和发病机制，研究发现遗传与环境因素都与之有关。

（一）遗传

根据双生子同病率研究发现孤独症的遗传度为 37%～90%。目前已发现常染色体上 10 个以上与孤独症相关的基因，已确认 15% 的患者存在基因变异，但多数患者可能由多基因异常所致。

（二）脑功能及脑发育异常

研究发现孤独症患者一些脑区的功能异常，5-羟色胺等神经递质的水平异常。

（三）环境中有害因素及围产期危险因素

可能在妊娠早期影响胚胎的发育，增加孤独症患病的风险。

三、流行病学

儿童孤独症的患病率为 3/万～4/万，目前患病率有增高的趋势。男女患者比例为 2.3∶1～6.5∶1。

四、临床表现

（一）社会交往障碍

患者不能与他人建立正常的人际交往方式。婴儿时表现出与别人相处时没有目光对视。表情贫乏，缺乏期待父母和他人拥抱、爱抚的表情或姿态，也无法享受到爱抚时的愉快表情，甚至拒绝父母和别人的拥抱、爱抚。不能与同龄儿童建立正常的伙伴关系。

（二）语言交流障碍

患者语言发育明显落后于同龄儿童，这是多数患者就诊的主要原因。一般在两、三岁时还不能说有意义的单词和简单的句子，四、五岁时仍不会使用你、我、他等人称代词，不会主动地找人交谈，不会向他人提出问题。此外，患者还可能出现模仿语言或刻板重复语言。

（三）兴趣范围狭窄和刻板的行为模式

患者对于正常儿童所热衷的活动、游戏、玩具都不感兴趣，而喜欢玩一些非玩具性的物品，如一段废铁丝、一个瓶盖或观察转动的电风扇等，可以持续数十分钟、甚至几个小时不厌倦。患者经常固执地要求保持日常活动程序不变，若这些固定的活动被改变或被制止，常出现不愉快和焦虑的情绪，甚至出现反抗行为，还有刻板重复动作，如反复拍手、捶胸、转圈、跺脚等。

（四）智能低下和认知功能特点

孤独症患者中50%处于中度和重度智力低下水平，约25%为轻度智力低下水平，还有25%可能在正常范围。智力水平正常或接近正常的孤独症亦称为高功能孤独症，不论智商高低，临床主要表现的症状都相似，智商低的患者在社会交往、刻板行为及语言障碍的程度上更为严重。

（五）其他神经精神症状

多数患者合并注意缺陷和多动症状。约20%的患儿伴有抽动症状。部分患儿伴有自伤、冲动、攻击、破坏、违拗等行为。部分患者常有偏食、拒食，睡眠障碍。

五、诊断与治疗要点

（一）诊断

若发现患儿在3岁以前起病，伴有交往障碍、言语发育迟缓、兴趣范围狭窄和刻板重复的行为方式等临床表现，在排除儿童精神分裂症、精神发育迟滞和其他广泛性发育障碍以后，可做出孤独症诊断。一些临床评定量表有助于了解症状的严重程度、评估治疗效果。

（二）治疗要点

1. 教育和训练　这是最有效、最主要的治疗方法。目的是促进患者的语言发育，提高社会交往能力，掌握基本生活技能和学习技能。孤独症患者在学龄前一般不能适应普通幼儿园的环境，应当在特殊教育学校、治疗机构中接受教育和训练。学龄期以后患者的语言能力和社交能力会有所提高，部分患者可以到普通小学与同龄儿童一起接受教育。

2. 心理治疗　采用行为治疗较多。主要目的是强化已经形成的良好行为。认知疗法适用于智力损害不重、年龄较大的患儿。

3. 药物治疗　药物治疗无法改变孤独症的病程，目前也缺乏治疗孤独症核心症状的特异性药物，但药物可以消除患者的精神病性症状、情绪不稳，加冲动行为、攻击行为、自伤和自杀等行为。

六、孤独症护理

1. 临床护理特点　患儿言语发育障碍、人际交往障碍、兴趣狭窄和行为方式刻板重复的症状特点，导致患儿缺乏自我照顾、自我保护意识和能力。通常不能正确申诉自己的不适或不能辨别自己的行为是否有危险性，有时会以伤害自己或他人、毁物来发泄，这样对患儿及他人都不安全。

2. 常见风险　对于伴有精神病性症状的患儿可出现精神运动兴奋、冲动攻击行为、自伤自残行为。

3. 评估内容与步骤　主要通过接触、观察患儿和向其父母了解情况，从以下几方面进行护理评估。

（1）与父母和周围人交往的能力：有无回避眼光接触，缺乏交往活动，或不与小朋友建立伙伴关系，对游戏不感兴趣或不主动，不懂游戏规则、行为不规范等。

（2）语言和非语言交流能力：有无不语或模仿别人的言语，仅限自己感兴趣的话或事。与别人交谈时，以词、短句作为情绪表达，而非对话式交流，或不会用代词"你""我""他"等。

（3）刻板重复行为：是否行为单调，如来回奔跑、反复蹦跳、拍手、旋转身体等动作；有无固定的生活习惯，如食用固定的食物，穿一样的衣服，看同一本书，同样的玩具或游戏等行为。

（4）适应能力改变：是否对某些物品、玩具或情境依恋，若给予改变时则表现出焦虑不安。

（5）精神病性症状：有无焦虑、抑郁、恐惧、兴奋、淡漠等异常情绪；有无幻觉、妄想等精神病性症状。

（6）健康史：询问患儿既往的健康状况，是否较正常儿童易罹患某些疾病。

（7）智力发育：评估患儿有无生活自理能力缺陷，如进食、如厕、穿衣、个人卫生料理，以及学习或运动技能障碍。

（8）患儿家庭状况评估：家庭成员中对患儿的疾病预后是否了解，以及病程迁延过程中照顾能力如何。

4. 护理措施

（1）生活护理：要保证患儿的基本生活需求，做好饮食卫生及个人卫生，保证营养供给和充足睡眠。协助或提供日常生活护理，根据病情程度，对患儿采取督促指导、协助或代理的方式进行日常护理。

（2）安全护理：提供安全的环境，居住的环境应简单实用，随时排查有危险隐患的物品和设施，如锐器、火柴、药品、电源插座等。房间窗户应有相应的安全措施，禁止患儿进行攀爬、打闹等危险活动。

（3）心理护理：给予心理支持和鼓励等。无论什么项目的训练，必须坚持对患儿进行耐心的、持之以恒的训练。在训练时，对取得的成绩应及时给予鼓励和强化，避免激惹患儿。

（4）社会功能训练：这是一个非常需要耐心和爱心的漫长过程，指导患儿父母一定要持之以恒，不要操之过急，不要轻易放弃，包括语言能力训练、人际交往能力训练、行为矫正训练、社会适应能力训练等。

（5）健康教育：帮助家长认识到疾病的性质，讲解疾病的可能原因，减少家长对疾病的恐惧心理和对孩子生病的自责和内疚感。父母之间，不要相互埋怨和指责，应正视现实，冷静而理智地接纳孩子的疾病，树立信心，积极与专业人员配合，一起训练和教育孩子。

第三节　注意缺陷多动性障碍的护理评估

一、概述

注意缺陷多动性障碍（ADHD）是起病于儿童期常见的精神发育障碍，表现为注意力不集中和注意时间短暂、活动过度和冲动，明显影响患者学业和社会交往能力。

二、病因与发病机制

本病的病因和发病机制不清，目前认为是由多种因素相互作用所致。

（一）遗传

本病具有家族聚集现象，患者双亲患病率为 20％，寄养子研究发现患者血缘亲属中患病率高于寄养亲属的患病率。

（二）神经递质

本病与多巴胺、去甲肾上腺素及 5-羟色胺（5-HT）相关，但尚没有一种假说能完全解释 ADHD 病因和发生机制。

（三）神经解剖学

磁共振成像发现患者额叶发育异常和双侧尾状核头端不对称。

（四）其他相关危险因素

患儿的教养方式不当，父母性格不良，母亲患抑郁症，父亲有冲动、反社会行为或物质成瘾，家庭经济困难，住房拥挤，童年与父母分离、受虐待，学校的教育方法不当等不良因素均可能作为发病诱因或症状持续存在的原因。

三、流行病学

国外调查发现 ADHD 的患病率为 3％～5％，国内调查患病率为 1.5%～10%。男女比为 4～9∶1。部分患儿成年后仍有症状。

四、临床表现

注意缺陷、活动过多和行为冲动是注意缺陷多动障碍的核心症状，也是确立诊断的必备条件。

1. 注意缺陷　不能集中注意力，易受外界的细微干扰而分心，集中注意力的时间越短，说明注意缺陷越明显。

2. 活动过多　特征为与年龄不相称的活动过多。在婴儿期就可表现不安宁、过分哭闹、活动增多；长大入学后，上课时小动作多，不顾危险地攀高或与别人打斗等。

3. 行为冲动　做事不假思索，不顾后果，全凭冲动行事；特别容易激惹、情绪不稳、对不愉快的刺激常做出过分的反应；做事常敷衍了事；玩游戏则急不可待，常破坏游戏规则。

4. 神经系统发育障碍，精细协调动作笨拙，有空间位置感觉障碍等神经系统体征。

五、诊断与治疗要点

（一）诊断要点

根据全面的病史、躯体和神经系统检查、辅助检查的结果，符合以下的要点可做出诊断。

1. 起病于童年期（12 岁以前）。

2. 注意障碍、活动过多和冲动症状持续 6 个月以上。

3. 在居家、教室、公共场所等两个以上的场合出现明显的临床症状。

4. 症状对学业、人际关系、职业等社会功能产生不良影响。

5. 排除其他精神疾病。

（二）治疗原则

因人而异制定包括心理治疗和干预、药物治疗的综合性方案。心理治疗主要方法有行为治疗、认知行为治疗及心理社会干预，还应配合对家长的心理教育和教养技巧的训练。学校教师参与干预有利于减轻患者的症状和改善患者在学校的表现。

药物治疗主要是中枢兴奋剂和非中枢兴奋剂两类，目前常用的药物中枢兴奋剂有哌甲酯，有短效控释制剂和长效控释制剂两种类型，有效率达 75%～80%；以及选择性去甲肾上腺素再摄取抑制剂托莫西汀，疗效与哌甲酯相当。

六、注意缺陷多动性障碍护理

（一）临床护理特点

本病特征是明显的注意力不集中和注意力集中持续时间短暂，活动过多和情绪冲动，常伴有认知障碍、学习困难或品行障碍。任性冲动，情绪不稳，波动大，易激惹，易过度兴奋，易受外界影响、易受挫折，常对一些小事做过分反应，常大哭吵闹，在冲动下做出一些危险举动及破坏伤人行为。

（二）常见风险

患儿缺乏自我控制力，做事鲁莽，无视社会规范，不计后果，情绪不稳，可出现冲动攻击等行为。

（三）评估内容与步骤

1. 评估患儿能否集中注意力　注意力集中时间的长短，是否频繁地从一种活动转向另一种活动，上课能否专心听讲，是否易受外界刺激而分心，能否按时完成作业，有无学习困难及学习成绩如何等。

2. 评估患儿活动方式　是否在需要相对安静的环境中活动过多；是否经常做小动作干扰别人学习；活动的性质是否具有危险性等。

3. 评估患儿情绪状态　有无情绪不稳、冲动、激惹，或反应迟钝、淡漠，或情感脆弱、情绪极易波动等。

4. 评估患儿的社交情况及与人相处的关系　能否有耐心地与同学做游戏并遵守游戏规则。

（四）护理措施

1. 为患儿制定合理的作息时间，培养生活规律，保证充分的睡眠，从每一件小事培养患儿专心的习惯。

2. 患儿往往因精力充沛、缺乏控制力而闲不住。可组织患儿参加一些需要消耗精力的活动，如打球、跑步、登山运动等，以发泄其多余的精力。同时，在活动中逐渐控制冲动和攻击行为，使其听从指挥，增强自信心。

3. 督促患儿按时服药，并观察药物疗效和不良反应。

4. 经常了解患儿的心理状态，了解有无心理应激或烦恼，帮助患儿有效地应付心理压力。

5. 健康教育，向家长讲解多动症的有关知识，清除家长对本病的误解和疑虑。从实际出发，对孩子不能要求过高，否则会增加患儿的心理压力。家长平时要与老师保持密切的联系，随时了解孩子在学校的情况，要求家长、老师与医护人员共同配合来帮助多动症的孩子，创造条件让其发挥优点，提高自尊心与价值感。

第四节　儿童抽动障碍的护理评估

一、概述

抽动障碍是一组主要起病于儿童期，表现为运动肌肉和发声肌肉抽动的疾病。根据病程、临床表现分为短暂性抽动障碍、慢性运动或发声抽动障碍、发声与多种运动联合抽动障碍，它们又称抽动秽语综合征（Tourette 综合征）三种临床类型。

二、病因与发病机制

抽动障碍的具体病因不清，抽动秽语综合征、慢性运动或发声抽动障碍以生物学因素，特别是遗传因素为主要病因。短暂性抽动障碍可能与生物学因素或心理因素之一为主要发病原因，也可能两者都有。

三、流行病学

多数起病于学龄期，国外报道学龄儿童抽动障碍的患病率为12%～16%。学龄儿童中曾有短暂性抽动障碍病史者占4%～20%，慢性抽动障碍患病率为1%～2%，抽动秽语综合征的终身患病率为0.3%～0.8%。国内报道8～12岁人群中抽动障碍患病率为2.42%。男女性患病率为2∶1～4∶1。

四、临床表现

抽动障碍主要表现为运动抽动或发声抽动，包括简单或复杂性抽动两种形式，发生在单个部位或多个部位。运动抽动的简单形式包括眨眼、耸鼻、歪嘴、耸肩、转肩或斜肩等，复杂形式包括蹦跳、跑跳和拍打自己等。发声抽动的简单形式包括咳嗽、清嗓子等，复杂形式包括重复语言、模仿语言、秽语等。抽动症状的特点是不随意、突发、快速、重复和非节律性，可在短时间内被意志控制暂时不发生，但不能较长时间地控制。在受到心理刺激、情绪紧张、躯体疾病或其他应激情况下发作较频繁，睡眠时症状减轻或消失。

短暂性抽动障碍预后良好，症状在短期内逐渐减轻或消失，慢性运动或发声抽动的症状迁延，但对生活、学习和社会适应能力影响不大。抽动秽语综合征预后较差，需要较长时间服药才能控制症状。

五、诊断与治疗

（一）诊断

儿童出现运动抽动和发声抽动，排除其他原因所致，可诊断抽动障碍，各临床类型诊断要点如下：

1. 短暂性抽动障碍（抽动症）

（1）有单个或多个运动抽动或发声抽动症状。

（2）持续 2 周以上，但不超过 12 个月。

2. 慢性运动或发声抽动障碍

（1）不自主运动抽动或发声，可以不同时存在，常一天发生多次，可每天或间断出现。

（2）1 年中没有持续 2 个月以上的缓解期；至少已持续 1 年。

3. 抽动秽语综合征

（1）表现为多种运动抽动和一种或多种发声抽动，两者多同时出现。

（2）日常生活和社会功能明显受损，患儿感到十分痛苦和烦恼。

（3）持续 1 年以上，或间断发生，且 1 年中症状缓解不超过 2 个月。

（二）治疗要点

根据临床类型和严重程度选用治疗方法。对短暂性抽动障碍或症状较轻者仅采用心理治疗。慢性运动或发声抽动障碍、抽动秽语综合征，或抽动症状严重影响了日常生活和学习者，以药物治疗为主结合心理治疗。常用药物为硫必利、氟哌啶醇、可乐定等。若患者因心理因素起病，则应积极去除心理因素。

六、儿童抽动障碍护理

（一）临床护理特点

患儿在出现各种抽动症状之后，明显会使其心理负担加重，所以在抽动动作发生时部分患儿的急躁、敏感多疑等病态情绪亦加重，抽动障碍症状越重的患儿情绪变化越明显，最常见伴发注意力不集中、多动、强迫动作、冲动攻击行为、自伤行为、学习困难以及情绪障碍等。

（二）常见风险

严重连续不断发生抽动或由于抽动可造成躯体损伤、情绪障碍。

（三）评估内容与步骤

1. 评估患儿的异常行为，主要是异常行为的表现形式和严重程度等。

2. 评估患儿情绪障碍状态，有无焦虑、抑郁、激惹等问题。

3. 评估患儿有无肢体受伤。

4. 评估患儿有无社会适应困难。

5. 评估家庭及社会支持系统，家庭状况、父母教养方式及对该病的认识程度。

6. 评估以往健康状况，有无较正常儿童更易于罹患某些疾病，有无既往病史、药物过敏史、遗传史等。

7. 评估辅助检查结果，与疾病相关的实验室及其他辅助检查。

（四）护理措施

1. 生活护理　帮助患儿制定有规律的生活制度，安排好日常生活，培养良好的习惯，克服生活、学习困难，保证睡眠，合理营养。

2. 安全护理　对连续发生严重抽动，或由于抽动造成躯体损伤的患儿，需专人护理。避免患儿参与有危险隐患的活动，避免受伤。

3. 心理护理　以同情、包容的态度与患儿建立良好的护患关系，取得患儿的信任和合作。对疾病的性质进行适当的讲解，使患儿对自己的病态行为有正确的认识。以支持、肯定和给予希望的语言与患儿交流，使患儿树立起战胜疾病的信心。

4. 遵照医嘱用药　注意观察患儿用药的疗效，出现不良反应及时处理。

5. 预防患儿并发症的出现、协助患儿消除各种紧张因素，及时纠正患儿不良习惯，以免发展成习惯性动作。

6. 健康教育　向患儿及其家属介绍疾病有关知识，家长的正确态度可以避免加重患儿的心理负担和情绪的恶化。

第五节　特发于童年期的情绪障碍的护理评估

一、概述

特发于童年期的情绪障碍主要因社会心理因素所致，与儿童的发育和境遇有一定关系，表现为焦虑、恐惧、强迫或害羞等异常情绪，患儿自身感到痛苦或影响了他们的日常生活和学习，病程多短暂，与成人期神经症无内在联系或无连续性。女性比男性多，城市患病率高于农村。

二、病因与发病机制

遗传易感素质，幼儿期养成的胆怯、敏感或过分依赖的习惯，家长对儿童过分保护或过分严格苛求、态度粗暴等家庭教育方式不当，躯体疾病等因素均使儿童容易产生情绪问题。幼年时期遭受精神创伤、躯体疾病或过度紧张疲劳、学习负担过重，都可能使儿童发生情绪障碍。

三、临床表现

（一）儿童分离性焦虑障碍

儿童分离性焦虑障碍指儿童与他所依赖的对象分离时产生过度的焦虑情绪，依恋对象多是母亲，也可是祖父母、父亲或其他抚养者或照管者。大多 6 岁以前起病，表现为过分担心依恋对象可能遇到伤害，或者一去不复返；过分担心当依恋对象不在身边时自己会走失，或会出现其他不良后果；或因害怕分离而不愿意或拒绝上学，每次分离时出现头痛、恶心、呕吐等躯体症状；也可表现为在分离时或分离后出现烦躁不安、发脾气、哭喊、痛苦、淡漠或社会性退缩。平时没有依恋对象陪同时不外出活动，夜间没有依恋对象在旁边时不愿上床就寝，或反复出现与分离有关的噩梦，以致多次惊醒。

（二）儿童恐惧症

学龄前儿童多见，表现为对日常生活中某些并不具有危险性的事物或情境产生过分害怕，或对虽有一定危险性的事物或情境所表现的恐惧大大超过了客观存在的危险程度。恐惧对象有两大类：恐惧身体损伤，如怕死、怕出血等；恐惧自然对象，如怕黑暗、怕动物等。接近恐惧对象时，出现恐惧情绪和回避行为，影响正常生活。

（三）儿童社交恐惧症

儿童对新环境、陌生人产生恐惧、焦虑情绪和回避行为，表现为紧张不安，过分害羞、尴尬，对自己的行为过分关注，或感到痛苦和身体不适，或出现哭闹、不语、退缩等行为。但与家人或熟悉者在一起时社交关系良好。

四、治疗和预后

绝大多数患儿病程短暂，预后良好。心理治疗为主，配合短期使用小剂量抗焦虑药或抗抑郁药。心理治疗方法有支持性心理治疗、家庭治疗、行为治疗及游戏治疗等。绝大多数患儿病程短暂，预后良好。

五、儿童情绪障碍护理

（一）评估内容与步骤

1. 评估患儿既往的健康状况，有无较正常儿童易于罹患某些疾病。

2. 评估患儿生理功能是否正常，有无饮食、睡眠障碍，有无躯体疾病等。

3. 评估其性格特点，如胆怯、敏感多疑、情绪不稳，家庭、成长背景，既往有无类似症状发生。

4. 评估患儿主要的精神病性症状、情感活动及行为。

5. 评估父母教养方式是否合理，环境是否安全等。

6. 评估患儿是否伴有多动障碍、品行障碍、发育障碍等问题。

（二）护理措施

1. 创造良好的训练环境　尽量消除环境中的不利因素，防止过多的环境变迁与刺激，将环境中有可能发生变化的情景提前告诉患儿。了解患儿在学校的问题，如是否有学习困难、怕考试等，应取得校方的理解，尽可能解除患儿的精神压力，促进患儿建立自尊心和恢复其自信心。

2. 心理护理　以亲切友好的态度接触患儿，取得患儿的信任，使其愿意将自己的痛苦与烦恼倾诉出来。耐心倾听患儿诉说自己的内心体验，对患儿的痛苦表示同情和理解，指导患儿如何去适应环境，增强克服情绪障碍的信心。

3. 培养健全的人格　鼓励孩子多参加集体活动，增进交流，从小送幼儿园，增加与人接触的机会；改变家庭成员的不良教养方式；指导患儿学会尊重长辈，与同龄孩子友好相片；给予患儿更多感情上的交流和支持，以及融洽的家庭气氛，提供促进患儿成长的环境，切忌将患儿独自关闭在家中与社会隔绝。

4. 健康教育　向患儿家长宣传有关儿童精神卫生知识；教会家属用药知识，随时观察药物不良反应，并确保患儿的充分营养。

（李江华）

第**9**章 阿尔茨海默症护理评估

第一节 阿尔茨海默症

一、概述

阿尔茨海默病（Alzheimer's disease，AD）是一种中枢神经系统原发退行性变性疾病，主要临床相为痴呆综合征。本病起病缓慢，病程呈进行性，病因至今未明，在老年前期和老年期痴呆患者中 AD 较多见。依据美国的研究资料，AD 患者约占总痴呆病例数的 55%，占用养老院床位半数以上，为老年人第四位主要死因。由于人均寿命延长，老年人口迅速增加，AD 患者数必然相应增加，这已成为许多发达国家和发展中国家的主要保健和社会问题之一，美国国立老年研究所和英国医学科学院，先后把 AD 列为老年医学重点研究项目，投入大量人力物力，并取得了显著进展。AD 在老年医学和老年精神病学中的地位，日益受到人们的重视。

这种疾病由德国神经科医师阿尔茨海默（Alois Alzheimer）于 1906 首次发现，他在德国的一次精神病学术会上报道了一例 51 岁的女患者，记忆力减退，言语错乱，藏匿物品，人格改变和定向障碍，伴有嫉妒和被害妄想，进行性精神衰退，4 年半后死亡。病理检查有脑萎缩、神经纤维缠结和老年斑。1910 年这种疾病被医学界正式命名为阿尔茨海默病。

传统上把老年前痴呆和老年性痴呆（senile dementia，SD）归为两个不同类别，后来发现 SD 也具有 AD 类似的病理改变，因此，从 20 世纪 70 年代以来人们普遍把 AD 和 SD 都称为 AD 型老年痴呆（senile dementia of Alzheimer type，SDAT），或阿尔茨海默痴呆（dementia of the Alzheimer type，DAT）。虽然 AD 被视为单一疾病实体，但临床和病理也存在明显不同。

世界卫生组织 ICD-9 草稿（1986）和美国精神病学会 DSM-Ⅲ-R（1987）都把 AD 归为原发性退行性痴呆（primary degeneration dementia，PDD）AD 型；老年期起病Ⅰ型和老年期起病Ⅱ型。ICD-10（1992）将 AD 列在 F00-F09 器质性精神障碍 F00 项下，分四个亚型：F00.0 早发性阿尔茨海默性痴呆，F00.1 晚发性阿尔茨海默性痴呆，F00.2 非典型或混合型阿尔茨海默性痴呆，F00.9 未特定阿尔茨海默性痴呆。DSM-Ⅳ（1994）将 AD 列在谵妄、痴呆、遗忘和其他认知障碍的痴呆项下，即 290.XX 早发的阿尔茨海默痴呆和晚发的阿尔茨海默痴呆，又再分为不伴其他症状、伴谵妄、伴妄想、伴抑郁心境四个亚型。我国 CCMD-3，分类与 ICD-10 类似，属于脑器质性精神障碍，分为 AD、老年前期型、老年型、非典型或混合型和其他型。

临床上小部分患者有明显阳性家族史，称为家族性 AD（familiar Alzheimer's disease，FAD），大部分为非家族性（NFAD）或散发性 AD。

二、病因与发病机制

（一）分子遗传学研究

在 AD 的发病中，遗传因素是起主要作用的因素之一。

（二）神经病理学研究

神经病理检查发现 AD 患者的大脑皮质萎缩，脑回变平，脑沟增宽，脑室扩大，脑重量减轻，顶叶与海马的萎缩最明显，早发型 AD 更为显著。

（三）神经生化研究

生化研究发现 AD 患者脑内乙酰胆碱、去甲肾上腺素及 5-羟色胺减少。

三、流行病学

欧美地区有关痴呆流行病学研究较多，AD 的患病率比较接近。英国 Martin Roth 研究发现 AD 患病率为 6.2%，美国 AD 患者估计有 400 万人（1989），并预计在未来 50 年翻两番。在亚洲地区，山田（Yamada，2001）报道日本 65 岁以上老年痴呆的患病率为 3.8%，其中 AD 为 2.1%，AD 女性患病率高于男性。孙（Suh，2003）报道韩国 1037 名年龄 65～94 岁老年人的调查，结果痴呆患病率为 6.8%，其中 AD 为 4.2%。国内李格等（1989）对北京市城区 1090 名 60 岁及 60 岁以上居民的流行病学调查发现，60 岁及 60 岁以上老年人中重度痴呆患病率为 1.3%，其中 AD 患病率为 0.37%。同期，张明园等（1990）报道上海市 6634 名居民的流行病学调查分析，65 岁及 65 岁以上老年期痴呆的患病率为 4.61%，其中 AD 为 2.90%。该研究还发现随着年龄的增长，AD 的患病率逐年增加，85 岁以上老年人 AD 的患病率为 19.3%。郭秀娥（2001）对 10 个地区痴呆流行病学数据进行 Meta 分析，发现 60 岁以上老年人中 AD 患病率平均为 3.05%，并且发现尽管不同研究提出不同的痴呆患病率，但均有患病率随年龄增加而上升的趋势，AD 以女性患病率为高，男女差异显著。随着国内学者对 AD 认识的提高以及流行病学和痴呆方法的完善，张振馨等（2005）采用统一的诊断标准和调查程序在北京、上海、成都、西安四个主要城市对 55 岁及 55 岁以上老年人进行痴呆患病率调查，结果表明，65 岁以上老年人 AD 的患病率男性为 3.4%，女性为 7.7%，总患病率为 5.9%。该结果提示，我国 AD 的患病率与西方国家资料接近。根据这一结果估计，我国现有 AD 患者数达 350 多万。最近一项国际共识研究提示，中国及西太区发展中国家 60 岁及以上人群中痴呆患病率为 4.0%，并推测至 2040 年年发病率将为 0.8%。AD 是一个与年龄相关的疾病，患病率随年龄增长而稳定上升。发病率研究费时费力，难度大，资料也较少，估计发病率为 1% 左右。闫芳等（2003）随访研究发现，60 岁以后，老年期痴呆的发病率随年龄增长出现增加的趋势，90 岁及以上痴呆年发病率不再增高，AD 发病率高于血管性痴呆，60 岁以上 AD 的年发病率为 0.54%，65 以上 AD 发病率为 0.70%。

AD 的危险因素是分析流行病学研究的重要内容，有关文献较多，多用回顾性病例对照方法，前瞻性队列研究较少。文献报道的危险因素多达 30 种，如家族史、女性、头部外伤、低教育水平、甲状腺病、母亲育龄过高或过低、病毒感染等，但能肯定的寥寥无几，危险因素并非病因，只是可能病因或为病因提供线索。现有研究提出较一致的结论，年龄、女性、受教育水平较低、遗传因素等与 AD 有关。①年龄：AD 的患病率随年龄增加几乎成倍增长，认知功能亦随年龄增加持续下降。有研究表明，AD 的患病率至少在 85 岁以前随年龄增加而增加，几乎每 5 年增加 1 倍。②女性：女性 AD 患病率高于男性，但因 AD 的患病率与年龄密切相关，这种患病率的性别差异可能部分归因于女性寿命较长，以及痴呆发病后女性比男性存活时间更长。③文化程度：文盲或低文化程度是 AD 发病率和患病率高的重要预测因素，在女性以及相对年轻者（如低于 85 岁）中低文化程度与 AD 联系更强，作为痴呆的危险因素，低文化程度多指文盲以及受教育年限低于 6～8 年者，早期的文化教育可通过增强大脑的功能储备而延缓 AD 临床症状的发生。④遗传：痴呆阳性家族史是 AD 公认的危险因素，提示遗传因素在 AD 的病因中起重要作用。目前已知某些早发性家族性 AD 病例是由特定基因突变引起的，如 21 号染色体上的 APP 基因突变或 14 号染色体 PS1 基因突变等。晚发病例中约有 30% 有痴呆家族史。国外研究发现，载脂蛋白 E（APOE）ε4 型等位基因是发生 AD 的危险因素之一，APOEε2 等位基因则可能具有保护效应。APOEε4 被认为是 AD 的易感基因。有研究提出情感障碍史、头部外伤、血管性因素和相关疾病、吸烟饮酒等生活方式可能也是 AD 的危险因素，但尚无定论。我国四城市以人群为基础的病例-对照研究提示，饮茶、参加社会活动可能是 AD 的保护因素，重大不良生活事件可能是

AD 的危险因素，有待进一步研究。⑤其他因素，如职业暴露（如工业溶剂、铅、杀虫剂、除草剂、油漆、电磁场等）与 AD 关联性的研究结果多不一致。流行病学研究涉及的其他可能与 AD 有关的危险因素还包括铝、营养成分、血清维生素 B12 和叶酸水平、母孕期年龄、甲状腺疾病等，但目前并无定论，尚待深入研究。

四、临床表现

痴呆是一个综合征，临床表现主要为认知功能障碍，但往往还伴有非认知的精神行为症状。本病起病潜隐，患者及家人常说不清何时起病。多见于 60 岁老人。蔺国宪（1988）报道过 36 例痴呆患者，最年轻者 36 岁，平均发病年龄 56 岁，比之前的文献报道的发病年龄早。

（一）认知症状

充分发展的临床相为典型皮质型痴呆综合征。临床表现可按疾病早、中、晚或第 1、2、3 期描述，但各期存在重叠交叉，并无截然分界线。主要症状叙述如下：

1. 记忆障碍　是 AD 早期突出症状或核心症状。一般病情在头 2~4 年进展缓慢，早期主要累及短程记忆，记忆保存（如 5 min 内不能记住 3 个无关词）和学习新知识困难，表现为忘性大，好忘事，丢三落四，如①家中物品常放错，不能在熟悉的地方找到，或是遗留在商店里、汽车上；②常需核对做过的事，常常依靠记事本，即使如此，也常常忘记回电话、赴约会；③重复说话，一次又一次地问同一问题；④故事未讲完之前就忘了开头，因此很难看懂剧情或电影；⑤有些事可能重复做两次以上，如刷牙、洗脸、服药；⑥不能记住新地址、新场所，常常迷失方向；⑦对熟悉的面孔、地点和场所感到陌生，可在居住区或自己的宅院走失；⑧记不住日期、时间，可能半夜要外出购物；⑨不认识至亲好友，对他们视若路人，而遇生人热情招呼，宛如故友或亲人。疾病早期学习新知识、掌握新技能的能力减退，只能从事简单刻板的工作。随着病情进展，远记忆力也逐渐受累，记不住自己的生辰、家庭住址和生活经历。严重时，连家里几口人，他们的姓名、年龄、职业都不能准确回答。在记忆长河中只剩下一鳞半爪的印迹，可出现错构和虚构症。

早期有的患者对自己目前状况尚有一定自知之明，知道自己记忆不如从前。有的试图掩饰或弥补自己的记忆缺陷，有的则持否定态度或把问题归咎于他人："我的记忆好，没有问题""我能记得多年前的往事""都是别人捉弄我，想贬低我，只要他们离我远点，就什么事都没有了"。

2. 视空间和定向障碍　是 AD 早期症状之一，由于记忆是人物、时间、地点定向力的要素，因此定向力亦进行性受累，如常在熟悉环境或家中迷失方向，找不到厕所在哪儿，走错自己的卧室，散步或外出迷途不知返而浪迹街头。画钟测验不能精确临摹简单立体图，韦氏成人智力量表检查视空间技能（如积木设计）分值最低，时间定向差，不知道今年是何年何月何日，不知道现在是上午还是下午。不论定向力损害如何严重，但意识水平未受损。

3. 言语障碍　AD 患者常有言语障碍，DSM-IV 就将失语列为诊断标准之一。言语障碍特点为含糊、刻板啰嗦、不得要领的表达方式。患者言语障碍呈特定模式，其顺序先是语义学词意出现障碍，表现为找词困难，用词不当或张冠李戴，说话啰嗦累赘不得要领，可出现病理性赘述，也可出现阅读和书写困难，继之出现失命名能（能认识物体或能正确使用，但不能确切命名）。最初仅限于少数物品，以后扩展到普通常见物体命名。有报道提出早期 AD 患者波士顿命名测验（Boston Naming Test）出现的差错比 MMSE 多，提示命名困难可能较记忆减退早。神经病理学改变主要位于 Wernicke 区后部。经皮质的感觉性失语也很常见。言语障碍进一步发展为语法错误、错用词类、语句颠倒，最终音素也遭到破坏而胡乱发音，不知所云，或变得缄默不语。

4. 失认、失用　失认（感觉功能正常，但不能认识或鉴别物体）、失用（理解和运动功能正常，但不能执行运动）也颇常见。

前者如不能识别物体、地点和面容（面容失认，不能认识面容），不能认识镜中的自我。有两种失用，即观念性失用，表现为不能正确完成系列动作，如先装好烟斗再打火；观念运动性失用，表现为不能按指令执行可以自发完成的动作，如穿衣将里外、前后、左右顺序穿错，进食不会使用刀、叉、勺或用手抓食或用嘴舔食。

5. 智能障碍　智能包括既往获得的知识、经验以及运用这些知识和经验，解决新问题，形成新概念的能力。智能活动与思维、记忆和注意密切相关。记忆本身虽不属于智能，但严重的记忆障碍往往伴有智能缺损。AD 患者是一种全面性智能减退，包括理解、推理判断、抽象概括和计算等认知功能。AD 患者思维能力迟钝、缓慢，不能进行抽象逻辑思维，不能区分事物的异同，不能进行分析归纳，表现为思维缺乏逻辑性，说话常自相矛盾而不能察觉，例如"我同母亲住在一起。""她多大了？""80 多岁。""那你呢？""我 82 岁。""那不是你和你母亲年纪一般大？""是的"。由于判断力减退，尽管窗外雪花纷飞，却坚称现在是盛夏。有人对 AD 患者纵向观察发现，根据 MMSE 评估每年平均下降约 3 分，个别患者智能衰退速度可能不同。

（二）精神行为症状

痴呆的非认知行为症状有焦虑、抑郁、幻觉、妄想等。这些症状不仅加剧病情严重影响患者生活质量，而且是造成看护人员精神紧张、心境压抑的主要原因。

历来人们都把重点放在痴呆患者认知症状的研究及治疗上，近年来才逐渐认识到非认知的精神行为症状对患者本人、家庭和社会的巨大影响，从而一起引起人们关注。1995 年第七次国际老年精神病协会（IPA）以此为研讨会重点，16 个国家的 60 位专家就痴呆精神行为症状的命名、临床表现、诊断、评定方法、跨文化差异、今后研究和治疗等问题进行了研讨，反映了对痴呆患者非认知症状的重视和关注。

由于痴呆的原因和表现各异，痴呆的行为紊乱一直没有一个统一的命名，统称为行为紊乱、行为障碍、非认知症状和精神病性症状。1996 年国际老年精神病协会（IPA）正式将此类症状确定为"痴呆的行为和心理症状"（亦称痴呆的精神行为症状，behavioral and psychological symptoms of dementia，BPSD）。BPSD 泛指痴呆患者常见的感知觉、思维、心境和行为障碍。它是在认知障碍背景下，心理因素和大脑神经化学相互作用的结果。

BPSD 的发生率在疾病特定阶段可高达 70％～90％，最常见的为人格改变、幻觉、妄想、抑郁和行为紊乱。疾病不同阶段症状可能不同，如抑郁多见于早期，幻觉妄想往往发生在记忆力严重损害后。

1. 妄想　AD 患者因记忆力减退，不记得把东西放在哪儿而出现一种具有特征性的"偷窃"妄想。与此相似的有因人物定向障碍，不认识家人或配偶，而认为他们是骗子，是冒名顶替者［卡普格拉（Capgras）综合征］。其他常见的妄想还有家人、护理人员有意抛弃他（3％～18％）、配偶不忠（1％～9％）。这些症状往往令家人倍感困惑，疲于应付，也是造成对家人人身攻击的主要原因。据报道以颞叶病变和有边缘系统功能障碍的患者较多见

2. 幻觉　AD 患者幻觉发生率达 21％～49％，平均为 28％。幻听最常见，其次为幻视，多出现在傍晚，常为小人、儿童或矮子，其他幻觉少见。听觉或视觉有缺损的患者较易出现幻觉。应注意的是，幻觉可能为重叠于痴呆的亚急性谵妄状态，医生应排除药物或合并躯体疾病的可能。

3. 错认　有人将此症状归为幻觉或妄想，但 Burns 认为痴呆患者的错认往往具有独特性，应视为一种独立的症状类别。有错认的患者经常混淆现实与视觉的界限，他们往往把荧屏中的人像、照片和镜中人误认为真人并与之对话，仿佛镜中的自我为另一陌生人，或认为室内有他人入侵。这是由于认知功能缺损引起的，可能有特定的神经病理学（如顶叶缺损）基础。Burns 等发现年龄较轻和发病年龄较早者往往有错认。

4. 焦虑、恐惧和抑郁　对即将发生的事件的预期性焦虑和害怕独处都是痴呆（特别是 AD 患者）最常见的症状。抑郁也很常见，可高达 80％。一般而言，主诉抑郁心境比无抑郁主诉者的认知损害程度低，CT 显示大脑萎缩也较轻。有报道发现有抑郁症状的患者往往有黑质和蓝斑神经元脱失，提示抑郁症状可能与多巴胺（DA）神经元和去甲肾上腺素（NE）能系统功能障碍有关。

5. 躁狂　痴呆患者除中枢神经梅毒外，躁狂症状相对少见。Burns 报道 AD 患者躁狂症状发生率为 3.5％。Folstein 报告躁狂或轻躁狂可能为 BPSD 表现之一，并认为这是因为脑中胆碱能系统功能不足，继发引起脑中单胺类神经递质功能相对增强之故。

6. 人格改变　尽管痴呆患者人格改变常见，但是系统研究较少。固执、偏激、自我中心、自私、依赖性、漠不关心、敏感多疑、不负责任、骂人言语粗俗、行为不顾社会规范、不修边幅、不讲卫生、不知羞耻可发生于痴呆早期。Petry 认为痴呆患者人格改变是比较普遍的现象，而且是比较特异性的，多见于额、颞叶受损患者。

7. 行为症状　痴呆患者除动作单调、刻板外，还有无目的或怪异行为，如藏匿物品、拾破烂、无目的漫游、攻击行为等。行为症状往往随痴呆程度而加重。

8. 睡眠障碍　约半数患者出现正常睡眠节律紊乱或颠倒。白天卧床，晚上到处活动，骚扰他人。EEG 显示 REM 睡眠潜伏期长，慢波睡眠减少。

9. 异常行为　患者动作重复刻板，愚蠢笨拙，如反复关、启抽屉，无目的地把东西放进拿出，反复扭转门锁，玩弄衣扣，或回避交往，表现退缩、古怪、纠缠周围人，不让家人走开。

（三）其他症状

1. 灾难反应　指主观意识到自己智力缺损，却极力否认，在应激状态下产生的继发性激越。例如为掩饰记忆力减退，患者用改变话题、开玩笑等方式转移对方注意力。一旦被人识破或揭穿，或对患者生活模式进行干预，如强迫患者如厕、更衣等，患者因不堪忍受而诱发"灾难反应"，即突然而强烈的言语或人身攻击发作。护理人员往往误认为患者忘恩负义与非难，使家人倍感困惑和沮丧。此反应终止和发作时一样骤起骤止。

2. 日落综合征　其特征为白天烦躁、夜间失眠、定向障碍、激动、猜疑、嗜睡，精神错乱，共济失调或意外摔倒，多见于过度镇静的老人和痴呆老年患者，精神药物（镇静安眠药）不能耐受，感染、外伤、环境改变或外界刺激减弱，如在光线暗淡的黄昏，人物景象不易辨识时。躯体病也可诱发日落综合征。此时痴呆与谵妄共存，导致认知功能急剧衰退。一旦躯体疾病治疗好转，认知功能也渐趋平稳。病理生理基础可能是夜幕来临，感知觉刺激减少和脑部供血相对减少之故。

3. 双侧颞叶切除综合征（Kluver-Bucy syndrome，KBS）系一种与颞叶功能有关的行为异常，与双侧颞叶切除动物发生KBS类似。例如视觉认识不能，不能识别亲人面貌或镜中的自我。用口探索物体（口探索症），也可表现为强迫性咀嚼口香糖或抽烟，以及用手抚弄、触摸眼前物体，饮食过度和随便乱吃。有报道指出发生率可高达70%，但不一定表现出上述全部症状。

4. 神经系统症状　肌张力增高、震颤、动作迟缓等锥体外系症状，也可出现伸跖、强握、吸吮等病理反应，晚期可有癫痫样发作。

五、诊断与治疗要点

（一）诊断要点

下列特点是确诊的基本条件：

1. 存在痴呆。

2. 潜隐起病，缓慢衰退，通常难以指明起病的时间，但他人会突然察觉到症状的存在。疾病进展中可出现一个相对稳定的阶段。

3. 无临床依据或特殊检查的结果能够提示精神障碍是由其他可引起痴呆的全身性疾病或脑的疾病所致（例如甲状腺功能低

下、高血钙、维生素 B12 缺乏、烟酸缺乏、神经梅毒、正常压力脑积水或硬膜下血肿）。

4. 缺乏突然性卒中样发作，在疾病早期无局灶性神经系统损害的体征，如轻瘫、感觉丧失、视野缺损及运动协调不良（但这些症状会在疾病晚期出现）。

5. 部分 AD 病例，与血管性痴呆二者并存则可并列做出两种诊断，如血管性痴呆先于 AD 发生时，临床也许不能做出 AD 诊断。

（二）心理学检查

心理学检查是筛查有无认知障碍及评估痴呆严重程度的重要方法。近年来我国引进和修订了许多国际通用的简洁快速的筛查工具，诊断效度、敏感性和特异性均较高。

（三）实验室检查

1. 脑电图 EEG　对鉴别诊断有帮助，脑瘤、脑血管病、癫痫等引起的非变性病痴呆，EEG 常有相应改变。AD 的 EEG 改变尤其早期相对不明显。主要为 α 节律减少，波幅降低，少数 AD 患者早期就有 α 波明显减少。随着病情进展可出现广泛中波幅不规则 θ 波活动，额、顶叶较明显，典型者在 θ 波背景上叠加 δ 波，可出现弥漫性慢波。局灶性或阵发性异常罕见，少数 AD 患者 EEG 可能正常。诱发电位 P300 波潜伏期明显延长 2 个标准差，且与 MMSE 评分呈显著负相关。P2 波和 P3 波的波幅也明显下降或增高。

2. 计算机断层成像（CT）　有助于 AD 诊断和鉴别诊断，可确定为脑瘤、脑脓肿和脑积水。纵向监测脑室改变可用于区分 AD 和正常人。AD 的 CT 为弥漫性脑皮质萎缩、脑沟、脑池扩大。因部分正常人也可有脑萎缩，而有些 AD 患者的 CT 检查可能正常，因此缺乏特异性。但颞叶萎缩（如颞角双边径＞5 mm）和实质性改变如颞叶内外侧皮质萎缩、全额叶萎缩等则颇具诊断意义。

3. 磁共振成像（MRI）　MRI 是观察颞叶、海马较理想的影像技术。AD 患者常有海马神经元脱失，MRI 检查可见海马透明区扩大这一重要特征，因此，MRI 是 AD 病首选检查方法。有报道指出 AD 患者 MRI 提示白质改变与认知程度相关，且有助于区分非痴呆与血管性痴呆患者。

4. 其他生物学标志　很多学者致力寻找 AD 的生物标志，以期生前对 AD 做出正确诊断。虽然眼下尚无突破性进展，但前景诱人。理想的生物学标志比临床诊断更具特异性和敏感性。

（四）治疗要点

1. 治疗目标　①改善认知功能；②延缓或阻止痴呆进展；③抑制和逆转痴呆早期部分关键性病理过程；④提高患者的日常生活能力和改善生活质量；⑤减少并发症，延长生存期；⑥减少看护者的照料负担。

药物治疗指改善认知缺损的促认知药治疗，也包括针对精神行为症状的药物治疗，目的是改善痴呆的认知及功能缺损和精神行为症状。心理/社会行为治疗的目的是最大限度地保留患者的功能水平，并确保患者及其家人在应对痴呆这一棘手问题时的安全性和减少照料负担。

2. 药物治疗

（1）痴呆精神行为症状（BPSD）的治疗：BPSD 既是痴呆症状中对患者和家属生活质量影响最突出的症状，又是医学干预最有可能奏效的症状。针对 BPSD 的治疗是多种综合措施，包括行为治疗、环境治疗、音乐治疗和药物治疗。

药物治疗 BPSD 必须遵循的几条原则：①治疗一定要针对"靶症状"，切忌无的放矢或盲目用药；②以最小有效量进行治疗；③根据病情变化动态调整药物剂量，如对症状加重者适当加药、症状减轻或消失者则适当减药或酌情停药；④起始剂量宜小、剂量调整的幅度宜小、剂量调整间隔的时间宜长；⑤始终警惕药物的不良反应以及药物之间的相互作用。

1）抗精神病药：由于目前缺乏足够的循证医学研究资料，使用抗精神病药物治疗主要依据临床医生的经验。用药选择应参考该药物的不良反应，即对药物的不良反应扬长避短、为我所用。如有明显睡眠障碍的患者宜选择有较强镇静作用的药物，对伴有肝损害患者宜选择肝毒性低的药物，对伴有帕金森症状患者宜选择非经典药物或低效价药物。

2）抗抑郁药物：主要用于治疗痴呆患者合并的抑郁症状，抗抑郁药物治疗一般也是根据抗抑郁药的不良反应谱来选择药物。在常用的抗抑郁药物中，三环类抗抑郁药物具有较强的抗胆碱不良反应，5-羟色胺再摄取抑制剂（SSRI）同样具有某些不良反应，但其发生率和严重程度均远低于三环类。因此，近年已有人提出将 SSRI 类药物作为治疗老年人抑郁的首选药物。

3）抗焦虑药物：痴呆患者的焦虑症状多不典型，而且使用抗焦虑药物的疗效不理想或有较多的不良反应，故主张以抗精神病药物、抗抑郁药物或心境稳定剂治疗为主。若上述药物对患者的焦虑或睡眠障碍作用不明显时，可考虑使用抗焦虑药物。

4）心境稳定剂：对于有明显的攻击或激越现象的患者，加用心境稳定剂可减轻或减少攻击行为，常用的药物有碳酸锂、丙戊酸钠、卡马西平、拉莫三嗪等，其中碳酸锂尤其注意监测血锂浓度，以防过量或中毒。

5）其他药物：对某些仅有睡眠障碍者可考虑使用非苯二氮䓬类的镇静催眠药物，如唑吡坦（思诺思、乐坦）等药物。

（2）促智药或改善认知功能的药：目的在于改善认知功能，延缓疾病进展，逆转痴呆的病理过程，提高患者日常生活能力，改善生活质量。有研究提示，治疗痴呆的药物具有改善 BPSD 的作用，已有研究报道胆碱酯酶抑制剂对 AD 患者的行为问题具有一定改善作用。目前循症依据提示可改善患者的认知功能和行为的药物有胆碱酯酶抑制剂和 NMDA 受体拮抗剂。

1）胆碱酯酶抑制剂（ChEIs）：与 AD 有关的最早的病理发现之一是基底神经节神经元的缺失，这一区域是胆碱能神经传递的主要起始部位。尽管由于淀粉样蛋白假说，AD 的胆碱能假说已经失去优势，但是克服 AD 的胆碱能缺失仍然是主流治疗方法。美国食品和药品管理局（FDA）批准了四氢氨吖啶（他克林）、多奈哌齐、卡巴拉汀和加兰他敏等四种 ChEIs 用于轻度至中度 AD 的治疗，并批准多奈哌齐用于中重度至重度 AD 的治疗。

2）NMDA 受体拮抗剂：美金刚是一种 NMDA 非竞争性拮抗剂，保护细胞免受谷氨酸盐激活的兴奋毒性作用。美金刚-多奈哌齐联合治疗重度 AD 的疗效优于单用多奈哌齐，目前，两种合用的安全性很好，这也表明，美金刚可以安全地与多奈哌齐等胆碱酯酶抑制剂合用。

3）其他：对 AD 合并重大脑血管疾病的患者，进行低剂量阿司匹林治疗，或者适当考虑给予其他类型的抗凝药物治疗，可预防痴呆的恶化。

第二节　阿尔茨海默症临床护理特点

一、症状特点

（一）记忆力下降，影响正常生活和工作

记忆障碍是 AD 早期突出症状或核心症状。阿尔茨海默症患者特别容易忘记最近发生的事，而且经提醒也想不起来；患者可能会反复问一个问题，甚至忘了自己其实已经问了好多遍；家中的物品经常放错，不能在熟悉的地方找到；记不住日期、时间，可能半夜出门购物；不认识亲朋好友，随着病情的发展会出现远记忆力损害，记不住自己的生辰、家庭住址和生活经历。

（二）语言表达有困难

AD 患者常有言语障碍，言语特点为含糊、刻板啰嗦、不得要领的表达方式；患者会表现为找词困难、用词不当或张冠李戴，也可出现阅读和书写困难，继而出现命名困难。

（三）视空间和定向障碍

患者常常搞不清今天是几月几号，不知道是上午还是下午，坐公交汽车经常下错站，容易迷路，在熟悉的环境中迷失方向，找不到厕所、卧室，外出时常常找不到回家的路而流落街头。

（四）判断力、警觉性下降

患者花好多钱去买其实根本不值的东西，例如花钱买好多保健品、美容卡等，或者经常借钱给陌生人，吃不新鲜的东西，不注意梳洗、清洁、个人卫生，过马路横冲直撞，不看红绿灯，因为他已经意识不到这其实是很危险的事情。

（五）抽象思维出现问题

无法理解谈话中的抽象概念，不能区分事物的异同，不能进行分析归纳，生活中常见的电器和设备不知如何操作。

（六）精神行为症状

痴呆的精神行为症状有焦虑、抑郁、幻觉、妄想、激越、淡漠、睡眠障碍、冲动攻击、行为怪异等，精神病性症状给患者、家属和照料者带来许多心理痛苦，影响他们的生活质量；加重患者的认知和社会生活功能障碍；使患者提早进入住院治疗阶段，增加医疗费用和护理负担。

二、常见风险

（一）沟通障碍

护理原则——痴呆患者在不同阶段会表现出交流困难，早期常常表现出找词困难，理解表达困难，主动交流的意愿减退，这时需要护理人员耐心倾听，鼓励患者主动表达，并建议患者使用记事本等协助记忆；交流时使用清晰、简短、简单的句子，避免使用成语和不明确的表达，不使用命令性语言，应用温和、委婉的话语对患者进行劝导。交流时从正面靠近，保持目光的接触，避免开放性问题，帮助患者减少选择，不与患者争论，交流时保持耐心和镇静，护理人员要通过适当的手势、平和的声音、温柔的触摸以及微笑来传递信息，从患者的身体语言、含糊不清的语言表达甚至喊叫中体会患者的意图与需求。

（二）生活自理能力下降

护理原则——轻度痴呆患者生活自理能力保持较好，随着疾病发展，逐渐出现自理能力下降。

1.进食护理　一日三餐定时、定量，尽量保持患者平时的饮食习惯，选择营养丰富、荤素搭配、无刺、无骨、易消化的食物。多吃水果、蔬菜，督促患者喝足够的水。提供安静、舒适、固定的进食环境。鼓励患者自行进食，延缓功能衰退。缓慢进食，不催促患者，以防噎食及呛咳。暴饮暴食者应适当限制入量，防止因消化不良而出现呕吐、腹泻情况，注意患者异食的情况。对于不停要求吃东西的患者可以给予少量饼干、水果等，不宜过多，以免影响正餐的进食量。根据患者的牙齿和咀嚼功能调整饮食种类，如流食、半流食或软食。对于进食困难的患者，必要时护理人员给予喂食，喂食时要注意速度要慢、食物要碎，患者身体要坐直，进食时预防呛咳和噎食；对于吞咽困难的患者，必要时给予鼻饲或静脉补液，保证营养和水分的摄入。

2.大、小便管理　痴呆患者因记忆损害和视空间障碍，会出现大、小便不知如厕，找不到厕所，随地大、小便或尿湿衣裤的情况，所以厕所要有明显标志。定时引导患者如厕，如厕时尽量采取坐位，避免疲劳。避免大便秘结，及时处理便秘。及时发现患者排便示意，避免患者因找不到厕所而发怒或随地大、小便，对于大、小便失禁的重度患者，应定时督促患者如厕，如尿湿衣裤应及时更换，注意保持会阴部皮肤清洁干燥。

3.个人卫生照料　协助患者做好个人卫生，定时督促协助患者完成自理，如帮助患者时可从后面或旁边进行帮助，减少患者压力。洗澡之前做好沟通，取得患者配合，如患者拒绝，要了解原因（不会洗、懒得做、担心衣服会被偷走、认为已经洗过），给患者恰当的解释劝说，可以让患者比较亲近或信赖的人跟患者沟通。洗澡时先洗身体再洗头，注意水温，如果使用浴盆水不要太满，注意安全，预防滑倒。卧床的患者应定时进行肢体关节的被动活动，保持肢体功能位置，防止关节畸形和肌肉萎缩。保护患者皮肤，定时翻身进行皮肤按摩，促进血液循环，预防压疮发生。

4.衣着照料　患者的衣物要单独存放，只放简单应季的衣服，避免过多，减少患者因认知下降出现的选择错误，护理人员可协助患者挑选应季衣物。患者难以选择衣物时，照料者应帮助选择，避免患者出现较大情绪反应，衣服要穿脱方便，避免拉锁、扣子较多、较为繁琐的衣物，便于患者穿脱。疾病晚期，照料者要手把手指导患者穿衣、穿袜子、系扣子等，尽量保持患者自理能力。

（三）睡眠障碍的护理原则

1. 帮患者安排合理的作息时间表，督促患者按时起床，按时就寝，养成良好的作息习惯。

2. 创造良好的睡眠环境，房间不要太黑，可以开暗灯，消除患者因明亮度明显的变化而产生的恐惧感。

3. 调整患者睡眠颠倒的情况，白天尽量不让患者睡觉，可安排患者做一些益智游戏和手工活动，减少白天打盹的情况，以保证夜间睡眠质量。

4. 半夜患者吵闹，不要突然开灯，也不要大声斥责患者，对患者要轻声解释，引导入睡。

5. 睡前给患者温水泡脚，听一些安神催眠的音乐，让患者精神放松、舒适入睡。

6. 睡前做好安全措施，如门、窗、水、电等，以防发生意外事故。

（四）潜在的安全风险

1. 跌倒/坠床　由于记忆力障碍，认知功能受损，患者无法辨识危险环境，出现步态不稳等，易发生受伤、跌倒及坠床。

2. 走失　由于记忆力障碍，定向力、判断力能力下降，出现视空间障碍，不能识别环境，随着症状加重，患者无法辨识自己，出现走失。

3. 误吸/噎食　晚期由于认知功能和身体功能全面进入衰退状态，患者失去使用餐具和自我进食的能力，含在口中的食物，不能下咽，导致吞咽困难，出现误吸或噎食，或拒绝进食。在喂食过程中，部分患者容易发生误吸或噎食，另一部分患者出现抢夺食物的行为，也容易发生误吸或噎食。

护理原则——患者可能失去使用工具的能力，而煤气灶、电水壶等家用电器成为威胁患者安全的因素，照料者应管理好厨房用具，如刀、叉、剪刀等应上锁保存，电器不用时应拔掉插销或关掉电源，电源插座应加放电源封口，在患者可视范围内，保证摆放物品不影响患者安全。照料者协助患者管理药品，在患者经常活动的区域关掉电和煤气；禁止患者单独外出，以免走失。

（五）精神行为问题的护理原则

1. 患者尽量生活在自己熟悉的环境　不要随意改变生活环境，频繁更换住所会加重患者视空间障碍，如房子装修也应尽量保留老人比较熟悉的东西，减少不良刺激。患者应当有适当的活动空间，保证活动空间的安全性。

2. 调整生活节奏　生活简单有规律，可以让患者参与购物、散步、逛公园、做简单家务等活动，让患者白天有事可做，不勉强他们做能力达不到的事，不要伤害其自尊心，对患者要多鼓励、多表扬，不取笑，不批评。

3. 积极识别诱发因素　精神行为问题的发生会有一定的诱发因素，如：①被强迫做不愿意做的事时患者会发脾气、骂人、甚至会有冲动伤人行为，②环境改变会使患者感到紧张、恐惧，不知所措，继而出现行为问题。照料者要细心观察，避免诱发因素导致的行为问题。

第三节　阿尔茨海默症护理评估

一、护理评估内容

（一）认知评估

认知评估包括记忆力评估、执行功能评估、语言能力评估、运用及视空间能力评估。

（二）精神行为症状评估

（三）日常能力评估

二、护理评估方法与步骤

（一）总体认知功能的评估

简易精神状态检查（mini-mental state examination，MMSE）是国内外应用最为广泛的认知筛查量表，MMSE 由 20 个问题，30 项组成，每项回答正确为 1 分，错误或不知道为 0 分，不适用为 9 分，拒绝回答或不理解为 8 分，在积累总分时 8、9 均按 0 分计算。最高分为 30 分，内容涉及定向力、记忆力、注意力、计算力、语言能力和视空间能力，MMSE 对识别正常老人和痴呆患者有较好的价值，但对识别正常老人和轻度认知功能障碍（MCI）以及 MCI 和痴呆作用有限。

蒙特利尔认知评估（Montreal cognitive assessment，MoCA）覆盖注意力、执行能力、记忆、语言、视空间结构技能、抽象思维、计算力和定向力等认知领域。国外研究发现，以 26 分为分界值，MoCA 用于区别正常老人和 MCI 老人及正常老人和轻度 AD 老人的敏感度，明显优于 MMSE，而且有较好的特异度，国内学者也证实 MoCA（以 26 分为分界值）识别 MCI 的敏感度显著优于 MMSE。

画钟测验（clock drawing test，CDT）为监测结构性失用的单项检查，对顶叶和额叶损害敏感，常用于筛查视空间觉和视构造觉的功能障碍；还可以反应语言理解、短时记忆、数字理解、执行能力。CDT 在门诊非常实用，受文化背景、教育程度影响小，但是单独应用它进行痴呆筛查时效度偏低。CDT 评分降低、评定者怀疑有痴呆时，必须做进一步检查（如 MMSE）。

1. 记忆力评估　临床上，记忆评估主要集中于情景记忆。对于情景记忆的检查主要通过学习和延迟回忆测验，如 Rey 听觉词语学习测验、California 词语学习测验、WHO-UCLA 词语学习测验、韦氏记忆量表逻辑记忆分测验等，检查内容包括瞬时回忆、短时延迟回忆、长时延迟回忆、长时延迟再认等，不同指标联合能够反映记忆的编码、储存和提取 3 个基本过程，揭示记忆障碍的特征，为鉴别诊断提供帮助。

AD 由于海马-内侧颞叶萎缩而损害信息的储存，患者出现严重的情景记忆障碍，而且线索提示和再认不能改善记忆成绩。研究发现延迟回忆对区别轻度 AD 和正常老人的正确率达 90％以上，在新的 AD 诊断标准中，情景记忆损害是诊断的核心症状。

2. 执行功能评估　执行功能指有效地启动并完成有目的活动的能力，是一个复杂的过程，涉及计划、启动、顺序、运行、反馈、决策和判断，其核心成分包括抽象思维、工作记忆、定势转移和反应抑制等。执行功能障碍常影响语言流畅性，使患者的语量减少、刻板言语，还导致思维固化、提取障碍、注意缺陷。前额叶皮质的破坏常导致执行功能损害。

3. 语言评估　语言是进行交流的手段和工具，包括对文字的理解和运用，因脑部病变引起的语言能力受损或丧失称为失语。由于病变部位不同，失语可分为多种类型，有多种表现，患者的表达、理解、复述、命名、阅读和书写都可能受到损害。AD 患者以情节记忆障碍为突出表现，但也存在语言障碍。早期患者出现找词困难、语言空洞、理解能力轻度受损，出现书写障碍。随病情进展，阅读和书写能力进一步减退。至重度，患者出现刻板言语，最后发展成缄默。

失语常用的检查方法包括波士顿命名测验（Boston naming test）、词语流畅性测验（verble fluency test），很多认知评估量表也都包括评估语言的项目，从 MMSE、ADAS-cog、韦氏智力量表中均可选用相关分测验作为测查语言的工具。

（二）运用功能评估

失用症又称运动不能症。在无理解困难、运动障碍的情况下，患者不能准确执行其所了解的有目的动作。功能检测方法是让患者做一些动作或模仿一些动作，或者使用一些道具来完成某些操作和指令。如 Alzheimer 病评估量表认知部分中完成指令、结构性练习和意向性练习测验，韦氏成人智力量表的积木测验，汉语失语成套测验中的听指令执行等分测验都可以用作失用症的检测。

（三）视空间和结构能力评估

视空间结构技能包括两个方面，一是视知觉，二是空间结构能力。视空间结构功能损害与顶枕叶病变相关，是痴呆的常见症状，但不同原因的痴呆其严重程度不同。AD 患者早期即可出现视空间功能障碍，患者不能准确地临摹立体图形，不能正确按照图示组装积木。至中期，患者可能临摹简单的二维图形错误，生活中不能判断物品的确切位置。

视空间结构技能的测验包括两大类：一种为图形的临摹或自画，一种为三维图案的拼接。常用的检测包括：临摹交叉五边形或立方体、画钟测验、Rey-Osterreith 复杂图形测验、韦氏成人智力量表（WAIS）积木测验等。

（四）精神行为症状的评估

认知缺损症状、精神行为症状和社会及日常生活能力减退是痴呆主要的临床表现，其中精神行为症状指痴呆患者经常出现紊乱的知觉、思维内容、心境及行为等，称为痴呆的精神行为症状（BPSD）。常见的表现有焦虑、抑郁、淡漠、激越、妄想、幻觉、睡眠障碍、冲动攻击、行为怪异、饮食障碍、性行为异常等。AD 患者最常见的精神行为症状为淡漠（72%）、激越（60%）、抑郁焦虑（48%）和易怒（42%），其中淡漠、抑郁、焦虑出现较早，而幻觉和激越出现在病程的中晚期。

评估 BPSD 常用的是阿尔茨海默病行为病理评定量表（the behavioral pathology in Alzheimer disease rating scale，BEHAVE-AD）、Cohen-Mansfield 激越问卷（Cohen-Mansfield agitation inventory，CMAI）和神经精神症状问卷（neuropsychiatric inventory，NPI），通常需要根据知情者提供的信息进行评测。这些量表不仅能够发现症状的有无，还能够评估症状的频率、严重程度以及对照料者造成的负担，重复评估还能监测治疗和干预效果。

（五）日常生活能力评定

日常能力包括两个方面：基本日常能力（basic activities of daily living，BADL）和工具性日常生活能力量表（instrumental activities of daily living scale，IADL），前者指独立生活所必需的基本功能，如穿衣、吃饭、如厕等，后者包括复杂的日常和社会能力，如打电话、购物、做家务、洗衣、使用交通工具、服药和理财等。

日常能力减退是痴呆的核心症状之一。轻度痴呆患者可表现出复杂日常能力损害；中度痴呆患者基本日常能力亦减退，不能完全自理；重度痴呆患者日常能力完全丧失。日常能力减退是诊断痴呆的必要条件。

日常活动能力是抗痴呆药物疗效评估指标之一。日常能力评估能够帮助护理人员对周围环境进行适当的调整（环境的安全性），能够帮助患者制定合适的护理目标和策略，而且能够帮助医生判断患者是否需要专人照料或者入住专业护理机构。

三、护理措施

（一）一般护理

1. 保证患者维持适当的营养，保持良好的健康状况。

2. 保持规律的作息时间，鼓励患者参加适当的体力活动，有助于夜间的正常睡眠。

3. 限制患者白天避免长时间卧床或睡眠，午睡时间控制在 20 min 以内。

4. 睡觉前 2～3 h 不要进食、喝大量水。

5. 睡前协助患者洗漱，可让患者聆听轻松的音乐，换好宽松的内衣，放松的心态。

6. 帮助患者创造良好的睡眠环境，保持病室空气流通，温度适宜，光线柔和；被褥干燥、清洁，使患者感觉舒适。

（二）安全护理

1. 与患者建立良好的互相信任的关系。

2. 住院期间要随时发现并制止患者过度运动，根据患者躯体情况安排适量活动；活动时应注意安全，避免滑倒、跌倒、骨折、肌肉拉伤等。

3. 为患者提供安静的入睡环境，房间内温度适宜，开启夜灯设备，病床加设床档，防止患者睡眠过程中坠床受伤。

4. 定期到床旁观察患者的睡眠情况、睡眠的深浅度，呼吸是否均匀，有无鼾声、呼吸暂停，睡眠过程中有无异常等。

5. 夜间睡眠不好的患者应做好交班记录。

6. 做好患者住院期间安全宣教与检查工作。

（三）用药护理

1. 向患者/家属宣教药物治疗的相关知识、药物常见的不良反应，让患者/家属了解药物治疗的重要性，学会识别用药后的反应，配合药物治疗。

2. 严格按医嘱给药，用药后必须记录并交班。

3. 夜间临时服药后，应注意观察用药后的反应并记录睡眠时间。

4. 如果发现患者对药物治疗不耐受，或出现较严重的不良反应，应及时报告医生，给予及时处理。

（四）心理护理

1. 与患者建立良好的互动关系，帮助患者适应病区环境，消除患者对周围环境的陌生感而导致的紧张、焦虑情绪。

2. 多与患者进行交流，满足患者的合理要求，减轻患者的心理压力。

（五）康复护理

1. 为患者创造和谐的住院环境。

2. 住院期间鼓励患者参加适合的康复活动，维持患者的认知和生活功能，维持患者自尊和自信。

3. 鼓励患者参加工娱活动，如做操、读书、下棋等。

4. 帮助患者设计、准备一些训练认知功能的游戏，延缓患者认知能力退化。

5. 注意观察患者参加活动时的表现，在患者能力、精力不足时给予及时的鼓励。

（六）健康指导

1. 做好家属健康教育，学习和掌握照护患者的技能，指导家属正确认识疾病。

2. 为家属提供关于健康营养和饮食方面的知识。

3. 照护患者的同时做好自我照顾。

（李霞）

第**10**章 精神科门诊候诊患者风险评估

第一节 精神科门诊候诊患者风险概述

一、精神科门诊专科性强

就诊患者特殊，就诊人群中大部分为心理障碍、心理疾病或者是患有精神疾病的患者。精神科患者的表现复杂多变，患者就医时其疾病症状多不受控制，常见的表现有兴奋躁动、自残、伤害他人、破坏公物，或出现缄默不语、拒绝就诊、坐立不安来回走动，甚至会出现一些更具危险性的破坏行为，导致精神科门诊就诊环境嘈杂，甚至导致就诊秩序紊乱。所以在针对精神科患者就诊的时候，必须对患者的危险行为做到提前识别、预警，及时给予干预对策，避免发生危险性行为及不良事件，保障人员的安全及门诊就诊秩序的正常。

二、精神科门诊患者病情严重程度难以预测

由于精神疾病的特殊性，门诊就诊时患者、家属及陪同人员相对较多，分诊护士根据患者的表现对疾病的诊断及风险做出初步评估。精神科就诊患者随时可能出现伤人毁物、自伤自杀等危险行为，其行为具有一定的隐蔽性，不但危害患者的身体健康，还会带来一定的社会危害。如患者在就诊过程中因疾病症状出现伤人毁物、自伤、跳楼自杀行为，因为挂号、就医过程不满意出现的言语冲动、伤人行为，因药物治疗出现严重的锥体外系反应，就诊过程中发生癫痫大发作导致外伤，被警察或急救车送来的拒绝治疗的约束患者，卫生间有水渍、地面湿滑导致患者摔倒

等。精神病患者的危险行为虽然受特定的精神病性、症状支配，但仍与一系列复杂、多元的因素有关，会有一定的预警信号和可预测性。故要求精神科护士要有扎实的专业知识、高度的警觉性和敏锐的观察力及决策能力。

第二节　不同病种的护理评估特点及风险

目前患者在精神科门诊就诊是按疾病种类划分，目前仍以精神分裂症患者为主，其他就诊患者有情感性精神障碍、脑器质性精神障碍、精神活性物质所致的精神障碍、神经症、心理生理障碍、心因性精神障碍等疾病。按照就诊年龄划分为老年精神疾病患者、成人精神疾病患者及儿童精神疾病患者。

护理人员利用观察与沟通的技巧，根据不同疾病病种的症状特点及其不同阶段进行评估，确认现存和潜在的风险，为护理干预提供可靠依据。

一、精神分裂症

大部分患者表现为间断发作或持续病程，疾病的不同类型和不同时期症状特点不同。患者急性期以阳性症状为主，如幻觉、妄想、思维障碍、怪异行为；慢性期表现以阴性症状为主，如思维贫乏、情感淡漠、意志缺乏等，下面仍参照 ICD-10 传统分型描述。

（一）偏执型

重点评估患者有无幻觉、妄想、自知力，及其内容。如患者受妄想内容支配，可能使问诊不能深入或者在问诊过程中出现敌意或愤怒、不合作，如评估。幻听，一般的是以言语性幻听最常见，有无命令性幻听出现，患者的应对方式是什么，有无幻视、幻嗅或幻触，如评估自知力，主要评估患者是否存在不承认自己有精神病、拒绝就医服药等症状。

（二）青春型

评估患者临床表现是否有分裂性行为或言语，伴有不协调的情感。患者是否出现言语增多，内容荒诞离奇，思维凌乱、行为喜怒无常，表情做作，行为幼稚愚蠢，常伴有兴奋冲动，本能活动（性欲、食欲）亢进；也可有意向倒错，如乱吃东西等；也可出现生动的幻觉片段、妄想片段，常凌乱不固定，内容荒诞与患者的愚蠢行为相一致。

（三）单纯型

重点评估患者临床症状主要是逐渐发展的精神衰退、幻觉和妄想不明显。以阴性症状为临床主要表现。紧张型精神分裂症患者在急性期，可能表现为违拗或缄默，严重的精神运动性迟滞或精神运动性兴奋患者表现为，模仿言语、动作或者出现奇怪的自发性运动或作态。有些患者表现为蜡样屈曲。

（四）未分化型

评估患者是否有明显的精神病性症状，如妄想、幻觉、破裂性行为或严重的行为紊乱。

（五）残留型

评估中要关注，此型为精神分裂症的慢性期，以长期、但并非不可逆转的阴性症状为特征。部分精神病性症状至少持续2年一直未完全缓解，残留个别的阴性或阳性症状，个别患者伴有人格改变。

（六）分裂症后抑郁型

重点评估患者的情绪，是否出现抑郁状态的临床症状，或患者继发于妄想的心理反应以及其他心理社会因素的影响出现自杀观念或行为。

二、情感障碍

心境异常指躁狂或抑郁的心境，典型表现为心境高涨、思维奔逸、精力活动增强，或表现为心境低落、思维迟缓、认知功能损害、意志活动减退和躯体症状。在有心境异常表现的同时可伴有躯体生理异常的症状。

（一）躁狂发作

评估患者有无快速思维联想，言语增多，内容丰富，随境转移，主动和被动注意力增强，但不能持久。有无夸大观念。评估患者的情感活动，有无情绪高涨、不稳定，是否易激惹。评估患者的意志行为活动，有无意志增强，活动明显增多，是否好管闲事、提意见、穿奇装异服、好接触异性，重度躁狂患者可伴有精神运动性兴奋并伴有攻击行为。

（二）抑郁发作

评估患者有无思维迟缓，自卑、自责自罪观念，注意力不集中，思维联想受抑制。评估患者的情感活动，有无情绪低落、悲观绝望，兴趣减退或丧失。评估患者的意志行为活动，是否出现活动明显减少、被动、动作缓慢，患者是否出现自伤、自杀观念或行为。

三、脑器质性精神障碍

首先评估患者的意识状态，评估患者的认知功能，包括对语言和非语言的理解能力，表达能力是否正常，与人交流和沟通的能力如何，记忆力如何；有无感知觉障碍，是否出现错觉和幻觉；评估患者的情感活动，如是否出现情绪不稳，易激惹、焦虑、恐惧等，是否出现不协调性精神运动性兴奋等；评估患者生命体征是否平稳，有无头晕、头痛、呕吐症状，进食及大小便情况。

四、精神活性物质所致的精神障碍

评估患者有无认知功能障碍，如判断力、理解能力、记忆力及思维过程等；有无知觉的改变，如出现幻听、幻视、震颤瞻望等症状；有无注意力及定向力的障碍；评估患者的情感活动，是否出现焦虑、抑郁、易激惹等情绪不稳；有无戒断症状如恶心、呕吐、出汗、心率加快、静坐不能、肢体震颤，严重者甚至出现癫痫大发作。

五、创伤及应激相关障碍

评估患者遭遇的应激源；评估患者是否出现意识清晰度下

降、定向力问题；是否有高度警觉状态、注意力不集中；有无精神运动性兴奋及抑制；是否出现焦虑、抑郁情绪；有无出现幻觉、妄想片断，妄想的内容是否与精神创伤有关等。严密观察患者病情变化，这类患者在严重焦虑情绪影响下，在幻觉、妄想支配下，易发生自杀或攻击他人的风险。

六、神经症

评估患者有无焦虑、强迫、恐怖症状，有无疑病观念，癔症患者是否出现分离及转换障碍，有无出现情绪爆发或运动障碍等症状。

不同年龄阶段的就诊患者，其评估重点有所不同，尤其是老年和儿童精神疾病患者。这部分患者自我保护能力低，比较容易发生不良事件，如跌倒、受伤、走失等行为。

七、老少患者

1. 老年精神疾病就诊患者　评估精神症状的同时更要关注其躯体症状。评估患者的精神疾病特点，是否出现幻觉、妄想、情绪不稳、焦虑、恐惧、激越、情感脆弱等，更要关注有无严重的躯体疾病，是否出现严重疾病症状，如头晕、头痛、呕心、呕吐、心脏不适等心脑血管疾病的症状，是否出现血糖不稳定的躯体症状及严重的药物不良反应。

2. 儿童精神疾病就诊患者　儿童患者大多数是由其监护人（主要是父母）陪伴来就诊。评估患者是否出现情绪和行为的异常，有无言语发育及注意缺陷，是否出现攻击、破坏行为、自伤行为等，有无刻板、怪异的行为表现，如躯体的不自主运动、发出无意义的声音、吃异物等行为。重点还要督促监护人对儿童的安全监护，儿童患者大部分不能准确表达自己的内心感受，对周围事物、自我的判断能力是低下的，所以在就诊期间要确保儿童的安全。

第三节　门诊候诊患者护理评估内容及步骤

一、门诊候诊患者的评估内容

（一）就诊方式

评估患者是自愿或还是在强迫下来就诊（在家属哄骗下就医/急救车或警车送来）；有无家属陪伴。大部分患者对疾病没有自知力，是在家属陪伴、哄骗下就诊，更有严重的患者在院外出现肇祸肇事行为，由警车直接送到医院就诊。优先处理好这类患者，给予提供绿色就诊通道。通过对就诊方式的评估，可以对患者的就诊风险做出初步评估。

（二）病情评估

1. 精神症状的评估　首先确定患者是初诊还是复诊，就诊患者对疾病有无自知力，是否为主动就医。对于初诊患者，根据患者精神症状的表现形式做出疾病的初步诊断，患者有无主动言语，是否出现有无幻觉妄想、情绪高涨或低落、焦虑或强迫症状等，初步诊断患者的疾病类型，如精神分裂症、情感性精神障碍、神经症、心理生理障碍等。对于复诊患者，应评估目前的症状特点、疾病严重程度、处于疾病稳定期还是波动期等。

2. 躯体症状的评估　精神疾病患者如同时并存躯体疾病，其精神状态及社会功能将会受到很大的负面影响。精神疾病患者的躯体症状易被人忽视，慢性躯体疾病的发展变化常是缓慢而隐匿的，而且相当一部分精神疾病患者缺乏必要的医学知识，或者解释不清自己所具有的症状，或本身就不愿看病，担心医生会误认为是精神症状而继续加药治疗。另外抗精神病药物治疗所致的不良反应，也是值得注意的问题。药物不良反应包括锥体外系反应、胃肠道副反应，抗胆碱能、心血管系统、内分泌系统的不良反应。

（三）行为评估

精神疾病患者在症状或精神因素的影响下容易突发自伤、伤人及毁物等行为，主要评估患者对精神病性症状的应对方式，既往有无肇事肇祸行为，目前有无兴奋、冲动、言语紊乱、自语自笑、缄默不语、坐立不安来回走动等行为。对于既往出现肇事肇祸行为者，一定加强防范。保护就诊患者、家属及工作人员的安全，必要时请警察或保安人员协助。

（四）环境评估

做好就诊环境的安全评估，评估就诊区域及候诊区域的安全，如就诊标志清晰度、地面有无湿滑、饮水设施是否安全、环境是否安静等。改善就医环境，优化就医流程。精神科门诊更应该强调就医环境的舒适、安静、优美和温馨，要求门诊各楼层的标志清楚，有清晰、简明的就诊流程，避免患者来回奔波，医院设置导医服务，便于患者就诊。

二、门诊候诊患者评估方法与步骤

（一）观察

护士通过观察患者的言行，凭借丰富的临床经验，初步评估出患者的护理风险等级。首先通过观察来确定就诊患者是否属于精神科急诊诊治范畴，是否需要优先给予诊治。观察巡视的就诊范围包括分诊区、就诊区、候诊区及公共楼道、厕所等区域。工作人员能够及时动态地发现患者及环境中的风险隐患，在巡视过程中主动与患者及家属交流，能够根据患者的言语、表情、行为等表现，及时对患者可能的病情变化做出准确的判断和处理，采取有效的应对方式，将风险系数降到最低。

（二）交流

接诊护士利用精神科沟通技巧与患者和家属交流，与患者初步建立良好的护患关系。门诊护士必须更新服务理念，强调以患者为中心，以人文关怀为服务宗旨，能换位思考，对患者给予更多的关怀。与患者接触交流时，要尊重患者，耐心地为患者讲解，语言简洁、准确，态度要和蔼、亲切、诚恳，并有高度的责任心和同情心。对于精神科患者及家属在就诊过程中更易出现不良情绪，给门诊工作增加了更大的风险，工作人员在与患者及家属交流过程中处理好这些不良情绪，主动热情地接待患者，耐心做好分诊工作，详细认真地解释患者及家属的各种问题，做好门诊的健康教育宣传工作，以保证就诊秩序的顺利进行。

（三）评估

接诊人员通过观察和交流，及时发现患者就诊过程中的情况，评估患者风险等级、攻击性和破坏性强度。评估出患者是否有自伤、冲动伤人、毁物、跌倒受伤、病情突发波动情况等风险，并预见性地评估出可能诱发患者危险性行为的因素，对不同就诊患者给予针对性的护理。

（四）干预

1. 就诊环境　精神科门诊应该强调就医环境的舒适、安静、优美和温馨。优化就医流程，门诊各楼层的标志清楚，有清晰、简明的就诊流程。

2. 专业水平　门诊护士不仅要有娴熟的护理技术，还要有丰富的精神科专科知识，对于有自伤、自杀、冲动毁物的患者，利用精神科的专科技巧，为患者提供专业护理，鼓励患者用适当的方式发泄内心的情绪，因势利导地帮助患者分析病态思维及明显的异常行为，最大限度地减少患者自伤或伤人的概率，使这类患者在门诊就诊过程中顺利完成短期的治疗和护理，保证患者的安全。

3. 强调个性化服务　对于精神科急症患者，需要首先给予积极处理，防止意外事件发生。对于风险等级高的就诊患者，立即启动绿色通道流程。对患者的重症情况优先处理，安排到重症候诊室内，由急诊医生给予单独接诊，可分派护士负责全程监管患者的病情变化。患者在就诊过程中，护理人员根据患者的年龄、个性、疾病的表现及社会心理因素采取不同的护理服务。如针对老年人体质弱、行走不便者，安排护理员护送，提供轮椅，开设绿色通道，提前安排就诊。儿童就诊患者在候诊过程中可放置儿童读物、设置视频等。

4. 健康教育　大部分患者和家属缺乏精神疾病的相关知识，因此，门诊护士在患者候诊和诊治期间要做好患者和家属的健康教育宣传工作。内容包括了解疾病的可能病因、所用药物的治疗作用及副作用，患者如何配合治疗能够提高疗效，帮助患者和家属识别疾病的复发信号。患者诊治结束准备离开前，护士应向患者及家属交代回家后的注意事项，如继续服药的用量、服用方法及注意事项，复诊时间及同医院的联系方法等。

（邱彦红）

第三篇 护理评估案例分析

第**1**章 护理评估个案分析模式

第一节 护理个案概述

一、护理个案评估

护理个案评估是护士与患者初步接触、建立良好的护患关系后，通过专业的临床观察、沟通、交流、访谈、问诊、身体检查及阅读病历等技术对搜集到的资料进行分析、整理。再根据每位患者精神病性症状、躯体合并症及存在的风险，做出个性化的初步识别与判断，为治疗及护理措施提供可靠的依据。

诊断为同一种疾病的患者在临床表现、风险等级、个人应对疾病的方式、个人现存的优势、家庭支持系统等方面会有不同体现。临床患者均呈现个体化症状及需要。这种现象预示护理评估的侧重点不同，要保障患者安全，给予的护理干预除常规内容外，应补充个体化护理评估方法。

前面两篇从患者常见精神疾病的概述、发病机制、临床表现、主要治疗原则、疾病护理风险特点、现存或潜在的护理问题、护理评估程序、护理评估步骤及护理措施等方面，进行了详细的描述。

本篇通过七个案例的分析，综合应用护理评估理论、护理评估技术，使护士更深刻地理解和掌握护理风险评估步骤和方法。

二、护理个案分析

案例分析是通过典型的个案，综合应用书中介绍的评估维度，评估步骤与方法，对患者进行全方位、动态的护理评估，并给予恰当的护理措施，保障患者的安全。

护士应具备对常见精神疾病风险预估能力。如精神分裂症最大的风险是突然出现的攻击他人或伤害自己的行为；抑郁症最大风险是自杀或扩大性自杀；躁狂症最大风险是攻击他人或破坏环境；严重焦虑可出现自杀；强迫症严重情况下的最大风险是自伤或自杀；酒依赖的最大风险是冲动、跌倒、感染、自杀；痴呆的最大风险是噎食、跌倒、走失及感染；进食障碍的最大风险是压疮、骨折、躯体并发症，严重者导致死亡等。

三、护理个案评估操作方法

（一）临床实施三级护理评估

1. 一级评估　责任护士接到个案后，首先观察患者整体外貌、情绪的呈现状况，结合阅读门诊病情记录，采取封闭和开放式沟通方法与患者及家属进行交流，并迅速做出初步判断；执行新入院患者基本护理，重点包括护患关系的建立、床位的安置，了解其生活自理情况等。同时按评估维度及方法，评估患者对住院和治疗的依从性、重点了解患者现存的自杀、攻击、外走及严重躯体合并症的风险。

2. 二级评估　责任组长在责任护士初步评估基础上，对患者进行深入访谈，补充完善一级护士的评估内容及护理措施。重点了解患者的精神病性症状及对症状出现后的应对方式，了解情绪状况，了解患者对治疗的态度，了解患者亲属对患者的态度，指导患者如何接纳疾病，配合治疗，稳定患者情绪，帮助患者成长。

3. 三级评估　病房护士长在新患者入院当日（8 h内）对患

者进行访谈。在一、二级护士评估基础上，对患者进行全面的评估，如既往史、现病史、家族史、主要心理社会因素、治疗经过。重点评估此次住院是否有自杀、攻击风险，对疾病是否有自知力，心理需求、情绪状况如何等。同时了解患者护理措施是否妥当，鼓励患者建立治疗信心。

（二）个案分三个阶段评估

根据患者住院治疗阶段，将护理评估分为三个阶段，每阶段风险评估的主要内容各有侧重点：

1. 第一阶段为入院第1周（新入院阶段）　精神疾病的急性期，症状丰富，大部分患者无自知力，重点评估患者现存的风险，评估患者住院的依从性，治疗的依从性。

2. 第二阶段为入院第2～3周（药物治疗阶段）　患者对住院环境已比较适应，治疗已开始见效，重点评估患者精神症状的改善情况。评估患者对治疗护理的配合，评估药物不良反应给患者带来的影响。

3. 第三阶段为住院第3～4周（患者出院前）　经过3周的急性期的治疗，患者主要精神病性症状减轻，处于疾病康复阶段，为出院做准备。重点评估患者对疾病的认识和了解，评估患者的社会功能，评估患者参加团体治疗的效果，评估患者出院后的计划。

第二节　护理评估个案书写模式

护理评估案例书写的一致性，是保障案例规范、有效、有指导价值的前提。案例书写包括以下四个方面：病例摘要、护理特点、护理评估的步骤与内容、风险的护理措施。

一、个案病历摘要

1. 一般信息　患者个人资料，包括姓名、性别、年龄、职业、文化、信仰、婚姻等。

2. 主诉　患者就诊时的主要症状或体征，以及发病时间。症状写在前，时间写在后，时间用数字表示。

3. 现病史　指患者本次疾病的发生、演变、诊疗等方面的详细情况，按时间顺序写，包括发病的主要症状特点及发展变化情况，伴随症状发病后的诊疗经过及结果，睡眠、饮食等情况的变化。

4. 既往史　手术、外伤、传染病、药物过敏、输血史等。

5. 个人史　个人成长经历、病前性格。

6. 家族史　家庭患精神疾病或其他疾病情况。

7. 神经系统和体格检查　各种神经系统反射、生命体征等。

8. 精神检查　描述患者感知、思维、注意、记忆、智能、定向力、自知力、情感、意志、意识情况。

9. 诊断　该疾病的诊断（重视第一诊断和重要并发症）。

二、疾病的临床护理特点

患者生病后，临床特点和风险是有差异的。案例分析中对疾病临床护理特点的分析，是依据个案中患者个体的情况如性别、年龄、性格、病程、所患疾病的严重程度、临床表现、对疾病的认识和接纳等情况，评估现存的护理问题和重点风险。评估结果可为护理措施提供依据。

三、护理评估的步骤和内容

依据第二篇中介绍的护理评估方法、维度及步骤，根据案例的情况，进行护理风险评估。

四、针对风险的护理措施

依据案例提供的护理问题、现存和潜在的风险，给予恰当的护理措施，主要包括安全护理、疾病护理、生活护理、康复护理、心理辅导及健康教育等。护理干预贯穿全病程的护理理念，在保证患者安全的前提下，助力患者早日回归社会和家庭。

（马莉）

第2章 常见精神疾病护理评估案例分析

第一节 精神分裂症护理评估个案分析

一、病历摘要

【一般资料】李某，男性，36岁，教师，大学文化，离异。

【主诉】凭空闻语，疑有人陷害自己9月余，加重2周。

【现病史】2012年5月，患者无明显诱因凭空听到对面楼上有人喊他的名字，对面楼与其所住楼相隔1个大操场，相距约60 m。患者听到有男、女的声音叫自己过去，但看不见人，因此患者踌躇不前，这些声音则说："你怎么还不过来呀？"有的声音内容为批评患者不正经，辱骂他是流氓。当下楼时，听见声音说："他下楼了，他下楼了。"但到外地去时，患者诉听不到这类声音了。所以患者怀疑对面楼里住的是妓女，要引诱他过去，目的是骗取他的钱财。为此，患者告诫自己不能中她们的圈套，坚决不能过去；并把这件事对家人说，家人都否认有声音存在，患者仍坚信不疑。患者整日紧张不安，睡觉不安稳，有时半夜起来查看门窗是否关紧了，家里是否有陌生人溜进来。整日忧心忡忡，情绪低落。近2周患者逛街时，看到街上的人谈话，疑心是那些妓女的同伙在向别人打听自己的情况。看到邻居聊天时则认为他们都知道了自己的"家丑"，所以感到特别委屈，觉得自己被别人冤枉了，便向学校和派出所写材料，汇报自己的情况，并为自己辩白。此后，其活动有所减少，成天待在家里，紧张不安，食欲明显减退；且听到对面楼里的声音出现得更频繁，内容多为辱骂性质。有时听见有女人的声音出现在自己房门口，在叫喊和议论他。今日门诊以"妄想状态"收住院。

【既往史】否认有重大躯体疾病和外伤手术史，无药物过敏史。

【个人史】胞2行1。母孕期体健，足月顺产，自幼生长发育良好，适龄入学，成绩好。2004年毕业后至一所中学任教。工作能力强。嗜烟，每天吸20支左右，不饮酒，无毒品接触史。2006年结婚，婚后育有1女，夫妻感情不融洽，2010年与妻子离婚。

【病前性格】内向，不合群，敏感多疑，较固执，自尊心较强。

【家族史】母亲有明显的精神不正常，表现为无故认为有人要害她，并认为自己的家人不是原来的人，而是由别人冒充的，未诊治，已去世。两系三代其他成员无精神病、癫痫和白痴患者。

【体格检查】体温：36.4℃，脉搏：78次/分，血压：119/78 mmHg，发育正常，营养中等，头颅五官未见异常。

【精神检查】

1. 一般状况　患者在家属陪同下步入病房，接触被动，衣履欠整，年貌相符。意识清楚，定向力完整。

2. 认知障碍　患者称见不到人可凭空听到说话的声音，可以听到距离自家数十米外楼内男女的谈话声，但是见不到人。患者述："自去年5月份开始，我待在家里时总能听到对面楼里有些声音在喊我，有男的，有女的，但以女的居多。听声音像是十七八岁的小姑娘。开始时是喊我的名字，叫我过去，我不过去她们就骂我，要破坏我的名声，但我不理会她们。"又称："还有好几次我听见隔壁有男女说话的声音，但我推门一看却找不着女的。""今年元宵节前后，我又听到好几个女的跑到我家门口来喊我，我不理会，她们说了一会儿话后就走了。我很奇怪家里人都听不见她们说话的声音。"言谈切题，未发现语句结构紊乱。有大量的妄想，患者自述："那些喊我的人，肯定不是什么好人。想想看就知道，年轻姑娘老是缠着我干吗！成天喊我过去，那肯定是陷阱。把我骗过去之后，要捞取钱财，那些姑娘肯定是妓女。那些男的则是保镖、打手。他们合伙来谋取我的财物，破坏我的名声。"有明显被害感："有时候我看到街上有些人在谈话，我就推断肯定是那个团伙里的人在打探我的消息，他们准不怀好意。""有时我看邻居的举动，例如，他们在一起说话，或是我开门时他们老探头出来看看，我就觉得我们家里的事全被他们知道了。"患者否认自己有病，觉得自己耳朵灵才听到这些声音。

3. 情感活动　谈及对面楼里有人要害他时，患者显得气愤。转移话题后能恢复平静。情感反应与内心体验及外界环境尚协调。

4. 意志活动缺乏　患者入院后多独处，对将来没有计划和打算，吃饭及洗漱都需别人督促，很少与病友来往。未见明显的冲动行为，无自杀、自伤、毁物的行为。

5. 智能正常。

6. 自知力　不承认有病，不愿住院治疗。

【诊断】精神分裂症，偏执型。

二、临床护理特点

患者年轻男性，诊断精神分裂症，偏执型。患者无明显诱因缓慢起病，持续性病程 9 月余，有命令性幻听，在幻听的基础上继发关系妄想和被害妄想，对疾病无自知力及社会功能明显受损，精神症状呈不断加重的趋势。根据患者的临床表现可能存在下列护理问题：

1. 感知/感觉改变　患者的这种感觉与实际的刺激不一致，有大量的真性幻听。

2. 思维过程的改变　患者认为周围的人对他监视，认为有人在陷害他；认为别人的言行是敌意的。

3. 暴力行为的危险　对环境刺激耐受力下降，易激惹；命令性幻听，怀疑被害，邻居议论自己说坏话。

4. 社会隔离　回避他人和环境，受异常思维活动影响，整日待在自己房间或卧床，不能从事社会交往活动。

5. 营养失调低于机体需要　在症状影响下食欲减退。

6. 睡眠形态紊乱　患者整日紧张不安，睡觉不安稳，有时半夜起来查看门窗是否关紧了，家里是否有陌生人溜进来。

7. 语言交流障碍　言语内容贫乏或缄默不语。

8. 自我照顾能力缺失　不能自己清洁身体，衣着不洁。

三、护理评估步骤及内容

(一) 建立良好的护患关系

护士自我介绍自己的姓名、职业角色。

(二) 精神症状及应对方式的评估

1. 感知觉障碍　精神分裂症最常见的感知觉障碍是幻听，评估幻觉的内容（命令性、评论性、议论性）、来源（真性、假性）、人物（人数、男女、老幼、是否认识）、持续时间、频率、规律、应对方式、危险性。

2. 思维障碍　掌握患者思维障碍的性质内容，针对的对象，坚信的程度，如何应对。

3. 情绪状态评估　评估患者的情绪状态，重点掌握有无自杀自伤、及潜在的攻击行为。

4. 意志行为　评估患者的社会功能受损情况。

5. 自知力　了解患者对该疾病的认识程度，以及住院、治疗的依从性。

(三) 躯体状况评估

询问患者既往是否确诊某种躯体疾病、目前治疗情况，饮食、二便、睡眠评估。

(四) 患者家属评估

护士根据患者的具体情况，与患者家属沟通交流，了解患者和家属的关系以确定患者病史是否可靠。向患者家属了解患者存在的精神病性症状及应对方式（发生冲动、毁物、自杀、自伤、外走行为的风险）；了解患者的生活自理能力；了解患者的服药依从性；了解患者的躯体状况；了解患者的饮食、睡眠、大小便情况；了解患者的患者学习、工作情况。

（五）总结归纳

分析总结与患者交谈内容中收集到的信息，结合从患者家属处了解到的情况，以及对患者外在表现的观察。评估出精神专科重点的防范风险，即冲动、自杀、外走的风险。该患者没有自知力，不承认有病，住院期间可能有外走的风险；幻听内容多涉及让患者不愉快的内容，防范患者出现攻击行为及自杀、自伤行为；关注患者的服药情况，防止患者拒服及藏匿药品；患者首次住院服药后可能出现不良反应。

四、针对风险的护理措施

1. 与患者建立信任的治疗性人际关系　尊重患者，说话声音要和缓，语速要慢。主动为患者介绍病房环境、作息制度、探视制度和安全制度，安排床位、餐位，介绍患者与其他病友相识。将患者安置在重点病室，在护士视线范围内活动，关注患者的安全。

2. 做好患者基础护理工作　保证床单位、衣服整洁，保证患者皮肤清洁、口腔卫生、皮肤完整性（洗澡、刷牙、剪指甲、定时更换衣服），定时督促患者参加病房内各项活动。

3. 保证患者营养摄入　确保三餐规律进食。

4. 为患者创造良好的睡眠环境　白天减少患者睡眠时间，增加活动量，睡前避免患者过多饮水，尽量保持病室安静，观察患者夜间睡眠情况是否受症状的影响。

5. 评估患者精神症状时　接受患者的病态体验，不去过多解释和证实，适时转移患者注意力。

6. 观察患者情绪受精神病性症状的影响状况　是否有自杀、自伤的想法。

7. 保证患者按医嘱接受药物治疗　观察药物不良反应，患者首次住院，服用抗精神病药后的不良反应应作为每日观察的重点。

（李江华）

第二节　抑郁发作护理评估个案分析

一、病历摘要

【**一般资料**】张某，女性，34 岁，无业，本科文化，已婚。

【**主诉**】反复情绪低落伴自杀行为 2 年，再发 2 周。

【**现病史**】患者于 2014 年 10 月因工作压力大故辞职在家休息，逐渐情绪低落、不想见人、话少，夜眠差（以早醒为主），曾多次到外院"睡眠科"就诊，以求改善睡眠，服药后好转，但担心药物副作用未规则服药（具体不详）。今年以来，情绪更加低落，基本上不外出，长期独自在家。曾到某精神专科医院就诊，根据医嘱服用米氮平后，患者感到狂躁不安故停用（不详）。患者时有感到邻居发出的声音是针对自己，不让自己睡觉，会找邻居理论。患者近期情绪进一步低落，对任何事情提不起兴趣，觉得自己连累了家人，感到生活没有意思，出现消极观念，并在入院前 2 周服用大量疏肝解郁片和 48 片罗拉自杀，被家人发现后及时就诊，在院外经过对症处理后，恢复正常。患者在家人的陪伴下，曾于 10 天前来我院门诊首次就诊，诊断为"抑郁状态"，服用来士普 10 mg/d，效果不明显。今日门诊以"抑郁状态"收入院。

【**既往史**】否认有重大躯体疾病和外伤手术史，无药物过敏史。

【**个人史**】胞 1 行 1，母孕期体健，足月顺产，否认产伤窒息史。母乳喂养，幼年生长发育相同于正常同龄儿，自幼跟随父母成长，教养方式无特殊。适龄上学，成绩中等，和老师同学关系融洽。顺利读至大学毕业，毕业后在外企工作，与同事、领导关系相处融洽。30 岁经人介绍和现任丈夫结婚，婚后感情好，未育。否认烟酒等不良嗜好。否认其他精神活性物质滥用史。

【**病前性格**】内向，朋友少，否认特殊兴趣爱好。

【**家族史**】父母两系三代否认精神病患者、精神发育迟滞者、人格异常者、癫痫患者、酒精和药物滥用者、自杀者，无近亲婚配及其他遗传性疾病史。

【体格检查】体温：36.2 ℃，脉搏：64 次/分，血压：100/62 mmHg，发育正常，营养中等，头颅五官未见异常。

【精神检查】

1. 一般检查　年轻女性，年貌相当，衣着整齐，由家属陪同下进入病房，更衣检查欠合作，意识清晰，定向力完整，进病房后生活自理、饮食需协助。

2. 认知活动

（1）感知觉：否认错觉、幻觉和感知觉综合障碍等。

（2）思维和思维障碍：接触被动，谈话自如；语量少、语速慢、语调低，回答切题，讲话有条理。邻居发出的声音是针对自己，不让自己睡觉。

（3）注意力：交谈中注意力集中。

（4）记忆力及智商：记忆力好。粗测理解力、记忆力正常。

（5）自知力：知道自己患有抑郁症，但认为不能治好了，不愿住院治疗。

3. 情感活动　可查及抑郁症，患者主动表达不愿活着的想法，说不如死了算了，对之前的自杀行为，表示不后悔。现在整日没有力气，只想躺着，连话也不想说。可发现大量自责自罪观念，认为自己活着拖累家人，家人没有自己会生活得更好，对前途悲观绝望，诉自己只有死路一条。如果现在能买到药的话就去死。交谈中患者面容愁苦，落泪。

4. 意志行为　承认 2 周前有过自杀行为，否认攻击性行为，入病房后多躺于床上，少语少动。未见怪异、冲动行为，治疗护理被动合作。

【诊断】抑郁状态，抑郁发作。

二、临床护理特点

抑郁发作以显著而持久的情感低落为主要表现，伴有兴趣缺乏、快感缺失、思维迟缓、意志活动减少、精神运动性迟滞或激越、自责自罪、自杀观念和行为、早醒、食欲减退、体重下降、性欲减退、抑郁心境晨重夜轻的节律改变等。多数患者的思维和行为异常与高涨或低落的心境相协调。

本例患者为年轻女性，病程 2 年余，情绪低落，活动减少，2 周前自杀未遂，对治疗没有信心。根据患者临床表现可能存在下列护理问题：

1. 自杀的风险　患者 2 周前服药自杀未遂，目前对治疗没有信心，对前途绝望，认为自己是家人的累赘，生不如死，自杀观念强烈。

2. 外走的风险　患者对治疗没有信心，自杀观念强烈，有服药自杀的打算，有外走寻找自杀机会的风险。

3. 睡眠形态紊乱　患者自起病以来，睡眠障碍问题突出。

4. 治疗依从性不佳　患者既往用药过程中因担心药物副作用而不能坚持用药，过量服用药物自杀未遂，目前对治疗没有信心。

三、评估步骤和内容

（一）评估前准备

1. 仪表准备　第一印象往往至关重要，护士给患者的第一印象经常主导患者在随后的护理沟通中的态度，而且较难改变。仪表有静态仪表和动态仪表，静态仪表如衣着整洁得体，头发、手部等暴露部位清洁等，首饰要符合身份，一般情况下，手上尽量不要戴首饰；动态仪表如站姿挺拔、行走从容、表情亲切等。

2. 心态准备　提供良好的精神状态。如果心情实在不好而且自己无法调整，则应当向上级和同事求助，或者找心理保健专业人员帮助。

3. 环境准备　要保持安全、安静、清洁的环境。不要经常在谈话中被打扰，如接电话，被人叫走等。

4. 资料准备 在与患者进行沟通前，应对可以获得的资料信息进行整理和复习，如已有的病历资料和检查结果等。

（二）建立良好的护患关系

1. 采取尊重、理解的态度 抑郁发作的患者常自我贬低、不愿与人交往。因此护士在对情感障碍患者进行护理评估时，要采取尊重、理解的态度，取得患者的信任。

2. 从打招呼开始 不要以床号或病历号招呼患者，也不宜直呼其名。可以询问患者平时别人怎么称呼他。打招呼时要有友善的目光接触。首先进行自我介绍，介绍周围的同事、病房的环境，拉近与患者的心理距离。

（三）依从性评估

1. 住院依从性 根据患者的入院方式（自愿、非自愿、家人陪伴、警察送入等），初步判断患者的住院依从性。询问患者能否接受住院，如进病房后仍不愿意住院，要适当安抚患者，并告知患者要采取正确的方式出院，尽量取得患者的配合。

2. 治疗依从性 询问患者既往治疗过程中服药的情况，对于治疗依从性差的患者也要表示理解和接纳。询问患者目前对治疗的态度，判断患者对治疗、服药的依从性，并适当给予指导。

（四）主要精神症状及风险评估

1. 识别症状 对于抑郁发作患者，评估患者核心症状、心理及躯体症状群中的症状，进行自杀风险判断。

2. 自知力 了解患者对自己精神状态的认识，能否正确分析和判断在自己既往和现在的表现与体验中，哪些是病态的。

3. 自杀的风险 对于抑郁发作的患者，在识别症状的同时，要重点评估患者自杀的风险。评估患者既往是否有自杀观念、何时出现、强烈程度、出现的频率，是否有生活事件，希望达到什么目的。对于有自杀计划的患者，要评估患者准备采用何种方式，是否有充分的准备。对于自杀未遂的患者，要评估患者是否有再次自杀的打算。评估目前患者是否存在自杀观念、强烈程度、是否已经有周密的计划。是否希望接收别人的帮助，哪种帮助最有效。

4. 识别自杀的危险因素

（1）有自杀家族史。

（2）有强烈的绝望感或自责、自罪感，如两者同时存在，则发生自杀的可能性更大。

（3）有自杀企图史，尤其是近期内有过自我伤害或自杀未遂的行为。

（4）有明确的自杀计划。

（5）近期内有重大生活事件发生，比如事业失败、亲人亡故等。

（6）并存躯体疾病。

（7）缺乏社会支持系统，如未婚、独居，或家人漠不关心者。

（8）年老者比年轻者、女性比男性自杀的危险性高。

5. 冲动的风险　护理人员在进行评估时，要评估患者既往是否发生过冲动的行为、严重程度，以及患者目前的易激惹程度，对患者的冲动风险进行判断。

（五）基本生理需求评估

1. 饮食情况　了解患者的进食情况，有无食欲减退或亢进、进食量的情况、体重变化情况等。

2. 大、小便情况　了解患者有无便秘、腹泻、排尿困难等。

3. 睡眠情况　了解患者有无入睡困难、眠浅、易醒、早醒、每日睡眠时间、是否需药物辅助等。

（六）躯体合并症及药物不良反应评估

1. 躯体风险　了解患者有无躯体疾病，目前的治疗情况，有哪些禁忌证等，评估可能存在的风险。

2. 摔伤风险　根据患者的年龄、用药、既往有无跌倒、躯体状况等评估患者的摔伤风险。

3. 药物不良反应　了解患者的用药情况，根据所用药物，评估患者是否有所用药物的常见不良反应。

（七）结束阶段

再次确认患者的需求，告知患者有问题可以在何时何地找到护士。

四、针对风险的护理措施

1. 安全护理　密切观察患者的病情变化，严防自杀。首先要与患者建立良好的护患关系，理解、接纳患者。密切观察患者自杀的先兆症状，如焦虑不安、失眠、沉默少语或突然情绪好转等。避免让患者单独活动，鼓励陪伴患者参与各种团体活动。病房环境设施安全简洁，严格做好药品及危险物品的保管。将患者安置在易观察的房间，设施简洁。重点巡视，尤其是夜间、凌晨、午休、交接班、节假日等时段，必要时专人陪护。

2. 药物护理　严格遵医嘱给药。发药时严格检查口腔，防止患者藏药。用药后密切观察患者病情变化及药物不良反应情况。

3. 基础护理　保证患者营养与水分的摄入，必要时协助进餐。引导和协助患者按时料理个人卫生。保持大、小便通畅。合理安排患者活动及有规律的休息和睡眠。认真观察患者睡眠情况，做好失眠处理。

（张海娟）

第三节　躁狂发作护理评估个案分析

一、病历摘要

【一般资料】王某，女性，37岁，银行职员，大专文化，已婚。

【主诉】兴奋话多，易激惹与情绪低落，兴趣减退交替发作10年余，言语夸大，易激惹，冲动1周，加重2天。

【现病史】患者于2007年9月至2011年4月先后多次因兴奋

话多，易激惹与情绪低落，兴趣减退交替发作，多次住院治疗，诊断"双向情感障碍"，先后给予奥氮平、度洛西汀、思瑞康治疗，效果较好。2011 年 5 月至本次入院前，门诊规律诊治，使用思瑞康维持治疗，病情时有波动，及时调整药物剂量，控制较好。患者一周前外出购物与人发生口角后，开始出现睡眠减少，同时拒绝服药。每天在家人说服下，凌晨 1 点左右才能勉强上床，晨 4 点就起床。起床后不顾及家人，大声说话、唱歌，做家务，但常不能完成，如洗完米没下锅就又去拖地，刚拖几下又扔下拖把去梳洗打扮。喜欢穿颜色鲜艳的衣服、化浓妆，与异性交往多，言语轻佻。在单位爱管闲事，不能专心工作，经常出错，同事指出时，患者与多名同事发生争吵。爱花钱，买东西多，每天网购三十余单，买回的东西常常根本不用，甚至不开包装。家人劝阻患者，患者发脾气，在家摔东西，甚至与家人动手，将丈夫多处抓伤。家人因无法照顾，将患者送入院。今日门诊以"躁狂发作"收入院。

【既往史】否认有重大躯体疾病和外伤手术史，无药物过敏史。

【个人史】胞 2 行 1，下有一妹，母孕期体健，足月顺产。母乳喂养，幼年生长发育相同于正常同龄儿，自幼跟随父母成长，教养方式无特殊。适龄上学，成绩中等，和老师同学关系融洽。顺读至大专毕业，毕业后在银行工作，与同事、领导关系相处融洽。25 岁经人介绍和现任丈夫结婚，婚后感情好，育有一子，体健。否认烟酒等不良嗜好。否认其他精神活性物质滥用史。

【病前性格】外向、开朗，朋友多，否认特殊兴趣爱好。

【家族史】父母两系三代否认精神病患者、精神发育迟滞者、人格异常者、癫痫患者、酒精和药物滥用者、自杀者，无近亲婚配及其他遗传性疾病史。

【体格检查】体温：36.9 ℃，脉搏：96 次/分，血压：120/78 mmHg，发育正常，营养中等，头颅五官未见异常。

【精神检查】

1. 一般检查　年轻女性，年貌相当，衣着整齐，由家属陪同下进入病房，更衣检查欠合作，意识清晰，定向力完整，进病房后生活自理、饮食需协助。

2.认知活动

（1）感知觉：否认错觉、幻觉和感知觉综合障碍等。

（2）思维和思维障碍：接触主动，谈话自如；语量多、语速快、语调高亢，回答问题尚切题，诉自己是领导，是来医院视察的，让医生、护士都跟着她走，跟着她好好干。问为何来医院，患者述来这里视察视察，看看大家工作怎么样，不满意的话，自己可以给大家安排轻松又赚钱多的工作。

（3）注意力：交谈中注意力涣散。

（4）记忆力及智商：不能配合。

（5）自知力：不知道自己为什么来住院治疗，对自己疾病无认识。

3.情感活动　患者入院后易激惹、兴奋、侃侃而谈，多诉自己能力如何大。

4.意志行为　入院后冲动、不能配合治疗与护理。

【诊断】兴奋状态，双相情感障碍躁狂发作。

二、临床护理特点

躁狂发作以显著而持久的情感高涨为主要表现，伴有思维奔逸、活动增多、夸大观念及夸大妄想、睡眠需求减少、性欲亢进、食欲增加等。多数患者的思维和行为异常与高涨或低落的心境相协调。

本例患者为年轻女性，诊断双向情感障碍，不伴精神病性症状的躁狂发作。患者病程10年余，目前兴奋话多，冲动，睡眠差。对疾病无自知力。根据患者临床表现可能存在下列护理问题：

1.冲动及暴力行为的风险　患者目前为情绪不稳定、挑剔、爱管闲事、易激惹。入院前发脾气、摔东西、抓伤家人。

2.外走的风险　躁狂发作患者的自知力在疾病初期即受到不

同程度的损害，不愿意接受治疗。患者挑剔、要求多，精力充沛，夸大，活动多，不愿遵守病房的管理制度。

3. 睡眠形态紊乱　躁狂发作的患者自感睡眠需要减少，入睡晚、早期。

三、评估步骤和内容

（一）评估前准备

1. **仪表准备**　第一印象往往至关重要，护士给患者的第一印象经常主导患者在随后的护理沟通中的态度，而且较难改变。仪表有静态仪表和动态仪表，静态仪表如衣着整洁得体、头发、手部等暴露部位清洁等，首饰要符合身份，一般情况下，手上尽量不要戴首饰；动态仪表如站姿挺拔、行走从容、表情亲切等。

2. **心态准备**　要保持良好的精神状态。如果心情实在不好而且自己无法调整，则应当向上级和同事求助，或者找心理保健专业人员帮助。

3. **环境准备**　提供安全、安静、清洁的环境。不要经常在谈话中被打扰，如接电话，被人叫走等。

4. **资料准备**　在与患者进行沟通前，应对可以获得的资料信息进行整理和复习，如已有的病历资料和检查结果等。

（二）建立良好的护患关系

1. **采取尊重、理解患者的态度**　躁狂发作患者常挑剔、易激惹。因此护士在对情感障碍患者进行护理评估时，要采取尊重、理解的态度，取得患者的信任。

2. **从打招呼开始**　不要以床号或病历号招呼患者，也不宜直呼其名。可以询问患者平时别人怎么称呼他。打招呼时要有友善的目光接触。首先进行自我介绍，介绍周围的同事、病房的环境，拉近与患者的心理距离。

（三）依从性评估

1. **住院依从性**　患者无自知力，不愿住院治疗。询问患者能否接受住院，如进病房后仍不愿意住院，要适当安抚患者，并告知患者要采取正确的方式出院，尽量取得患者的配合。

2. 治疗依从性 询问患者既往治疗过程中服药的情况，对于患者疾病初期治疗依从性差要表示理解和接纳。患者本次入院前门诊治疗期间依从性较好，要及时给予积极的肯定，询问患者目前对治疗的态度，判断患者对治疗、服药的依从性，并适当给予指导。

（四）主要精神症状及风险评估

1. 识别症状 患者目前存在典型的"三高"的症状及睡眠障碍。

2. 自知力 了解患者对自己精神状态的认识，能否正确分析和判断自己既往和现在的表现与体验中，哪些是病态的。

3. 冲动的风险 躁狂发作的患者挑剔、易激惹、爱管闲事，住院期间易与其他患者及医务人员发生冲突，伤人、毁物，冲动风险较高。护理人员在进行评估时，要评估患者既往是否发生过冲动的行为、严重程度以及患者目前的易激惹程度，对患者的冲动风险进行判断。

（五）基本生理需求评估

1. 饮食情况 了解患者的进食情况，有无食欲亢进、进食量的情况、体重变化情况等。

2. 大、小便情况 了解患者有无便秘、腹泻、排尿困难等。

3. 睡眠情况 了解患者睡眠情况。

（六）躯体合并症及药物不良反应评估

1. 躯体风险 了解患者有无躯体疾病，目前的治疗情况，有哪些禁忌证等，评估可能存在的风险。

2. 摔伤风险 根据患者的年龄、用药、既往有无跌倒、躯体状况等评估患者的摔伤风险。

3. 药物不良反应 了解患者的用药情况，根据所用药物，评估患者是否有所用药物的常见不良反应。

（七）结束阶段

再次确认患者的需求，告知患者有问题可以在何时何地找到护士。

四、针对风险的护理措施

1. 安全护理　与患者建立良好的护患关系，向患者介绍病房环境及各项制度。为患者提供安全安静的环境，室内设置简洁。理解、尊重患者，满足患者提出的合理要求。对患者的过激言行不宜争辩，但也不要随便迁就，鼓励患者以可控制、可接受的方式表达出来，以降低患者激惹情绪。引导患者学会控制和疏导自己的高涨或焦虑的情绪。将冲动或易激惹的患者与其他患者分开活动或居住，避免冲突。必要时，采取隔离或保护性约束措施。

2. 基础护理　保证患者营养与水分的摄入，必要时协助进餐。引导和协助患者按时料理个人卫生。保持大、小便通畅。合理安排患者活动及有规律的休息和睡眠。认真观察患者睡眠情况，做好失眠处理。延长睡眠时间，有利于控制症状，稳定情绪，防止因过度兴奋引起衰竭。鼓励和协助患者参加工娱治疗活动，发泄过剩的精力。

（张海娟）

第四节　强迫障碍护理评估个案分析

一、病历摘要

【一般资料】赵某，男，28 岁，北京人，大学文化，未婚，住院日期：2016-12-05，病历报告人：患者本人，病史可靠性判断：可靠。

【主诉】反复担心、检查、计数 4 年，情绪低落伴自杀观念 3 天。

【现病史】患者2012年工作后压力大，逐渐出现担心自己碰到周围的人或物后沾上脏东西，后变得非常怕脏，总觉得自己周围的空间狭窄，会刻意进行回避，如走在地铁站里看到前方十米有个垃圾桶，明知道自己碰不到垃圾桶，也要绕大半个圈；有时走在路上看到大树落叶，会担心树叶落在自己身上；必须按数字顺序清洗，同时口中计数，如果被打断就重新再来，每次洗澡需花费2~3 h，影响晚间入睡时间。但患者乐此不疲，上述症状近2年明显加重，逐渐出现心情不好，容易激动，有想死的念头，如跳楼、割腕，尤其在上述检查、计数行为被打断时，此想法更为突出，曾于2016年8月、11月、12月先后3次在我院治疗，诊断"强迫性障碍"，先后给予阿立哌唑5 mg/d，兰释300 mg/d，百优解60 mg/d，安律凡10 mg/d，症状均改善后出院。

【既往史】体健，否认高血压、糖尿病、冠心病等慢性病史。否认乙肝、结核病史及接触史。患者有2次手淫后生殖器破损，于男科诊治后好转。否认手术、输血史，否认药物及食物过敏史。

【个人史】独生子，母孕期体健，否认感染、发热史，否认服药史。足月，因"羊水少"剖宫产，否认产伤窒息史。母乳喂养，幼年生长发育相同于正常同龄儿。自幼跟随父母一起生活，教养方式较严格，父亲为机关领导、性格内向、严谨认真，母亲为教师，性格外向、认真。患者6岁上学，小学及初中学习成绩优秀，高中成绩一般，和同学老师关系融洽。2006年读高三时，任课教师误会患者偷窃，患者猜测此事被同学和其他教师知道，因此产生厌学情绪，心情不好，但未告知父母，父母以为患者高考压力大才如此。高中毕业后患者进入大专学习，后升为本科，2012年本科毕业后参加工作，目前在光大银行某社区支行工作，工作能力一般，与领导同事关系不佳，患者认为自己是本地人，同事和领导都是外地人，因此虽然自己工作能力强，但会被其他人排挤。患者读大专期间曾交往一名女友，专升本时因患者感觉对方和自己不相配而分手；此后患者不断相亲，称"唯一要求就是长得好看"，但始终未找到合心意的女友。病前性格：内向、追求完美，善于交往，朋友可，否认特殊兴趣爱好，否认烟酒等不良嗜好。否认其他精神活性物质滥用史。

【家族史】患者父亲患抑郁症目前服用氟西汀治疗；患者姥爷"瘫痪"后出现情绪不好，未予诊治。否认其余父母两系三代精神病患者、精神发育迟滞者、人格异常者、癫痫患者、酒精和药物滥用者、自杀者，否认近亲婚配及其他遗传性疾病史。

【体格检查】体温：36.3℃，脉搏：76次/分，血压：110/70mmHg，发育正常，营养状况可，头颅五官未见异常。

【精神检查】

（一）一般检查

青年男性，年貌相当，衣着整齐，由家属陪同步入病房，查体合作；神志清楚，定向力完整；进病房后生活自理可，饮食正常，睡眠可，大小便正常。

（二）认知活动

1. 感知觉　未察觉错觉、幻觉及感知综合障碍。

2. 思维和思维障碍　接触主动，谈话自如；语量大、速度快，讲话有条理，回答基本切题，总担心狗咬不咬，咬后是不是得狂犬病，蟑螂不知道跑哪去了，担心不干净，反复关门、关灯，洗手的动作加重。反复想事，怕人多。

3. 注意力　交谈中注意力集中。

4. 记忆力及智商　粗测正常。

5. 自知力　部分完整，承认自己有病。

（三）情感活动

情感反应协调，患者称近期心情不好，有活着没意思的想法，与人交谈的时候坐不住凳子，否认持续性情绪低落或高涨，否认自杀观念。患者认为自己的能力因为强迫症受到限制，否认自责观念。

（四）意志行为

患者会刻意保持和人的距离、和"脏东西"的距离，上下班坐地铁时因为拥挤而感到极为不适。

【诊断】强迫性障碍。

二、临床护理特点

患者年轻男性，诊断强迫症。患者因工作压力大，渐起病，总担心自己碰到脏东西，走在路上看到大树落叶，会担心树叶落在自己身上，必须按数字顺序清洗，同时口中计数，如果被打断就重新再来，每次洗澡需花费 2～3 h，影响晚间入睡时间，2 年内症状呈不断加重的趋势，且伴有自杀观念。根据患者的临床表现可能存在下列护理问题：

（一）强迫观念

强迫观念是本病的核心症状，最为常见，患者反复想自己碰到了脏东西，对正常思维过程造成干扰，患者无力摆脱，为此痛苦。

1. 强迫怀疑　患者对自己是否碰到脏东西表示怀疑，并导致反复检查的行为后果，无法控制。

2. 强迫性穷思竭虑　患者对日常生活中的琐事或自然现象，习惯寻根问底，反复思考。

（二）强迫动作

强迫动作通常发生于强迫观念之后，是以减轻强迫观念所致的焦虑而出现的不自主的顺应或屈从性行为。

1. 强迫检查　为减轻强迫性怀疑引起的不安，而采取的"措施"，患者反复检查自己的衣物是否干净。

2. 强迫询问　为缓解穷思竭虑或消除疑虑，患者不断要求他人做出解释或保证。

3. 强迫洗涤　为消除强迫情绪造成的担心，反复洗涤，每次洗澡达 2～3 h。

4. 强迫计数　患者必须按数字顺序清洗，同时口中计数，如果被打断就重新再来。

三、评估内容及步骤

（一）评估内容

1. 生理评估 包括患者的意识状态、生命体征、全身营养情况、饮食和排泄、睡眠状况；了解患者的既往病史、药物食物过敏史，患者的用药情况、有无药物不良反应，以及患者的常规化验和特殊检查结果等。针对该患者由于存在强迫症状，有强迫观念和强迫动作存在，从而出现情绪低落和焦虑，影响睡眠，出现失眠如入睡困难及睡眠浅，易惊醒等。既往史无患重大疾病史和过敏史。

2. 心理评估 评估患者的精神症状，情绪情感状况，有无焦虑、抑郁、自杀或自伤行为；有无强迫行为和观念；有无意识改变和感觉障碍等。患者发病时症状特点、病前个性特征和对应激的应对方式也是评估的重要内容。

3. 社会家庭因素的评估 强迫症这类患者社会功能大多良好，对疾病有自知力。最常见的社会功能损害是人际交往能力的缺陷，与患者病前性格和不良心理应对方式有关。评估社会支持系统、人际交往能力，有无生活压力事件及患者的应对情况等因素。

（二）评估步骤

1. 新入院患者的评估步骤（入院第1周）

（1）主观资料：

1）评估患者的强迫症状的具体内容（强迫思维、强迫行为）的具体表现形式。频度、持续的时间、症状的出现有无规律性。

2）评估患者强迫症状发作或加重时有无相应的诱发因素。

3）评估患者的情绪状态，是否存在抑郁、焦虑等负性情绪，程度如何，存在抑郁情绪时有无自杀意念及行为。此患者强迫症状较严重，对治疗的动力较差，且在一年内复发三次，对治疗缺乏信心，患者有自杀念头，如跳楼、割腕，故存在自杀、自伤风险。

4）评估患者的强迫症状对其社会功能、日常生活及人际关系的影响程度，患者近两年因患病未再上班，少与他人交往。

5）评估患者的强迫症状是否导致其他异常行为，如冲动、攻击、自伤等行为。

6）评估患者自身对疾病的认知及家属对患者疾病的认知。

（2）客观资料：

1）患者意识清楚、一般躯体状况、生命体征、营养状况尚可、睡眠及活动无异常。

2）患者无重大躯体疾病、家族史阳性、无过敏史。

3）评估患者的人格特点：患者性格内向、无突出的人格特征。

4）评估患者从小做事方式：过分仔细、谨慎、追求完美。

5）评估患者独立解决问题的能力：一般。

6）评估患者家庭的教育方式、幼年的生活环境、所受教育程度、父母的教养方式以及与患者的行为模式的关系。

7）评估患者工作压力：压力大。

8）评估患者社会支持系统：良好。

9）评估患者既往住院治疗的主要用药情况、有无药物的不良反应等。

10）了解实验室及其他辅助检查结果。

2. 住院过程中患者的评估步骤（入院 2～3 周）

（1）评估患者症状改善情况（包括强迫症状、情绪状态、营养状况、皮肤完整性、睡眠和饮食情况等），患者经药物治疗、心理治疗及行为矫正治疗后强迫症状有所减轻，主要表现为强迫症状的时间及频率有所减少。

（2）评估患者目前主要存在的问题及风险。

（3）评估患者参与治疗的情况（包括药物治疗及病房活动等）。

（4）评估用药后有无药物不良反应，给予合理解释。

（5）评估患者对疾病的认知。

3. 出院前患者的护理评估步骤（入院第 3～4 周）

（1）评估患者症状是否完全缓解。

（2）评估患者对强迫症状的认知程度及应对方式。

（3）评估患者出院后的具体计划，给予相应指导。

四、针对风险的护理措施

（一）暴力行为（自杀）

1. 患者曾经因疾病有过强烈的自杀想法，故护士应高度重视患者的自杀问题，这应作为首先要考虑的问题。

2. 护士应在患者入院后进一步评估自杀的危险性，护士可以通过观察患者的情绪状态和直接询问患者情绪低落时是否有自杀的意念及具体的行为来判断患者目前的自杀风险。

3. 此患者在短时间内反复多次住院，且目前的疾病症状未明显缓解，对治疗信心不足，故患者仍存在自杀的危险。

4. 虽然是强迫症患者但存在自杀危险，还应高度重视患者的安全问题。住院前两周应设专人看护，确保患者的安全。

5. 向患者讲解疾病的性质、治疗方法。告诉患者通过药物治疗、心理治疗及自身的努力，疾病会得到缓解，增加患者治疗的信心。

6. 指导患者做放松训练，从而缓解强迫症状。

（1）选择安静、舒适的病房环境。

（2）协助患者采用轻松、舒适的姿势。

（3）请患者闭上眼睛，并以轻松的心情聆听护理人员的提示。

（4）指导患者由脸部开始，首先绷紧脸部肌肉，使之紧缩在一起而后慢慢放松，同一部位可重复做数次。

（5）以同样的方法，重复在身体各肌肉群执行。尽量按照此顺序进行：脸→牙齿（咬紧牙根）→肩膀→手臂→肌肉→手掌（握拳）→背部→腹部→腿→脚趾。以上皆以收缩肌肉后放松的原则实行。

（6）直至患者感受到放松，毫无负担，且能舒适地休息时即可结束。

（7）嘱咐患者利用零碎的时间重复练习。

（8）告知患者此法可在任何时刻、任何地点、只要感受到压力即可执行。若在人群多的地方，可选择较不引人注意的部位来进行，如腿部肌肉群的放松。

7. 与患者协商让其自己找出转移注意力的有效方法，如大声读书、唱歌、跑步、劳动等对自己有效的方法转移对症状的关注。

8. 协助患者制订详细的作息时间表及康复计划。

9. 患者焦虑严重时可请示医生给予抗焦虑药。

（二）皮肤完整性受损（双手部及身体）

1. 与患者协商停止使用刺激性的肥皂洗手。

2. 与患者一起制订洗澡计划：每次洗澡时间逐渐减少，由每次的 2 h 逐渐递减：1 h➝45 min➝30 min➝20 min➝15 min。

3. 每次洗澡及洗手后嘱患者涂擦凡士林油以保护皮肤。

4. 每天督促患者做两次放松训练，并给予指导，直到患者完全掌握放松的技巧。

5. 当患者按计划完成时及时给予鼓励，增加患者行动的信心。

（骆蕾）

第五节　焦虑障碍护理评估个案分析

一、病历摘要

【一般资料】王某某，女，55 岁，退休，初中文化，已婚，住院日期：2017-01-12，病历报告人：患者及其丈夫，病史可靠性判断：可靠欠详细。

【主诉】心烦、坐立不安、出汗、手抖伴有濒死感 20 天余，加重 6 天。

【现病史】患者于 20 天前因装修房子劳累，感心烦，不愿与人说话，晚上睡眠差，只能睡 3~4 h，醒来后在床上辗转反侧烦躁不安，无法再继续入睡，白天也有发作性坐立不安，躺着也难受，家务活也不想干，在家来回走动，伴有胸闷、心慌、出汗、手抖，严重时有濒死感。每次发作以上午为重，每次发作时间为 2~3 h，担心再次发作，自行服用速效救心丸 4~5 粒后有轻微缓解，也曾服用多种药物均未见效果（具体不详），曾在当地综合医院住院检查治疗，检查未见明显异常，诊断为心血管神经症；具体治疗不详。未有明显效果出院，上述症状逐渐加重，6 天前开始全天出现坐立不安，在家里来回走动，有时感上腹部不适，饥饿感增强，心烦，口舌发麻，胸闷、心慌，感觉心脏都要跳出来了，有濒死感，影响了晚上睡眠，难以入睡，怀疑自己患有重病，故非常紧张恐惧，感到生不如死，但否认有轻生观念。2 天前去北京协和医院检查诊治，心电图正常，甲状腺超声检查为甲状腺多发囊实性结节。给予服用思诺思，睡眠稍有改善，但坐立不安、手抖、胸闷、心跳加快、出汗、濒死感仍存在，并有手掌、脚心发热难受。曾自行服用黛立新 2 片，症状未见缓解，患者坚信自己应该到综合医院治疗，住院后遵医嘱给予文拉法辛缓释胶囊口服治疗。

【既往史】患有甲状腺多发囊、实性结节。否认肝炎、结核等传染病史，无糖尿病等慢性病史，无外伤史及输血史，无食物及药物过敏史。

【个人史】胞 7 行 2，1 哥 4 弟 1 妹，母孕期体健，无感染、发热史，无服药史。自然分娩，无产伤窒息史。混合喂养，幼年生长发育相同于正常同龄儿。自幼跟随父母一起生活，教养方式宽松，7 岁上学，学习成绩一般，和同学老师关系相处好。顺读至初中毕业。1975 年参加工作，在西蒙碱矿公司上班，工作能力一般，与领导同事关系可。1998 年为了照顾孩子提前退休。1985 年经人介绍后结婚，夫妻感情一般，育有 1 子。病前性格急躁、外向。善于交往，无特殊兴趣爱好，否认烟酒等不良嗜好。否认其他精神活性物质滥用史。

【月经及婚育史】15 岁月经初潮，月经周期 27～35 天，经期 3～7 天，55 岁绝经。23 岁结婚，配偶体健，孕 1 产 1，儿子体健，足月顺产。

【家族史】阳性，其母亲和弟弟均有精神异常史，儿子也曾患有抑郁症。父母两系三代余无精神病患者、精神发育迟滞者、人格异常者、癫痫患者、酒精和药物滥用者、自杀者，无近亲婚配及其他遗传性疾病史。

【体格检查】体温：36.7 ℃，脉搏：84 次/分，血压：130/90 mmHg，发育正常，营养状况可，头颅五官未见异常。

【精神检查】

（一）一般检查

老年女性，年貌相当，衣着整齐，由家属陪同步入病房，查体合作；愁苦表情，神志清楚，定向力完整，进病房后生活自理可，饮食好，睡眠可，大小便正常。

（二）认知活动

1. 感知觉　否认存在错觉、幻觉及感知综合障碍。

2. 思维和思维障碍　接触被动，语速可，语音低，语量少，询问下诉自己目前难受，坐卧不宁，有时跪在床边，胸闷、心慌，发作时出汗、心跳加快伴有濒死感，担心自己的了重病，治疗不好了。

3. 注意力　交谈中注意力集中困难。

4. 记忆力及智商　粗测正常。

5. 自知力　承认自己有病，但对自己的病情不能完全认识，故自知力部分存在。

（二）情感活动

表情痛苦，情感反应适切，否认有持续的情感高涨或低落体验。

（三）意志行为

坐卧不宁，不停地在病室来回走动，有时跪在床边。要求医生赶快给她用药治疗。能服从治疗及管理，求治欲强。

【诊断】惊恐障碍，间歇发作性焦虑

二、临床护理特点

患者中老年女性，诊断惊恐障碍。患者因 20 天前装修房子渐出现劳累，心烦，睡眠差，伴有胸闷、心慌、出汗，手抖，严重时有濒死感等症状，严重影响日常生活，担心症状再次出现。根据患者的临床表现可能存在下列护理问题：

1. 患者焦虑发作时常常伴有心悸、脉快、胸闷、心烦、濒死感等不适症状，怀疑自己患有重病，感到紧张，担心不适症状再次出现。

2. 患者不认为自己的症状属于精神科的问题，认为自己得了重病，反复要求到综合医院治疗。

3. 患者因症状严重影响日常生活，无法做家务，整日卧床，觉得生不如死。

三、评估步骤和内容

(一)入院阶段(入院第 1 周)

1. 首先与患者建立良好的护患关系 向患者主动介绍自己、主管医生、其他工作人员及病室环境，减轻患者因环境改变而引起的焦虑、紧张情绪，对于患者主诉在没有任何危险情况下而出现的紧张、恐惧，甚至出现的躯体症状应表示理解、接纳，从而取得患者的信任。

2. 评估患者的住院依从性 通常惊恐发作的患者都是主动求医，迫切希望改善由于这种不安全的体验而带来的极度恐惧，以及所伴有的自主神经功能紊乱症状，如心慌、出汗、发抖，甚至濒死感。但有少部分患者最初几次发作后认为是得了某种躯体疾病，反复到综合医院内科就诊，经多次检查无异常后，才转诊到精神科治疗，此患者属于后者，应反复向其宣教疾病知识，减少患者的顾虑。

3. 评估患者惊恐发作时存在哪些不适症状及持续的时间　患者经常是在没有任何诱因的情况下，突然出现严重的焦虑表现，如头昏、胸闷、过度换气或憋气等，患者感觉自己快不行了，而大声求救，持续时间短，常为数分钟，多在 10 min 内达高峰，每次发作不超过 1 h，发作时意识清晰，能回忆，两次发作期间存在明显的预期性焦虑，担心再次发作。

4. 评估患者的生活自理能力　包括进食、饮水及大小便的情况，大多数惊恐障碍患者自理能力不受影响，但在发作期间患者往往卧床，表示全身不适，不能活动，生活自理需他人协助或在反复督促下才能完成，发作过后恢复正常。

5. 评估患者有无躯体合并症　如糖尿病、高血压、心脑血管疾病等，如患者伴有慢性躯体疾病，尤其是心脏病、高血压，往往发作时躯体不适感（心悸、头晕、胸闷等症状）更为突出，焦虑程度更为严重。

6. 评估患者心理社会因素对疾病的影响　如患者的文化程度、婚姻状况、人际关系、性格特点等。同时，心理社会因素也影响着患者对疾病症状的应对方式，因此，心理社会因素是导致风险发生的诱发因素。

（二）治疗阶段（入院第 2～3 周）

在与患者正式交谈前首先建立良好的护患关系，如询问患者住院一段时间是否能够适应病房环境、早饭吃的什么、认识了几位病友等。

1. 经过一周系统治疗后，患者惊恐发作的频率减少，持续时间缩短，发作时的躯体不适程度减轻，工作人员应多给予放松指导，严重时可遵医嘱给予少量苯二氮 γ-类药物，患者焦虑症状可得以缓解。此阶段对于护理风险的评估仍需持续进行。

2. 评估患者服药依从性　大部分惊恐障碍患者服药依从性较好，但有少部分患者由于过度关注自己的躯体状况，担心药物副作用，而出现自行减量或藏药行为，当工作人员发现后给予解释劝说，患者能够接受。

3. 评估患者用药后的不良反应　部分惊恐障碍患者伴有情绪或睡眠问题，因此常会使用抗抑郁药、睡眠药或小剂量的抗精神病药，护士针对患者所服用的药物密切观察患者服药后的不良反应，应给予合理解释，对于不良反应严重者需及时通知主管医生，给予对症处理，并做到连续交班。

4. 评估患者睡眠、饮食和大小便情况　对于患者基本生理需求，护士应每天进行详细询问。

（三）康复阶段（入院第 3～4 周）

患者经过 3 周的治疗，惊恐发作基本消失，预期性焦虑也随着对疾病认知的改变而有所减轻，患者此阶段的精神科护理风险已不是评估重点，此阶段患者对惊恐发作的应对方式的评估可作为主要的内容。

1. 评估患者惊恐发作是否完全缓解　患者表示有时会发作，但发作的强度、持续时间及濒死感较以前明显减轻，心里也不那么紧张和担心了，此时，工作人员应多给予鼓励，讲解疾病知识，逐渐改善患者对疾病的认知。

2. 评估患者对惊恐发作的应对方式是非常重要的　患者经过一段时间治疗后，对此病有了新的认识。患者表示经过药物治疗及心理治疗，能认识到其实自己没有器质性疾病，濒死感是过分焦虑所致，所以尽量让自己放松下来，告诉自己即便有濒死感，也是不会发生任何危险的。作为护理人员，我们应该鼓励患者参加病房的各项活动，同时，通过反复实践，使患者能够较好地运用放松疗法、正念疗法或森田疗法的原理帮助自己在焦虑发作时转移注意力，缓解不适症状。

3. 评估患者情绪状态　患者随着焦虑发作次数的减少、不适症状的减轻，情绪状态也逐渐改善，能够主动与病友交往，主动参加病房活动。

4. 评估患者的社会支持状况，家属对患者疾病的理解和应对情况。

5. 评估患者出院后的具体计划，给予相应指导。

四、针对风险的护理措施

1. 患者既往惊恐发作时，有濒死感，患者担心此症状再次发作，为此焦虑不安，觉得生不如死，多次服用救心丸，严重影响生活，故应反复向患者做好疾病知识的宣传教育。

2. 护士应在患者入院后全面评估患者的焦虑程度和躯体情况，护士可以通过观察患者的情绪状态和直接询问患者焦虑不安的情绪体验来进行评估。

3. 在患者焦虑症状发作时，可采用分散注意力的方法缓解症状。对于焦虑症状严重的患者，护士应陪伴患者，给患者安全感。必要时遵医嘱给予镇静药物帮助患者控制焦虑症状。

4. 向患者讲解疾病症状、治疗、预后等相关知识，告诉患者通过药物治疗、心理治疗及自身的努力会使疾病得到缓解。告知患者惊恐发作时的不适症状产生的原因，这些症状并非器质性疾病所致，指导其缓解方法，使患者有勇气面对可能发生的惊恐发作。

5. 鼓励及指导患者参加适量的体育锻炼及体力劳动，以达到恢复对环境适应能力的目的。

6. 教会患者掌握应对焦虑的方法，如放松疗法、森田疗法、肌肉放松技巧，做深呼吸运动、静坐、散步、慢跑，必要时护士可亲自带领患者去体验。

7. 加强心理护理，以支持和疏泄疗法为主要内容帮助患者了解疾病，认识疾病的性质，消除顾虑。鼓励患者以适当的方式表达其感觉，减少患者的心理负担。

（骆蕾）

第六节　酒依赖护理评估个案分析

一、病历简介

【一般资料】患者，男性，52岁，汉，公司职员，已婚

【**主诉**】饮酒 25 年，嗜酒 15 年，不饮则心慌、手抖、大汗、抽搐，复饮 5 个月，第 7 次因酒精所致精神及行为障碍住院治疗。

【**现病史**】患者 25 年前参加工作后开始饮酒，可控制饮酒量，每日饮白酒 2～6 两。15 年前患者开始每日饮酒，每天饮 42°白酒 1～2 斤，酒后话多，吹牛，爱管闲事，花钱多。每天早晨醒后便要喝酒，不吃主食，饮食不规律。常喝醉，酒后走路不稳、摇晃，多次酒后摔伤，尚可坚持按时上班。患者曾多次在家自行戒酒，但停酒一两天后出现心慌、手抖、出汗，即再次饮酒，再饮后症状消失。2006 年 11 月起，患者多次在停酒约 1 天后出现摔倒、全身抽搐、口吐白沫、不省人事等表现，无大、小便失禁。2009 年 1 月因摔伤、抽搐至武警总医院住院治疗，诊断为"创伤性硬膜外血肿（左颞）、癫痫、头皮裂伤（左颞）"，住院期间出现兴奋、拔针管、胡言乱语，叫医生为老师，认为别人（病友）是自家人，说自己床底下有好多虫子，把粉条也看成虫子，还打 110 报警，期间具体治疗不详。2009 年 2 月至 2013 年 5 月患者先后 6 次于我院住院治疗，诊断为"使用酒精所致的精神和行为障碍"。给予奥氮平、氯硝西泮、思瑞康治疗，治愈或好转后出院，均因复饮再次入院。患者在院外复饮后不喝酒便出现心慌、手抖、出汗、视物模糊等不适症状，偶有摔倒，曾出现幻觉，如看到有两个小棺材，有小鬼，出现幻听，如睡觉前听见有人唱东方红。患者 2013 年 5 月出院后服药 10 余天后便自行停药。患者 2014 年 10 月初参加别人婚礼，被朋友劝酒，开始复饮，每天饮 46°白酒约 1 斤，待着没事就喝酒。饮酒后曾出现幻视、感知综合障碍，莫名烦躁，话多，敏感多疑，经常在家里骂家人。为进一步诊治，门诊以"酒依赖"于今日第 7 次收入我院。最后一次饮酒为入院前一天晚上，饮 42°白酒半斤。饮食差，近 1 个多月每天几乎只吃一顿饭，睡眠差，晚上睡 2～3 h，白天睡 4 个多小时，大、小便正常，1 个多月体重下降 30 余斤。

【**既往史**】2006 年饮酒后被人打伤头颅，于石景山眼科医院行左眼摘除术后安装义眼，右眼视力也下降。2008 年 5 月查出中度脂肪肝。2009 年 1 月因抽搐、摔伤住院治疗，诊断为"创伤性硬膜外血肿（左颞），癫痫，头皮裂伤（左颞）"，治疗不详。2009 年 10 月单位体检 B 超回报中度酒精肝。2010 年在我院住院期间发现 2 型糖尿病，内分泌会诊指示饮食及运动控制，目前未吃药，血糖尚平稳；查出棘上韧带炎，心电图提示 QT 间期延长，均未行特殊诊治。2012 年体检发现"肾结石"，具体不详，未予治疗。否认高血压。否认肝炎结核史。否认输血史。对破伤风抗毒素过敏，否认其他药物食物过敏史。

【个人史】胞 3 行 2，有一哥哥、一弟弟。母孕期体健，无感染、发热及服药史。足月顺产，无产伤窒息史。母乳喂养，幼年生长发育与正常同龄儿无异。自幼随爷爷一起生活，爷爷对其教养方式简单、宽松。7 岁上小学，小学时学习成绩中等，至初中后因照顾爷爷成绩有所下降，常有不及格，和老师同学关系融洽。顺利读至高中毕业后参军，参军一个月左右，父母将其安排回北京广安门火车站工作，主要开汽车。工作能力强，常受到领导表扬，与领导及同事关系好，相处融洽。后调至北京中铁建筑工程公司做工地警察，与同事相处融洽，因饮酒致工作能力下降，频繁出错，常乱签字，以至欠债累累。2001 年患者办理内退，后患者曾经营工地施工队及养鱼俱乐部，但均因经营不善，赔了很多钱。此后便一直待在家里做家务，收入主要来源于出租房屋。1987 年自由恋爱后与前妻结婚，婚后夫妻感情一般，育有 1 女，1992 年女儿玩耍时走失，当时岳母及其一朋友在屋里谈话，患者怀疑女儿可能不是走丢，报案后公安局未能找到女儿。患者备受打击，找了女儿 10 年，未果。至今在电视上看到小女孩仍会哭喊。后前妻孕第二胎，为双胞胎，但未能产下。1996 年因感情不和与前妻离婚。1999 年与现任妻子认识，于 2001 年再婚，2002 年育 1 女。病前性格：开朗，外向，善于交往，朋友多，无特殊兴趣爱好。吸烟史 20 余年，每日约 10 余支。饮酒史见现病史描述。否认其他精神活性物质滥用史。

【婚育史】24 岁结婚，育 1 女，于 1992 年走失。33 岁离婚。38 岁再婚，配偶体健，2002 年育 1 女，女儿体健。

【家族史】饮酒家族史阳性，其父亲饮酒，但每日仅饮少量，能控制饮酒量，其父亲已经戒酒10余年。父母两系三代无其他精神病患者、精神发育迟滞者、人格异常者、癫痫患者、自杀者，无近亲婚配及其他遗传性疾病史。

【实验室及辅助检查】

1. 血常规　红细胞计数：3.68×10^{12}/L，红细胞平均体积106.4 fL，血小板计数：69×10^9/L，血小板平均体积：7.55 fl。

2. 生化　直接胆红素：6.87 μmol/L，谷氨酰基转移酶：591.0 U/L，谷草转氨酶：79.8 U/L，乳酸脱氢酶：348.9 U/L，肌酸激酶：503.3 U/L，总胆固醇：9.20 mmol/L，低密度脂蛋白：4.62 mmol/L。

3. 心电图　①窦性心动过速，血清载脂蛋白 AI：3.32 g/L，血清载脂蛋白 B：1.35 g/L，血清镁：0.65 mmol/L，心率：118次/分，②前侧壁 T 波倒置，③异常心电图。

【诊断】酒精依赖戒断综合征；使用酒精所致的精神和行为障碍（F10）。

【精神检查】

（一）一般检查

中年男性，年貌相当，衣着不整，面容憔悴，由家属陪同步入病房，步态不稳，面部可见明显汗珠，手心潮湿，双手震颤明显，配合检查；意识清楚，定向力完整；进病房后生活自理需协助，饮食差，睡眠差，大小便正常。

（二）认知活动

1. 感知觉　可查及幻听及感知综合障碍。诉有几次夜里听到警车响，出门去看时没有发现警车。在家时看着鱼缸里的鱼变大了。诉耳鸣，耳中总有嗡嗡声，听到别人说话时感到刺耳、心烦。近2个月来存在视物模糊，只能看到5 m远。

2. 思维和思维障碍　接触合作，语速、语量适中，对答切题，讲话有条理。患者承认去年十一参加婚礼后复饮，目前求治愿望明显，主动要求住院治疗。承认在家里话多，敏感多疑，怀疑家里人在外面做坏事。谈话时患者基本能配合情绪平稳，暂未见冲动行为，治疗护理尚合作。

3. 注意力　交谈中注意力尚集中。

4. 记忆力及智商　粗测正常。

5. 自知力　存在，承认自己有病，是酒依赖，此次住院的目的就是为了戒酒，愿意接受药物治疗。

（三）情感活动

谈话过程中患者表情无明显变化，可平静叙述既往饮酒史及住院经历。患者院外饮酒后情绪激惹，常与家人发生争吵、摔东西，一旦觉得别人针对自己便当时就发作，与他人争吵，甚至动手。否认持续两周以上的情绪低落体验。

（四）意志行为

患者对酒存在强烈的渴望，对饮酒行为及饮酒量均难以自控。患者院外因饮酒影响工作，生活自理能力下降。入院后治疗护理合作，生活自理需在督促协助下进行，暂未见冲动及自伤行为。

二、临床护理特点

患者为中年男性，饮酒时间长 25 年，嗜酒 15 年，饮酒量大。此次为第 7 次住院戒酒。入院前一天最后一次饮酒，饮 42°白酒半斤。入院时患者处于酒精戒断期，患者既往戒断期间出现过幻听、感知综合障碍、敏感多疑等精神病性症状，且有过多次震颤、癫痫发作等严重戒断症状，生化及心电图检查均异常，与长期大量饮酒相关。由于患者饮酒量较大，氯硝西泮替代治疗剂量较大，既往氯硝西泮最高剂量达 14 mg/d。

患者自知力存在，有求治、戒酒愿望；但患者家庭支持系统欠佳，既往多次停酒后复饮，躯体状况差，故综合考虑该患者长期预后不佳，此次住院患者的戒断症状通过治疗和护理可获得有效缓解，但长期预后仍有赖于家庭及社会支持系统及患者对饮酒行为的控制。根据患者以上临床特点主要护理问题如下：

1. 意识障碍　患者长期大量饮酒，且躯体状况差，既往戒断症状中，出现意识障碍的可能性较大，一般会出现在患者入院的48～72 h。

2. 暴力冲动的风险　主要为冲动，伤人，患者在戒断期出现的精神病性症状的支配下产生，患者既往戒断期出现幻听，并存在命令性幻听，且患者在幻听的支配下既往有冲动、伤人行为的发生（主要为打骂妻子，冲动辱骂工作人员）。此次发生冲动、伤人的风险较高。

3. 摔伤的风险　患者饮酒量较大且戒断症状较重，故氯硝西泮的注射量较大，氯硝西泮的肌松作用较强，且患者由于戒断期会出现心慌、手抖、大汗、走路不稳等戒断症状，故患者摔伤风险极大。

4. 患者个人应对无效　由于患者对酒的强烈渴求，病房为开放管理模式，患者在酒瘾的驱动下外出复饮的风险增加。

三、评估步骤和内容

（一）入院前两周护理评估

1. 针对此患者，入院前两周主要是建立护患关系，增加患者的自信心，减轻患者由于多次复饮的病耻感。

2. 住院的依从性的评估　患者为第 7 次住院，自愿住院治疗的，此次住院希望戒酒，寻找防止复饮的方法，减轻酒对身体的损害。

3. 主要症状的评估及风险的判断

（1）一般状况：意识、生命体征、电解质、皮肤。

患者入院当时神情、定向力完整；心率 120 次/分，血压 140/100 mmHg；钠 148 mmol/L，当天大夜班未睡，意识逐渐不清晰，定向力障碍、幻听；心率 108 次/分，血压 130/90 mmHg；多汗。

入院第二天白天幻听，生命体征平稳，钾 3.3 mol/L，定向力欠完整，多汗。

　　入院第二天夜间至第三天均存在大量幻听、幻视，对时间、人物等认识不完整，且在精神症状支配下，有冲动行为。

　　入院第四天白天定向力完整。生命体征平稳。

　　(2) 饮酒时间：长期大量饮酒 25 年，嗜酒 15 年，入院前一天最后一次饮酒，饮 42°白酒半斤

　　(3) 最大饮酒量：42°二锅头白酒 1～2 斤

　　(4) 饮酒的种类：白酒。

　　(5) 戒酒的原因：

　　1) 躯体：2006 年饮酒后被人打伤头颅，行左眼摘除术后安装义眼术。2008 年查出中度脂肪肝。2009 年 1 月因抽搐、摔伤住院治疗，诊断"创伤性硬膜外血肿（左颞），癫痫，头皮裂伤（左颞）"。2009 年查出中度酒精肝。癫痫发作。

　　2) 家庭：酒后与妻子吵架，骂人，摔东西，怀疑妻子有外遇。

　　3) 工作：2001 年前尚能坚持按时上班，2001 年内退，在家干家务活。

　　(6) 过去是否戒过酒：曾自行停酒多次，出现心慌、手抖、出汗、幻视、幻听，再饮后消失。癫痫发作至今已发生 5 次。2009 年 1 月 12 日—2009 年 1 月 15 日因抽搐、摔伤送至武警总医院住院治疗，住院期间未饮酒，出现兴奋、拔针管、言语内容乱，说别人是自家人，叫医生为老师，说自己床底有好多虫子，把粉条也看成为虫子，还打 110 报警。

　　(7) 酒后的行为：酒后说大话、乱花钱；冲动。

　　(二) 康复期（2～3 周）

　　1. 第 2 周开始主要评估患者的戒断症状是否缓解，缓解的程度如何。此患者经过 1 周的戒断治疗，意识清楚，定向力完整，接触可，诉自己最近好多了，自觉睡眠很好，饮食也比较好，就是腿有点软，口干。大小便正常。能够主动诉说既往病史及内心体验。对待自己再次复饮有后悔的想法，但是称自己在院外实在是控制不住，自己此次住院想彻底戒酒。在病房内能够与病友交

往，参加小组活动，担任组长，并督促其他病友完成作业；生活可自理。心慌、手抖、出汗等自主神经功能戒断症状消失。

2. 评估患者精神病性症状是否消失或减轻。此患者精神病性症状经过抗精神病药物治疗一周后消失，但对妻子仍存在嫉妒妄想，经常与妻子吵架并辱骂妻子。

3. 评估患者服用抗精神病药物是否出现药物不良反应，特别关注患者是否出现锥体外系反应。因患者长期饮酒躯体状况较差，且患者戒断期精神病性症状较丰富，有冲动伤人行为，故抗精神病药物剂量较大。此患者服药只出现头晕、腿软等轻微不良反应。

4. 评估患者急性戒断期后是否出现抑郁或激惹等情绪的变化。部分患者在戒断期过后出现抑郁、焦虑、激惹等情绪问题。此患者未出现以上情绪变化，情绪平稳。

5. 评估患者戒酒的动机及对参加戒酒互助会（AA）认知。对于酒依赖患者，患者戒酒动机的强弱直接影响患者寻求帮助的行为，也是患者是否能够长期不复饮的关键因素。此患者虽然此次戒酒动机较强烈，但是由于长期饮酒对患者大脑的认知功能有一定影响，家庭支持系统较差，且患者存在持久的嫉妒妄想，故患者虽然存在动机，但复饮可能性仍很大。

（三）出院前（第3～4周）

1. 评估患者戒断症状是否完全消失，安定类药物是否完全停用。若患者仍然存在慢性戒断症状，安定类药物未在出院前完全减停，应防止患者长期使用安定类药物成瘾。此患者应在出院前将安定类药物全部减停，未出现慢性戒断症状。

2. 评估患者精神病性症状是否完全消失，患者幻觉妄想消失，但嫉妒妄想仍然存在，对妻子存在伤害的风险。

3. 评估患者是否能长期参加戒酒互助，患者虽有强烈的治疗动机，能够主动诉说既往病史及内心体验，承认自己每次复饮均与情绪有关，自己学习了情绪管理的内容，自称要首先从情绪上改变。患者诉现在恢复得不错，过了情绪的那个坎，出院后打算每周参加 AA。但患者长期饮酒认知功能受损，长期康复的可能性很小。

四、针对风险的护理措施

（一）入院前两周护理要点

1. 密切观察患者的意识状态、戒断症状，以及精神病性症状，设专人看护，防止冲动、伤人等暴力行为的发生

2. 密切观察生命体征变化，防止躯体合并症的发生。

3. 防摔伤，勿下楼、慢活动，床旁就餐、床旁协助小便。

4. 预防感染，保暖、坐起轻叩背部，床单位、衣服整洁，大汗后及时更换衣服，每日擦洗。

（二）康复期（2 周出院）

1. 健康宣教　加强患者及家属对疾病相关知识的了解。

2. 制订不外出、不饮酒协议。

3. 指导患者当出现饮酒欲望时，主动寻求工作人员帮助。在戒酒过程中出现饮酒欲望是很正常的，减轻病耻感、自责。

4. 督促患者参加 AA，住院期间学会寻求、利用各种资源延长不饮酒的时间。

5. 反复宣教戒酒是一生的事，体会对"瘾"的无能为力（可治疗不可治愈的）。

6. 鼓励患者住院期间及出院后积极参加酒依赖小组的互助活动。

（三）出院前

1. 出院前宣教，定时随诊、按时服药，远离饮酒环境。

2. 指导患者制订具体的出院后生活计划。

3. 患者如果再次复饮，应鼓励其及时回到医院获取帮助。

（柳学华）

第七节　进食障碍护理评估个案分析

一、病历摘要

【一般资料】患者，女性，19岁，大学休学，未婚。

【主诉】担心发胖，刻意控制饮食致体重下降5年余。

【现病史】2011年7月，患者去美国参加夏令营，在小姨家住，自觉与表兄妹关系欠融洽，觉得小姨偏心，多独处，经常浏览网页，发现食物都有各自的热量，因初中曾有人说自己腿粗，决定减肥。开始用小本记录每种食物的热量，选择性地进食，甚至只吃水果，体重下降明显。患者的小姨在床下发现很多患者未吃的食物和水果。回国后，患者参加学校的军训，军训期间进食量极少，体重从原来的90斤降至70斤。回家后在家人看护下饮食量逐渐回升，至10月份体重渐升至84斤，但之后对饮食要求渐多，怕胖，对家人督促自己吃饭反感、发脾气，吃饭时藏饭、丢饭，不吃肉，甚至计较一粒米，餐后站立时间延长至数小时，情绪也开始变得很差，悲观，觉得自己不如人。至12月份患者体重减至70斤，总是说怕冷，不愿意洗澡。进食量明显减少，勉强吃半个馒头，少量的菜，便觉得撑得慌，经常把饭倒掉。2012年，患者出现腿肿，于当地医院诊断为"神经性厌食，营养不良，抑郁状态"。给予奥氮平日高量2.5 mg，舍曲林平日高量50 mg治疗，情绪较前好转，但仍不思饮食。出院后停药，仍仅进食少量主食，一个鸡蛋，少许米汤；或者仅吃少量水果，不再吃其他东西。患者于2012年2月于当地医院治疗，具体诊治不详，无明显效果。出院后，仍存在体重偏低，下肢轻度水肿，服用3个月中药调理至6月份，复查各项指标基本恢复正常，患者自称"突然想通了，想恢复营养回去上学，以前不吃的东西也想吃了，肉奶蛋都可以！"之后20余天患者饮食量恢复如常人，体重增长10斤后，又开始控制饮食。于2012年首次送入我院治疗。入院时体重指数14.14 kg/m²，给予营养治疗，患者出院后体重指数为 15.06 kg/m²。患者出院后因家属无能力很好地管理其饮食，再次送入我院巩固治疗。2012 年 12 月出院后，患者在父母严格管理下能完成正餐及加餐，但患者对做饭的材料挑剔多，多要求低热量的食材，如玉米面、鸭肉或兔肉等，体重能维持在 80 斤左右，没有明显下降。2013 年 2 月寒假期间，父母更加严格地管理患者进食，患者体重增加至 87 斤。开学后患者不能严格执行进食计划。体重缓慢下降。2013 年 4 月患者不再配合加餐，同时持续存在进食时间长、小动作多，常将饭菜蹭到脸上、衣袖或地上，或者称体重时喝水及加衣服。第三次送入我院治疗，出院时患者体重恢复到 80 斤左右。出院后，患者能够正常上学，参加学校组织的活动，在家人看护下，能够正常进食，于 2015 年参加高考，考入国内著名财经大学。9 月份入学后，患者爸爸在旁陪读，每餐由父亲看护饮食。每餐能吃 2 两米饭，菜若干，少量肉食。每次吃完后，患者便回到宿舍休息。是否存在呕吐等情况不详。在校期间患者情绪稳定，能够正常参加学习，并在某社团担任干事。但是患者体重开始明显下降，大一下半学期，患者对做事提不起兴趣，进食量减少，每顿饭仅能吃 1 两米饭，少量蔬菜，拒绝吃肉。吃饭时将饭藏于双颊内，吃完饭立刻去漱口。近一月，患者仅吃米汤及蔬菜，很少吃主食，饭前大量饮水，否认呕吐、暴食等行为。家人见患者日渐消瘦，遂于 2016 年 6 月住院治疗。

【既往史】 既往住院时曾诊断"蛋白质-能量营养不良，十二指肠瘀滞症，非酒精性脂肪性肺炎，肺部感染"已愈；否认肝炎、结核等传染病史，否认先天性心脏病、糖尿病等慢性病史，否认重大外伤史、手术史及血制品输入史，否认药物及食物过敏史。

【个人史】 独女，母孕期体健，否认感染、发热史，否认服药史。足月顺产，否认产伤窒息史。母乳喂养，幼年生长发育与正常同龄儿无差别。自幼跟随父母及姥姥、姥爷一起生活，家庭条件可。患者父母对学习方面要求严苛，生活上关心较少，患者姥姥、姥爷对其相对较为宠溺，生活上照顾尤为仔细。患者 7 岁上小学，学习成绩优秀，任班长，和同学老师关系融洽。顺利考入当地最好的中学的尖子班，初中前两年与同学相处较融洽，但之后逐渐与同学关系疏远，患病后基本不再与他人交往，高一时曾因病休学一年，但学习成绩好，目前于上海财经大学就读。病前性格敏感、固执、追求完美，否认特殊兴趣爱好，否认烟酒等不良嗜好。否认其他精神活性物质滥用史。

【月经及婚育史】月经未初潮。未婚未育。

【家族史】父母两系三代无精神病患者、精神发育迟滞者、人格异常者、癫痫患者、酒精和药物滥用者、自杀者，无近亲婚配及其他遗传性病史。

【体格检查】体温：36.4 ℃，脉搏：66 次/分，血压：92/68 mmHg，全身皮肤干燥、脱屑，脊柱中段 3 处陈旧性擦伤瘢痕，腹部有约5 cm ×3 cm 不规则烫伤瘢痕，双下肢水肿至膝下10 cm，左膝陈旧性瘢痕。身高 166 cm，体重 28 kg，体重指数 10.16 kg/m²。发育中等，严重营养不良伴消瘦，头颅五官未见异常。

【实验室检查】

1. 血常规 白细胞（WBC）：2.0×10^9/L，红细胞（RBC）：3.01×10^{12}/L，钙（Ca）：2.06 mmol/L，磷（P）：0.83 mmol/L。钾钠氯均正常。

2. 生化全项 谷丙转氨酶（ALT）：93.6 U/L，总蛋白（TP）：52.5 g/L，白蛋白（ALB）：38.0 g/L，葡萄糖（GLU）：3.45 mmol/L，尿酸（UA）：128.6 μmol/L，谷草转氨酶（AST）：67.5 U/L，乳酸脱氢酶（LDH）：285.5 U/L，总胆固醇（CHOL）：1.96 mmol/L，甘油三酯（TG）：0.27 mmol/L，低密度脂蛋白（LDL-C）：0.40 mmol/L，载脂蛋白 B（APO-B）：0.23 g/L，钙（Ca）：2.05 mmol/L，磷（P）：0.79 mmol/L。

3. 尿常规 酸碱性（PH）：8.00，NIT 阳性。

4. 妊娠试验阴性。

5. 甲状腺功能五项 TotT3：0.26 ng/mL，血清游离三碘甲状腺原氨酸（FT3）：1.74 pg/mL。激素测定正常。

【精神检查】

（一）一般状况

青年女性，年貌相当，衣着不整，由家属陪同步入病房，步态羸弱无力，更衣查体被动合作；意识清楚，定向力完整；进病房后生活自理可，饮食正常，睡眠可，大小便未解。

（二）认知障碍

1. 感知觉　否认存在体相障碍，称自己实在太瘦了，所以这次是自己主动要求来医院的。否认存在其他感知觉障碍。

2. 思维和思维障碍　接触被动，谈话自如，言谈有气无力；语量多、速度稍急切，回答切题，讲话有条理。否认存在怕胖的超价观念。称自己来院就是为了长肉，自己实在太瘦了，希望能够尽快胖起来。希望自己能够很快地恢复健康。患者频繁自责，称自己这样连累了家人，觉得非常不好，但是有时候就是控制不住。

3. 注意力　交谈中注意力集中。

4. 记忆力及智商　正常。

5. 自知力　承认自己目前有病，需要进行治疗，希望通过医生和自己的努力尽快康复起来。

（三）情感活动

情绪稳定，否认存在持续的心情低落或高涨。患者对自己控制体重有些内疚，觉得对不起父母，知道他们担心自己，但是自己无法控制。谈及父亲时，患者觉得委屈，称自己也不想这样的，都是因为这场病。

（四）意志行为

患者在病房内躺于病床上休息，对周围环境左顾右盼。在护工协助下，患者可以翻身。能够服从医护人员的安排，无明显违规行为。否认院外存在呕吐行为。进食速度稍快，能够完成饮食计划。

【诊断】神经性厌食，重度营养不良伴消瘦。

二、临床护理特点

(一) 患者病情特点

1. 患者青年女性，慢性起病，持续性病程 5 年余，主要临床表现为刻意节食导致体重严重下降，体型消瘦，月经从未来潮；入院后测体重指数低于 $17.5\ \mathrm{kg/m^2}$；最低时体重指数 $9.62\ \mathrm{kg/m^2}$。

2. 精神检查　未查及怕胖的超价观念，目前对于增加体重非常迫切（客观）；结合既往病历及检查结果，可明确诊断为神经性厌食，重度营养不良伴消瘦。患者血常规发现红细胞及血红蛋白偏低，诊断为营养性贫血，白细胞为 $2.0\times10^9/L$，淋巴细胞百分比为 54%，中性粒细胞百分比为 38.2%，诊断为白细胞减少，血磷小于 0.87，最低 0.83，故诊断低磷血症。

3. 饮食方面　给予营养支持治疗，目前体重较轻，入院前进食量少，故暂给予半流食半份，加 3 顿能全力加餐。继续给予心电监护，关注患者躯体情况。因患者血磷偏低，注意发生再喂养综合征的可能。

4. 加强护理，注意防止出现褥疮。家属陪住。患者对住院治疗的接受仍有较多障碍，需加强共情支持，增强治疗动机，并逐步纠正患者的歪曲信念和病态行为，促进病情改善。

(二) 可能存在的护理问题

1. 感知、感觉改变　否认存在体相障碍，称自己实在太瘦了，所以自己这次是主动要求来医院的，但是要快速增长体重。否认存在其他感知觉障碍。

2. 思维和思维障碍　接触被动，谈话自如；语量多、速度稍急切；否认存在怕胖的超价观念。不过多暴露内心体验。

3. 社会隔离　突然住院，整日待在房间，被要求卧床、心电监护、被动执行饮食饮水计划、一切生活由陪护照料，不能从事社会交往活动。

4. 营养失调　长期能量不足伴过度站立。

5. 舒适改变　躯体无力，并限制卧床和心电监护。

6. 有感染的危险　白细胞低，并回升缓慢。

7. 有褥疮的危险　严重消瘦，呈皮包骨状，并水肿卧床和心电监护。

8. 生活自理缺陷　限制在床，合并身体移动和讲话呈无力状。

三、评估步骤及内容

1. 躯体状况评估　评估生命体征、体重、体重指数、水肿、出入量平衡、皮肤完整性、化验危机值变化、进食后胃肠系统变化，大便、小便、睡眠情况。

2. 评估患者的人际关系状况与变化。

3. 评估患者的情绪稳定性的改变。

4. 评估患者的意志行为、社会功能受损情况。

5. 评估患者对疾病的认识程度变化，对进食的态度与行为的变化，以及对住院依从性的变化（当体重变化时部分患者）。

6. 否认体像障碍和怕胖的超价观念的变化。

7. 评估照护者的照顾支持能力的变化。

四、针对风险的护理措施

1. 密切观察患者情绪变化，保证患者安全，预防自伤自杀与冲动，严防坠床与摔伤的发生。

2. 生活照护，协助患者床上大、小便，用便器时垫棉布，防范蹭破皮肤；若患者连续 3 日无大便，医生查体后遵医嘱给予人工协助排便，观察大便形态、颜色、量。

3. 安置重病房间，房间设置简单、整洁、温度适宜、安全舒适。床头交接内容包括皮肤完整性、水肿变化、执行预防褥疮措施，定时翻身和按摩局部受压部位。

4. 护士需主动介绍病区环境、主管医生、主管护士、病友及相关医疗护理制度。尽可能满足患者合理的需要，建立好护患关系。

5. 预防褥疮，做好皮肤护理，协助患者穿棉质衣服，衣着宽松保暖，定时涂擦润肤油，保持皮肤的完整性，防止压疮，必要时会诊。

6. 采用 24 h 持续心电监护时，密切观察病情和生命体征的变化，保持卧床，禁止下床活动，防止摔伤、坠床，床头贴有警示标志。长期卧床的患者每日床头交接，同时查看全身皮肤受压情况、骶尾部部位、水肿变化。床头交接内容包括皮肤完整性、水肿变化、执行预防褥疮措施，定时翻身和按摩局部受压部位。

7. 遵照医嘱严格执行饮食计划，观察患者进食时有无藏饭、掉饭，进食的速度及进食量，有无呕吐等行为。进食后观察患者有无恶心、呕吐、腹胀、腹痛、腹泻等胃肠道反应，禁止饭后站立。执行入量医嘱，严格记录出入量，观察尿量及水肿情况，随时询问患者有无躯体不适，及时请示医生处理。

8. 治疗护理操作中如患者拒绝，在耐心解释劝说无效的情况下，请示主管医生与患者沟通后处理，必要时遵医嘱给予保护性措施，以保证营养计划的完成。防止患者有过激行为，如咬舌、拔管、吞食输液针等。

9. 加强心理护理。及时了解患者的心理需求，做好倾听、鼓励、肯定、接纳等，正性引导。无法满足时做好耐心细致的解释安慰。

10. 做好交班记录，包括意识、体温、脉搏、呼吸、血压，持续心电监护的结果，详细记录特殊躯体不适主诉，如发热、头晕、胸闷、无力、吞咽异常，有无感觉异常，肢体麻木无力，胃肠道反应，排便、排尿异常等症状、数量、次数，有问题及时通知医生共同处理。协助必要的检查特别是危机值的报告与处理，跟踪患者的血磷和血常规变化。

11. 加强巡视。每次巡视时注意与患者的沟通与询问，随时宣教与鼓励。严格执行保护性卧床，防止体力过度消耗、摔伤、坠床。协助患者完成饮食治疗方案。

12. 做好生活护理，满足患者的生理需要，设专人陪护，做好患者和家属的陪住宣教，保证患者安全。

13. 重病护理，做好护理记录，严格执行无菌操作，预防感染，三班床头交接班，密切注意病情变化。

（耿淑霞）

第八节 痴呆症个案护理评估

一、病情简介

【一般资料】 患者，女，66 岁，退休，已婚，住院日期：2016 年 11 月 2 日，出院日期：2016 年 2 月 21 日，住院天数：21 天。

【主诉】 心情差，想事情悲观，服洗洁精自杀未遂，目前记忆力下降并逐渐加重。

【现病史】 6 年前出现心情差，想事情悲观，服洗洁精自杀未遂，抢救后心情好转。近记忆力下降，逐渐加重。4 年前宠物狗去世，心情低落。3 年前逐渐头部发麻，太阳穴跳，经常找不着东西，着急，说话经常重复，兴趣减退，心烦，没精神，没胃口，于 2014 年首次就诊我院，头颅核磁共振检查基本正常，予以抗抑郁治疗，烦躁、躯体不适症状好转，仍记忆力下降，于 2014 年 10 月底予以安理申 5 mg/d 治疗，规律服药至 2015 年底，改善不明显，自行停药。近 4 个月病情波动，记忆力下降明显，记不住刚发生的事，老说以前的事，针对老伴发脾气，板着脸，不关心人，对周围事情不感兴趣，家人觉得变得冷漠，一月前就诊我院，核磁共振发现海马二度萎缩，予以美金刚、来士谱治疗，改善不明显。家属为求进一步治疗入院。近来饮食、睡眠可，大小便正常。

【既往史】 15 年前行子宫全切术，否认食物药物过敏史。

【个人史】 母亲早故，由姐姐带大。性格内外向居中，要强，交往可，否认烟酒嗜好。

【家族史】 阳性，其姐姐有痴呆病史，已故。

【躯体及神经系统检查】四肢腱反射亢进，余大致正常。

【精神检查】意识清，人物、地点定向力可，时间定向欠佳。对答切题，否认幻觉、妄想。认知功能下降，远近记忆力均下降，存在虚构。视空间、语言、执行功能稍受损。情感体验肤浅，反复诉身体不舒服，胸前像针扎一样疼痛，否认紧张、心情差，胸痛时卧床不起，余时间可正常活动，对护理检查合作，有部分自知力。

【入院诊断】认知障碍，焦虑状态，阿尔茨海默病性痴呆。

【出院诊断】认知障碍，抑郁状态，阿尔茨海默病性痴呆。

二、临床护理特点

1. 患者存在明显的抑郁焦虑情绪，既往存在自杀行为，护理过程中应严防自杀。

2. 远近记忆力下降明显，生活自理困难（进食、如厕、沐浴、更衣）。

3. 患者虽存在部分自知力，但对住院及治疗依从性差，防走失、防藏药。

4. 患者视空间、语言功能、执行功能均受损，人际交往困难，表达能力差。

5. 存在明显焦虑情绪，躯体不适主诉较突出，关注病情变化，监测生命体征，监测躯体合并症。

6. 存在睡眠障碍，出现易醒、睡眠时数减少、入睡困难、睡眠节律颠倒。

三、评估步骤及内容

（一）内容

1. 评估患者情绪状况，有无轻生观念及行为。

2. 评估患者住院依从性。

3. 评估对于自我情绪的应对方式。

4. 评估患者远近记忆力受损情况。

5. 评估视空间、计算力、语言能力、执行功能等情况。

6.评估生活自理情况。

7.评估睡眠情况。

8.评估药物反应。

（二）步骤

1.建立良好的护患关系　"某某阿姨，您好！我叫XXX，是您今天的责任护士，咱们现在聊聊您的情况可以吗？"

2.住院依从性评估　"您今天住院是谁送您过来的，您愿意住院吗？""不愿住院，现在已经住进来了，您有什么打算吗？现在请说说您的情况。"

3.睡眠评估　"您觉得自己的睡眠情况怎么样？""是睡不着还是醒得早，一宿能睡几个小时？""早上醒来还困吗？有没有头晕、无力的情况？"

4.情绪及自杀评估　"您觉得您的情绪好吗？""有没有感到高兴不起来？""以前喜欢做的事情现在都不感兴趣了？""身体感到疲乏无力？觉得自己一无是处？连累了家人？""有没有感到无助无望？觉得活着没意思？""有没有轻生的想法？有什么具体的实施计划？""心里难受的时候您怎么办？用什么方法可以缓解？"

5.冲动评估　"心烦时会不会跟家人发脾气，或者想动手打人或摔东西？"

6.评估药物反应　"您服用药物后有什么不舒服吗？比如头晕、无力、腿软、口干等情况。"

7.生活自理评估　向家属了解患者生活自理情况，三班护士继续观察患者生活自理情况，也可问患者"您自己更换衣服、洗漱、洗澡有困难吗？可以自己独立进餐吗？"

8.认知状况评估　简易智能状态量表（MMSE）可检测患者定向力、即刻记忆、注意力和计算力、延迟记忆、语言能力、书写、视空间觉等状态。

四、针对风险的护理措施

（一）进食护理

1.根据病情为患者提供营养易消化、低脂肪、含丰富蛋白质的食物。

2.多吃水果、蔬菜，选择无骨、无刺的肉类，督促患者喝足够的水。

3.提供安静、舒适、固定的进食环境。进餐时关掉电视，避免发生干扰她就餐的事情，这样可以集中精力吃饭。

4.帮助患者把握食物的温度，避免过烫或者过凉。

5.三餐督促看护患者进食，保证进食量，如患者拒绝进食，应询问原因，耐心劝说根据原因给予相应的处理。

6.观察患者吞咽及咀嚼情况，根据患者情况调整饮食种类，防止发生意外。

7.要留给患者足够的进餐时间，记得提醒她细嚼慢咽，别着急，慢慢吃。

（二）卫生自理照料

1.患者由于焦虑抑郁情绪的影响，生活自理较为被动，三班定时督促患者完成洗漱，每周督促洗澡、换衣服两次，剪指甲一次，保证个人卫生。

2.如患者自行完成洗脸、刷牙、洗澡等较为困难，可由当班护士演示、协助患者完成

（三）大小便的管理

1.厕所要有明显标志，如厕时要提示患者认识标志，记住厕所位置。

2.固定时间引导如厕。

3.尽量采取座位，避免疲劳。

4.及时处理便秘，避免发生肠梗阻，由于患者记忆力差，不记得是否大便，可让患者做记录帮助记忆。

（四）穿衣照料

1.让家属带来当季的换洗衣服，不要太多，免得患者选择困难。

2.衣服要穿脱方便，并尽量简化步骤，便于操作。

3.疾病晚期，照料者要手把手指导患者穿衣，怎样穿袜子，

怎样系扣子等。

4. 沐浴后督促患者更换干净衣裤，如患者不合作，应耐心劝说，取得配合。

（五）睡眠照料

1. 帮患者安排合理的作息时间表，督促患者按时起床，按时就寝，养成良好的作息习惯。

2. 创造良好的睡眠环境，房间不要太黑，可以开暗灯，消除患者因明亮度明显的变化而产生的恐惧感。

3. 调整患者睡眠颠倒的情况，白天尽量不让患者睡觉，可安排患者做一些益智游戏和手工活动，减少白天打盹的情况，以保证夜间睡眠质量。

4. 半夜患者吵闹，不要突然开灯、也不要大声斥责患者，对患者要轻声解释，引导入睡。

（李霞）

附：护理评估量表

一、自杀风险因素评估量表

患者姓名_____；诊断_____；评估日期_____；评估者_____
__；总分_____

项目	内容			分数
一类危险因素26分	抑郁症	1. 轻	2. 中	3. 重
	自杀观念	0. 无	1. 有	
		1. 偶尔	2. 经常	
		1. 轻度	2. 强烈	
		1. 短暂	2. 持续	
	自杀企图	1. 偶尔	2. 多次	
		1. 盲目	2. 有计划	
		1. 犹豫	2. 下决心	
	自我评价	1. 自责	2. 自罪	
	自杀方式	1. 无具体方式	2. 方法易得易施	
		1. 易发现可救治	2. 隐秘不易救治	
	无望	0. 无	2. 有	
	无助	0. 无	1. 有	
	酒药滥用	0. 无	1. 有	

续表

项目	内容			分数
二类危险因素 8分	年龄	0 < 45 岁	1 > 45 岁	
	性别	1. 女	2. 男	
	婚姻状况	0. 已婚	1. 未婚	2. 离异和丧偶
	职业情况	0. 在职	1. 失业	
	健康状况	0. 身体健康		
		1. 患多种疾病（未影响功能）		
		2. 患多种疾病（严重影响功能）		
三类危险因素 7分	人际关系不良	0. 无	1. 有	
	家庭支持	0. 良好	1. 差	
	人际交往	0. 交友多	1. 少交往	
	自知力	0. 自知力好	1. 自知力差	
	性格特征	0. 性格乐观、文静	1. 自卑、冲动	
	事业成就	0. 事业有成	1. 一事无成	
	应激事件	0. 无	1. 有	

总体评价： 30～40 分为极危险；20～30 分为很危险；10～20 分为危险；10 分以下为较安全。

二、攻击风险因素性评估表

患者姓名＿＿＿＿ 诊断＿＿＿＿ 评估如期＿＿＿＿ 评估者＿＿＿＿ 攻击风险评级＿＿＿＿

与上一次评估相比，情况：加重□ 未变化□ 减轻□ 未评□

是否准备采取处理措施：是□ 否□ 否□

与上一次评估相比，处理措施是：增强□ 减弱□ 未采取□

患者资料：职业＿＿＿＿＿＿＿＿＿教育水平＿＿＿＿＿＿＿＿

　　　　　性格特点＿＿＿＿＿＿＿＿＿＿＿＿

　　　　　社会心理支持水平＿＿＿社会经济地位＿＿＿

　　　　　既往遭遇挫折时的反应＿＿＿＿＿＿＿＿＿＿

　　　　　有无就要和烟草滥用史：长期饮酒□ 长期吸烟□长期服用

　　　　　安眠药物□

攻击风险性分级标准及措施

有下列情况之一（若男性则有两项者）：

Ⅰ级	①男性	□
	②精神分裂症，伴有幻听或被害妄想	□
	③躁狂	□
	④酒药依赖的脱瘾期	□
	⑤意识障碍伴行为紊乱	□
	⑥痴呆伴行为紊乱	□
	⑦既往人格不良者（冲动性、边缘人格障碍）	□
处理：防冲动，密切观察，使用降低激惹性的药物，对症治疗。		
Ⅱ级	①被动的言语攻击行为，表现为激惹性增高，如无对象的抱怨、发牢骚、说怪话	□
	②交谈时态度不友好、抵触、有敌意或不信任	□
	③精神分裂症有命令性幻听	□
处理：防冲动，密切观察，必要时隔离：肌肉注射降低激惹性的药物，对症治疗。		
Ⅲ级	①主动的言语攻击行为，如有对象的辱骂。	□
	②被动的躯体攻击行为，如毁物。	□
	③在交往时出现社交粗暴，如交谈时突然离去、躲避、退档他人善意的躯体接触。	□
	④既往曾有过主动的躯体攻击行为。	□
处理：防冲动，必要时约束，不超过1h；与其他患者隔离；必要时陪护；使用抗精神病药物降低激惹性。		
Ⅳ级	①有主动的躯体攻击行为如踢、打、咬或使用物品打他人。	□
	②攻击行为在一天内至少出现2次造成他人肉体上的伤害。	□
处理：防冲动，可约束1h以上；24h陪护；抗精神病药物肌肉注射降低激惹性；对症治疗；必要时使用电休克治疗。		

三、住院患者预防跌倒护理评估量表

姓名　　　　　　年龄　　　　　　诊断

项目	危险因素	评分值
年龄	＞75 岁	5
跌倒史	既往 6 个月内有跌倒史	5
意识状态	意识障碍	5
治疗	常温治疗	5
行动能力	肢体移动或平衡障碍	5
	关节僵硬、变形、疼痛	3
	血压＜90/60 mmHg	3
	血红蛋白＜60 g/L	3
病因素	低钠血症	3
	老年痴呆	3
	自感头晕、无力	3
	睡眠障碍、夜间反复如厕	3
视力 \ 听力	视力下降	3
	听力下降	2
	使用镇静安眠药	2
药物影响	烦躁、坐立不安	2
	使用利尿剂、降压药	1
	使用降糖药	1
总分		
护士签字		

说明：此表每一项累计分值 3～5 分为低度危险，6～8 分为中度危险，＞8 分为高度风险，累计总分越高，跌倒的危险性越大。

四、Braden 压疮危险因素评估表

姓名　年龄　诊断　入院日期

日期时间	项目	1分	2分	3分	4分	得分	白班签名	得分	小夜签名	得分	大夜签名
	感觉	完全受限	非常受限	轻度受限	未受损	☐					
	潮湿	持续潮湿	潮湿	有时潮湿	很少潮湿	☐					
	活动力	限制卧床	可以坐椅子	偶尔行走	经常行走	☐					
	移动力	完全无法移动	严重受限	轻度受限	未受限	☐					
	营养	非常差	可能不足够	足够	非常好	☐					
	摩擦力和剪切力	有问题	有潜在问题	无明显问题		☐					
	分数合计										

评分≤18分，提示患者有发生压疮的危险，建议采取预防措施。

备注：此评估表由2011版《临床护理实践指南》提供。

有下列危险因素的患者需评估：

1. 卧床超过24 h，不能下床活动的患者。

2. 木僵状态患者。

3. 约束超过2 h的患者。

4. 意识障碍卧床患者。

5. 皮肤有破溃的患者。

6. 体重指数低于13，伴有水肿的进食障碍患者

五、精神分裂症患者服药依从性问卷

请根据您本次住院前的服药情况，在符合您的情况的选项上打"√"。
（注：所有条目中的"药物"均指抗精神病药）

①我知道所服药物的名称	完全知道	知道一些	知道很少	基本知道	完全不知道
②我知道所服药物的作用	完全知道	知道一些	知道很少	基本知道	完全不知道
③我知道所服药物的服用方法	完全知道	知道一些	知道很少	基本知道	完全不知道
④我知道如果服药后有不舒服的感觉，要及时告诉医生	完全知道	知道一些	知道很少	基本知道	完全不知道
⑤我知道所服药物的注意事项	完全知道	知道一些	知道很少	基本知道	完全不知道
⑥我知道改变药物剂量、停药、换药等都要由医生来决定	完全知道	知道一些	知道很少	基本知道	完全不知道
⑦我知道坚持服药能降低疾病复发的风险	完全知道	知道一些	知道很少	基本知道	完全不知道
⑧我的知识足够，可以自己选择服什么药，不必完全听医生的	非常同意	同意	不确定	不同意	很不同意
⑨对于我来说，服药的好处大于坏处	非常同意	同意	不确定	不同意	很不同意
⑩我可以凭感觉自行调整药量	非常同意	同意	不确定	不同意	很不同意
⑪即使没有住院，我也需要按医生的指导服药	非常同意	同意	不确定	不同意	很不同意
⑫按医生的指导服药，会让我感觉更好	非常同意	同意	不确定	不同意	很不同意
⑬服药后令我感觉不舒服，所以我不愿意吃药	非常同意	同意	不确定	不同意	很不同意
⑭我不愿意让（除家人外的）其他人知道我服药	非常同意	同意	不确定	不同意	很不同意
⑮我只有在感觉生病时，才会服药	一直	经常	有时	偶尔	从来不
⑯在他人的督促下，我才会服药	一直	经常	有时	偶尔	从来不

⑰在药快吃完之前，我或我的家人会及时到医院取药	一直	经常	有时	偶尔	从来不
⑱我严格按照医生的指导服药	一直	经常	有时	偶尔	从来不
⑲我有过自行改变药物剂量、停药、换药的情况	一直	经常	有时	偶尔	从来不
⑳服药期间，我定期去看医生	一直	经常	有时	偶尔	从来不
㉑我用一些小技巧来提醒自己按时服药（如：在日历上做标记，把药放在固定、显眼的位置、闹钟定时等）	一直	经常	有时	偶尔	从来不

说明：精神分裂症患者服药依从性问卷采用德尔菲法编制，邀请精神病学专家、精神科护理专家、流行病学专家等共 14 名专家，经过两轮咨询形成。

问卷共 21 个条目，分为三个维度，每个维度 7 个条目，药物知识维度从"完全知道"到"完全不知道"5 级评分；服药态度维度从"非常同意"到"很不同意"5 级评分；服药行为维度从"一直"到"从来不"5 级评分；反向条目反向计分，得分越高服药依从性越好。

两轮咨询专家积极系数分别为 100%、92.86%。专家权威系数，药物知识维度为 0.93，服药态度维度为 0.90，服药行为维度为 0.88。

六、住院患者首次护理风险评估表

患者姓名：　　　年龄：　　　性别　　　入院诊断：　　　入院时间：

患者入院方式：自愿　　　非自愿

一级评估：接诊护士	
评估患者	患者一般接触：合作，不合作 攻击行为：无、有：肢体攻击、言语攻击 躯体损伤：无、有：上肢、下肢、躯干、头部、其他 床位安置（与主班沟通后）
向家属了解 患者信息	攻击行为：无；有：只对家人、不分对象 自伤自杀为：无；有：观念、行为：自缢、跳楼、服药、其他 入院前进食情况：好；差：_____天 自理情况：自理；部分自理；不能自理_____天未沐浴 躯体病
	接诊护士签字：

二级评估：责任护士组长	
评估患者	攻击行为：无；有：具体程度 自伤自杀行为：无；有：具体情况 情绪状况：平稳、低、高 住院依从性：依从，不依从 躯体损伤：无；有：具体情况 自理状况：自理；部分自理、不能自理：需当日或次日完成的个人卫生 沐浴、更衣、其他 当日进食情况：好，差： 床位安置：合理　　　调整 具体措施：三班交班　　　专人陪护
	责任护士组长签字：

三级评估：护士长
一、二级评估内容补充：无　补充 可能发生问题的预测：外走　冲动　自伤　自杀　摔伤　坠床　其他 房间安置的合理：合理；调整 关键护理措施：合理　补充：
护士长签字：

参考文献

[1] 姚贵忠. 重性精神疾病个案管理. 北京：北京大学医学出版社，2017.

[2] 李凌江，陆林. 精神病学. 3 版. 北京：人民卫生出版社，2015.

[3] 李凌江，马辛. 中国抑郁障碍防治指南. 2 版. 北京：中华医学电子音像出版社，2015.

[4] 陈晓红，王吉善. 医院评审评价准备指南. 北京：科学技术出版社，2015.

[5] 李占江. 临床心理学. 北京：人民卫生出版社，2014.

[6] 张道龙. 译. 美国精神医学学会. 精神障碍诊断与统计手册. 5 版. 北京：北京大学医学出版社，2014.

[7] 王吉善，陈晓红. 从经验管理走向科学管理. 北京：科学技术出版社，2014.

[8] 许冬梅，杨立群. 精神科护理学. 2 版. 北京：清华大学出版社，2014.

[9] 郝伟，于欣. 精神病学. 7 版. 北京：人民卫生出版社，2013.

[10] 陈珏. 进食障碍. 北京：人民卫生出版社，2013

[11] 成守珍，黄燕梅. 急诊科护理与风险防范. 北京. 人民军医出版社，2013.

[12] 王志英，杨芳宇. 精神障碍护理学. 北京：北京大学医学出版社，2013.

[13] 王金爱，精神科护士手册. 北京：人民卫生出版社，2013.

[14] 张大荣. 进食障碍咨询与治疗. 北京：北京大学医学出版社，2011.

[15] 胡捍卫，心理与精神护理. 北京：人民军医出版社，2011.

[16] 王向群，王高华. 中国进食障碍防治指南. 北京：中华医学电子音像出版，2010.

[17] 李晓惠. 医院护理风险管理理论与实践. 北京：科学技术出版社，2010.

[18] 贾建平. 中国痴呆与认知障碍诊治指南. 北京：民卫生出版社，2010.

[19] 沈渔邨. 精神病学. 5 版. 北京：人民卫生出版社，2009.

[20] 郭延庆. 精神障碍护理学. 2 版. 湖南科学技术出版社，2009.

[21] 曹新妹. 精神科护理学. 北京：人民卫生出版社，2009.

[22] 于欣. 老年精神病学. 北京：北京大学医学出版社，2008.

[23] 护士条例. 中华人民共和国国务院令，2008.

[24] 宋燕华. 精神障碍护理学. 北京：北京医科大学出版社，2002.

[25] 范肖冬. 汪向东. 于欣. 译. ICD-10 精神与行为障碍分类. 临床描述与诊断分类. 北京：世界卫生组织. 人民卫生出版社，1993.

[26] 王丽. 精神科门诊工作的特点及护理管理的重要性 [J]. 世界最新医学信息文摘. 2015，15（2）：196-197.

[27] 唐冬粉. 精神科门诊患者危险行为的识别与护理 [J]. 中国保健营养 2015，（5）：101-101.

[28] 韦俏莹. 精神科门诊患者危险行为的识别与护理 [J]. 华夏医学. 2014，27（2）：115-117.

[29] 刘海燕. 精神科门诊患者的临床特征及护理对策 [J]. 中外健康文摘. 2012，09（11）：325-326.

[30] 陈媛媛，戴茹. 护理决策者预见性思维的研究进展 [J]. 当代护士（学术报）. 2012，（1）：13-14.

[31] 马润娟. 预见性护理在精神科工作中的应用 [J]. 中国民康医学. 2012，24 (20)：2526-2526.

[32] 马继红，王秀惠，王玉文，等. 临床护理观察在预防误诊误治中的作用 [J]. 临床误诊误治，2010，23 (11)：1088-1089.

[33] 王素娟. 预见性思维在输液药物不良反应护理中的应用 [J]. 中国医药指南. 2011，9 (36)：196-197.

[34] 张冬林，黄素芳，李秀云，等. 预见性思维在急诊病情观察中的应用 [J]，护理学杂志. 2008，23 (21)：51-53.

[35] 沈绍明. 论预见性思维的本质、特点及作用 [J]. 四川师范大学学报：社会科学版. 2001，28 (4)：27-31